图解十二经络对症养生

◎编著 范斌

中医古籍出版社

图书在版编目（CIP）数据

图解十二经络对症养生 / 范斌编著. -- 北京 :
中医古籍出版社, 2016.12
ISBN 978-7-5152-1406-1
Ⅰ. ①图… Ⅱ. ①范… Ⅲ. ①经络—养生（中医）—
图解 Ⅳ. ①R224.1-64
中国版本图书馆CIP数据核字(2016)第288367号

图解十二经络对症养生

编　　著：范斌
责任编辑：魏民
出版发行：中医古籍出版社
社　　址：北京市东直门内南小街 16 号（100700）
印　　刷：北京彩虹伟业印刷有限公司
发　　行：全国新华书店发行
开　　本：710mm × 1000mm　1/16
印　　张：14
字　　数：290 千字
版　　次：2016年12月第1版　2017年1月第1次印刷
书　　号：ISBN 978-7-5152-1406-1
定　　价：39.00 元

前·言

经络养生，是以传统的中医理论为依据，按照经络走向、功能、腧穴的位置、功效，采取针灸、按摩、刮痧、拔罐等一系列手段，达到防病、治病的目的。经络养生，因为其简单易操作，无毒无副作用，越来越受到老百姓的青睐。

虽然人体各个部位功能各异，但是，其内外相互协调，上下保持统一，构成一个有机的整体。这种相互联系、有机配合，主要是依靠经络系统相互沟通而最终实现的。

经络学说是中国传统医学的瑰宝。中医理论认为经络是链接五脏六腑和四肢百骸的网线与桥梁，也是我们通过体表来医治内脏的“长臂触手”。经络由“经”和“络”组成，经是干线，络是旁支。人体有12条主干线，也叫“十二正经”。还有无数条络脉，经络纵横交错，在人体里构成了一张大网。经络内连脏腑，外接四肢百骸，可以说身体的各个部位，脏腑器官、骨骼肌肉、皮肤毛发，无不包括在这张大网之中。

经络理论研究的历史源远流长，1973年中国长沙马王堆汉墓出土的帛书《足臂十一脉灸经》、《阴阳十一脉灸经》是现存最早的经络学专著。距今2000年以前的《内经》不仅具体、系统、全面地讲述了经络的循行分布、与脏腑的关系、病候，以及经络系统中经别、络脉、经筋、皮部的内容，还提出了经络的根结、标本、气街、四海等理论，成为指导针灸、推拿等临床各科的重要依据。《难经》对经络学说有所阐发，特别是关于奇经八脉和原气的论述，补充了《内经》的不足。东汉末，张仲景撰用《素问》《九卷》《八十一难》等书著成《伤寒杂病论》，其中对经络理论的灵活运用，为后人树立了典范。

人之所以会生病，常常是相关的经络阻塞所致，现代经络学认为，只要保持经络通畅强健，就能收到普通治疗所不具有的奇效。通过正确运用经络穴位自疗方法，我们可以达到养生防病的目的。

十二正经，在整个人体经络系统循行中，起着统帅和主导的作用。因此，在本书的编写中，我们将理论和实践相结合，从人体的经络系统结构讲起，详细系统地梳理了人体十二经络和奇经八脉，并对每条经络的作用和穴位进行详细正确的讲解，同时归纳总结了各种中医治疗方法，包括针灸、按摩、艾灸、推拿等各种手段，然后对症梳理，这样方便读者根据自身具体病症，对症养生。有病治病，无病防病。同时针对具体病症，我们配了相应的治疗方法，供读者参考。

本书讲解浅显易懂，配图清晰准确，另外附有很多小栏目，作为相关延伸阅读，帮助读者更好地掌握经络养生的相关知识。

有病治病，无病养生。希望本书能帮助读者更好地了解自己身体，掌握经络养生法则，达到身体健康、延年益寿的目的。

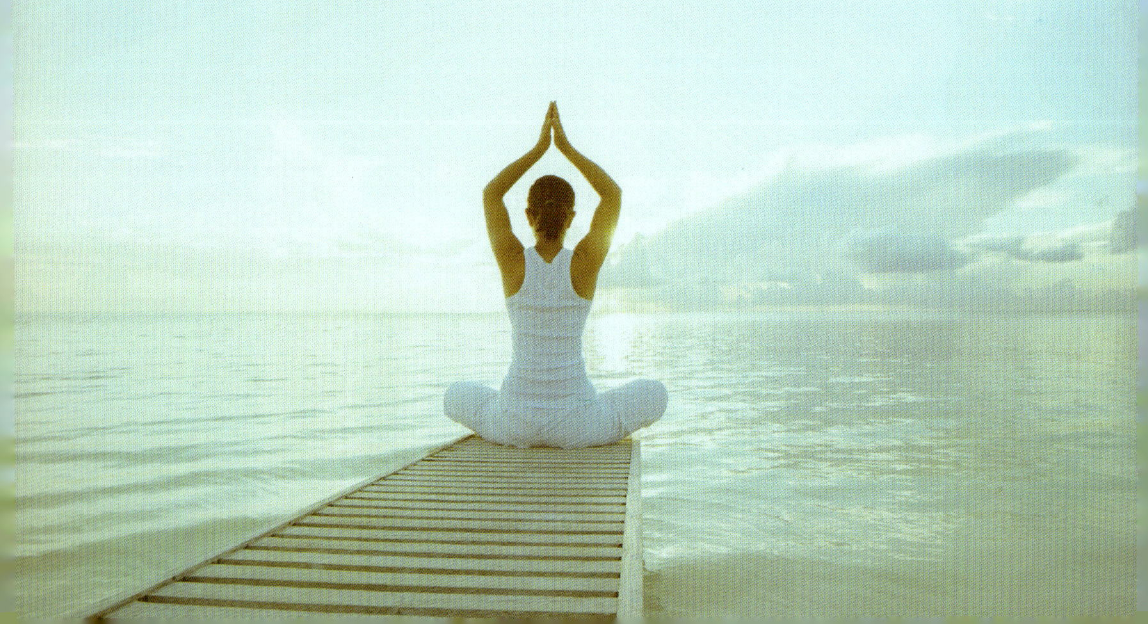

目◎录

第三章　人体14条经络详解

第一章 经络和穴位常识概览

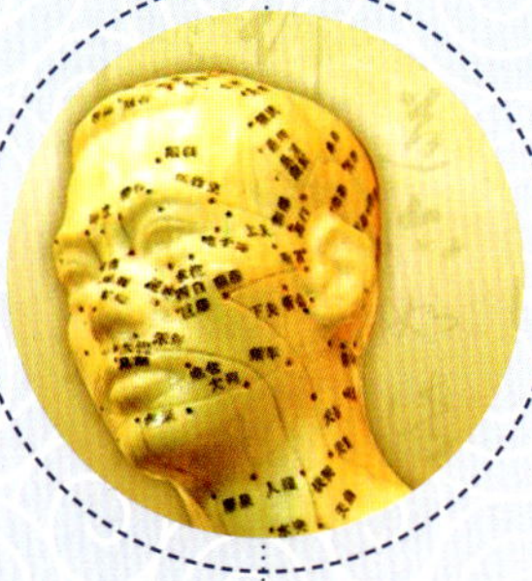

经络

穴位

疾病

壹

同身寸

找反应

十二经络对应十二时辰

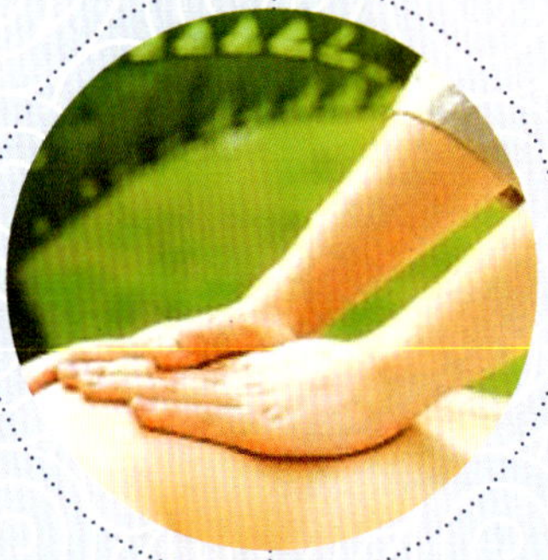

第一节 经络

经脉总述

经脉是经络的主体，是人体内气血运行的主要通路。

经脉分为正经和奇经两大类，正经有十二条，奇经有八条。

正经的十二条是手三阴经、手三阳经和足三阴经、足三阳经。

具体为手太阴肺经、手阳明大肠经、足阳明胃经、足太阴脾经、手少阴心经、手太阳小肠经、足太阳膀胱经、足少阴肾经、手厥阴心包经、手少阳三焦经、足少阳胆经、足厥阴肝经。

奇经八脉是任脉、督脉、冲脉、带脉、阴跷脉、阳跷脉、阴维脉、阳维脉的总称。

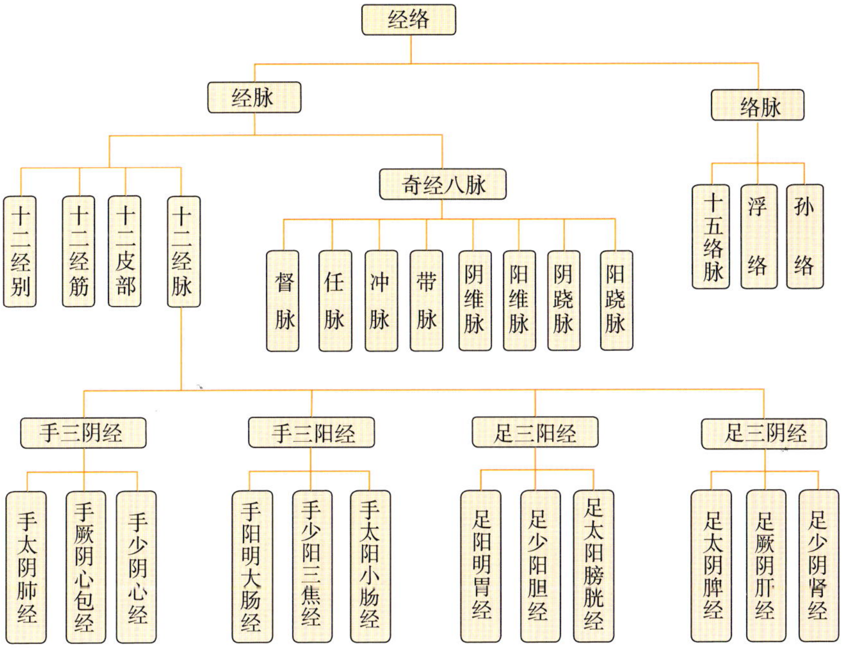

经脉与脏腑的关系

十二经脉：十二经脉与脏腑具有一定的对应与表里关系，每一经脉都和体内一定的脏腑直接联系，而在各经脉相互之间又有表里配合的关系。

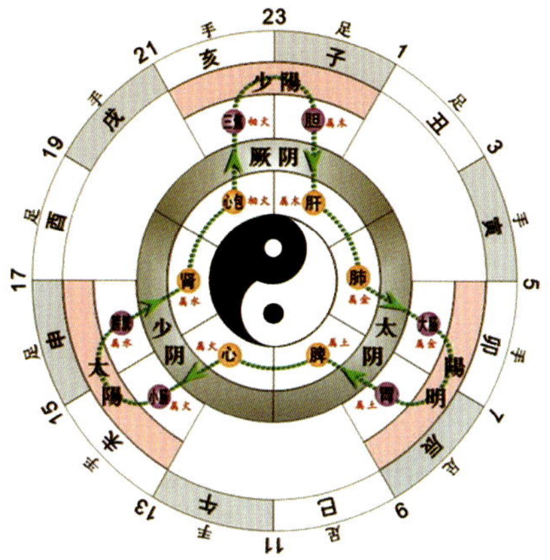

奇经八脉：既不直属于任何一个脏腑，也没有表里的配合关系，循行上也是别道奇行，这也是为什么将之称为奇经的原因。《黄帝内经》在理论上建立了中医学上的阴阳五行学说、藏象学说、经络学说、病因学说、脉象学说以及病证、诊法、论治、养生学、运气学等学说。《黄帝内经》中早就记载了体质的形成、特征、分类，以及体质与疾病发生、发展、预防及治疗的关系。提出在治病与养生时不仅要了解疾病，还要区分患者的体质。

奇经八脉与十二经脉的关系：奇经可以起到沟通十二经脉之间的联系，对十二经气血的运行有蓄积渗灌的作用。

如果十二经脉运行表现过了头，运行过于激越，那么，奇经八脉就要在气血运行过程中收纳真气。反之，如果十二正经过于本分或者说因为能力差而完不成工作时，奇经八脉就会出来进行一种“安抚”，并补注身体各部的气血不足。

再说络脉。络脉是由经脉分出来的呈网状的大小分支。

络脉总述

广义的络脉又可分为十五络、浮络和孙络三类。其中十五络为全身最大的络脉。

十二经与任脉、督脉各有一支络脉，再加上脾之大络则合为十五络，也叫十五别络。

狭义的络脉则是指比十五络更小的络脉，尽管很小但数量遍及全身。

浮络是络脉中浮行于浅表部位的分支，而孙络则指的是比络脉更小、有极多分支之脉。

络脉的主要作用是配合经脉，网络全身组织，运行营卫气血。

第二节 穴位

穴位是什么?

穴位是人体脏腑经络气血输注出入的特殊部位，可以起到补给的作用。一般很容易理解，比如侧腕对掌，自然半握拳，位于人体的手背部位第二掌骨中点拇指侧的合谷穴。不仅可以让日常的气血运输通畅无阻，而且在一些特殊的时候，保证气血的供给。如产妇在分娩时气血虚弱，按压此穴可补充大量的气血。

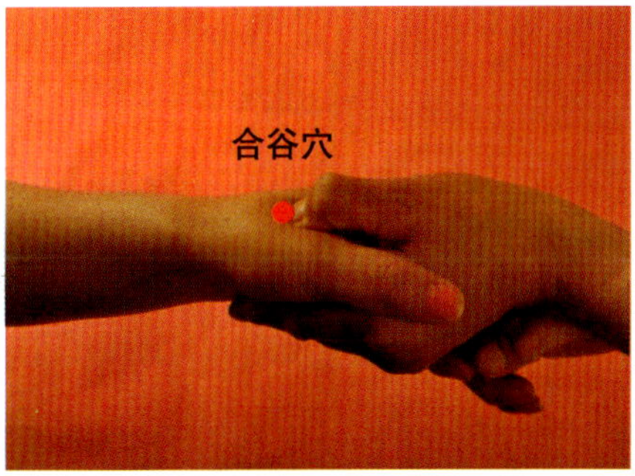

合谷：以一手的拇指指骨关节横纹，放在另一手拇、食指之间的指蹼缘上，当拇指尖下是穴。

如果说运输气血是穴位在尽自己本分的话，那么，对于一些疾患的消除，它的工作则更多的是一种修复。比如，位于脚底的涌泉穴，处于全身腧穴的最下部（处于人体足前部凹陷处第二与第三趾缝纹头端与足跟连线的前1/3处）。《黄帝内经》中说：“肾出于涌泉，涌泉者足心也。”称为“形神相关”。

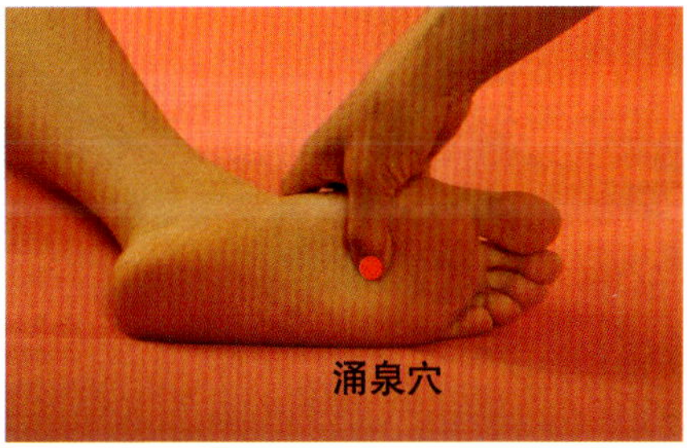

涌泉：在足底部，卷足时足前部凹陷处，约当第二、第三趾趾缝纹头端与足跟连线的前1/3与后2/3交点上。

经穴的疗治作用不是单一的，就好像那些汽车在车站被修复的时候一样，有时候需要多方面的配合与协调。所以，一穴有多用、多穴治同病，这都是惯用的手法。

经穴各司其职不仅可以作为疾病的一个判断标准，还可以作为一个情绪的判断方法。

这里教大家一个判断生气与否的方法。你可以用手压太冲穴与膈俞穴来查验。何为太冲穴？太，大也；冲，冲射之状也。该穴名意指肝经的水湿风气在此向上冲行。其位置在足背侧，第一跖骨间隙的后方凹陷处。而膈俞穴在足太阳膀胱经上，一般采用俯卧的姿势，其位置在身体背部，当第七胸椎棘突下，左右旁开二指宽处。在压太冲穴有疼痛感的时候就是有怒气集结。而压膈俞穴有疼痛感觉的时候，说明正在生闷气，当然这个时候就要想方设法，让不良情绪宣泄出来。

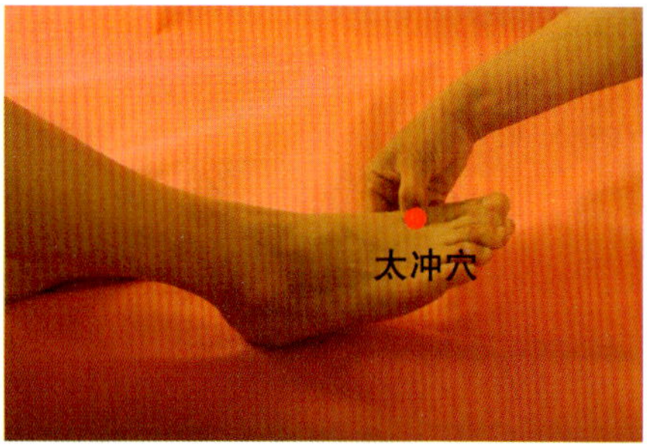

太冲：在足背侧，当第一跖骨间隙的后方凹陷处。

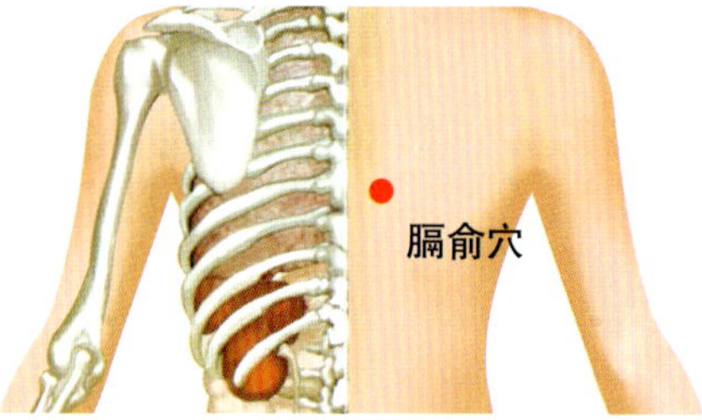

膈俞：在背部，当第七胸椎棘突下，旁开1.5寸。

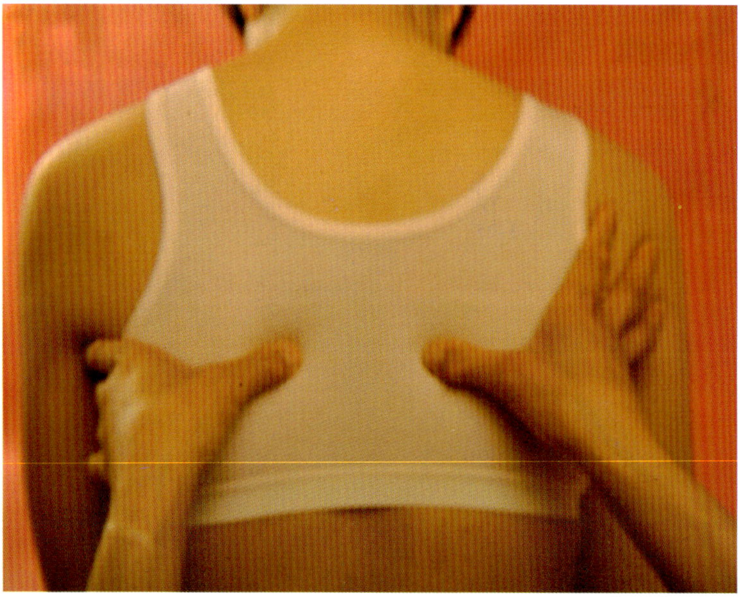

第三节 疾病

《灵枢·本藏》指出："经脉者，所以行血气而营阴阳，濡筋骨，利关节者也。"这里大体是说，经络是人体气血运行的通道，能将营养物质输送到全身各组织脏器，使脏腑组织得以营养，筋骨得以濡润，关节得以通利。正因为如此，很多高明的医生利用这一点来了解身体内在脏腑的秘密，甚至洞察了人生的一些秘密。

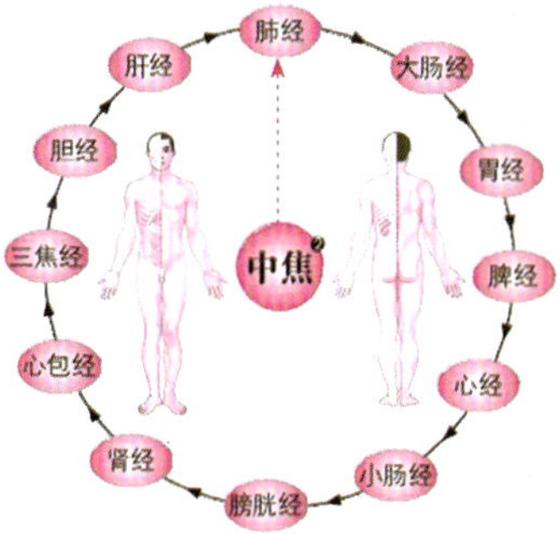

神奇但不神的脉象诊病

切脉即常说的把脉，是中医通过把握患者动脉搏动的显现部位（深、浅）、速率（快、慢）、强度（有力、无力）、节律（整齐与否、有无歇止）和形态等，以了解疾病内在的变化。

切脉的手法

切脉时常运用三种指力，开始轻用力，触按皮肤为浮取，名为"举"；然后中等度用力，触按至肌肉为中取，名为"寻"；再重用力触按至筋骨为沉取，名为"按"。根据临诊的需要，可用举、寻、按或相反的顺序反复触按，也可分部取一指按压体会。由于每部都有浮、中、沉三候，所以常常有"三部九候"之说。

之所以能将此作为一种诊断疾患的方式，是因为脉象的产生与心脏的博动、心气的盛衰、脉道的通利和气血的盈亏直接相关。具体说来，气血是形成脉象的物质基础，血液循行脉道之中，除心脏的主导外，各脏器的协调配合也功不可没。

脉象与脏腑

肺朝百脉，肺气布则血液散；脾统血，为气血生化之源，血液靠脾气的充养和统摄得以运行；肝藏血，主疏泄以调节血量；肾藏精，精能生血，又能化气，肾气为各脏腑组织功能活动的原动力。所以当脏腑发生病变后，经络上的气血就会有所变故，必然从脉搏上表现出来，呈现病理脉象，成为诊断疾病的重要依据。

那么，在切脉的时候为什么会偏偏选中患者桡动脉的腕后部分呢？主要有两个原因：其一是脾胃为各脏腑气血之源，各脏腑气血之盛衰，与脾胃功能之强弱有着密切的关系，而手太阴肺经亦起于中焦下络大肠；其二是因为“脉会太渊”，为什么这么说呢？肺朝百脉，脉会太渊。即人体各经脉均会集于肺，而寸口为手太阴肺经的循行部位，其上之太渊穴，是脉会之处，所以有其说。

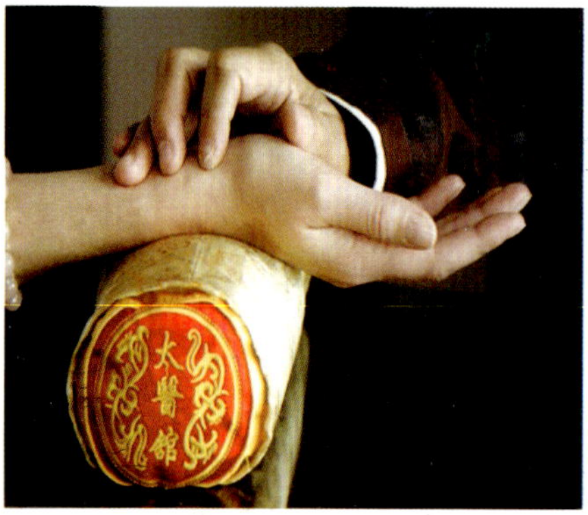

所谓的常脉就是正常人脉象，又称平脉。而所谓的病脉就是生病时候的脉象。常脉不浮不沉，不大不小，节律均匀，从容和缓，流利有力，尺脉沉取不绝，称为有胃、有神、有根。其中有胃，就是有胃气，脉搏表现和缓、从容、流利；有神，是指脉搏有力柔和，节律整齐；有根，主要表现为尺脉沉取不绝。

常脉和病脉脉象

《素问·缪刺论》所说：“夫邪客于形也，必先舍于皮毛，留而不去，入舍于孙脉，留而不去，入舍于络脉，留而不去，入舍于经脉，内连五脏，散于肠胃。”营气行于脉中，卫气行于脉外。经络“行血气”而使营卫之气密布周身，在内和于五脏调于六腑，在外御病邪抗内侵。外邪侵犯人体由表及里，先从皮毛开始。卫气充实于络脉，络脉散布于全身而密布于皮部，当外邪侵犯机体时，卫气首当其冲发挥其抗御外邪、保卫机体的屏障作用。

脉象的变化

1. 一年四季，脉象有春弦、夏

洪、秋浮、冬沉的变化。

2. 胖人脉稍沉，瘦人脉稍浮。

3. 年龄越小，脉搏越快。

4.体力劳动者多强于脑力劳动者。

病脉也可以比照“三部九候”之说来进行气血运化的推断，从而实现内脏状况的病理推断。比如浮脉，属于表证，在把切的时候轻按可得，重按则减。此时，由于外感病邪停留于表时，卫气抗邪，脉气鼓动于外，故脉位浅显。内伤久病因阴血衰少，阳气不足，虚阳外浮，脉浮大无力为危证。与之相对应的是沉脉，属于里证，此时因为脉搏部位较深，所以轻按往往不得其脉。有力为里实，无力为里虚。邪郁于里，气血阻滞阳气不畅，脉沉有力为里实；脏腑虚弱，阳虚气陷，脉气鼓动无力，则脉沉无力。

养生建议

锻炼身体，不要整天地为了肌肉的强壮而锻炼，而要练气，以免那些剧烈的运动耗损透支了你身体的元气，这就是有些天天进行大运动量练习的运动员英年早逝，而那些清瘦的学者却长寿的一个重要的原因。如何练气，简单地说，练气就要练肺，并非像你想象的那样有高远的境界，很多时候需要的就是你能心平气和地散步，能够在静坐的时候多做两次深呼吸。

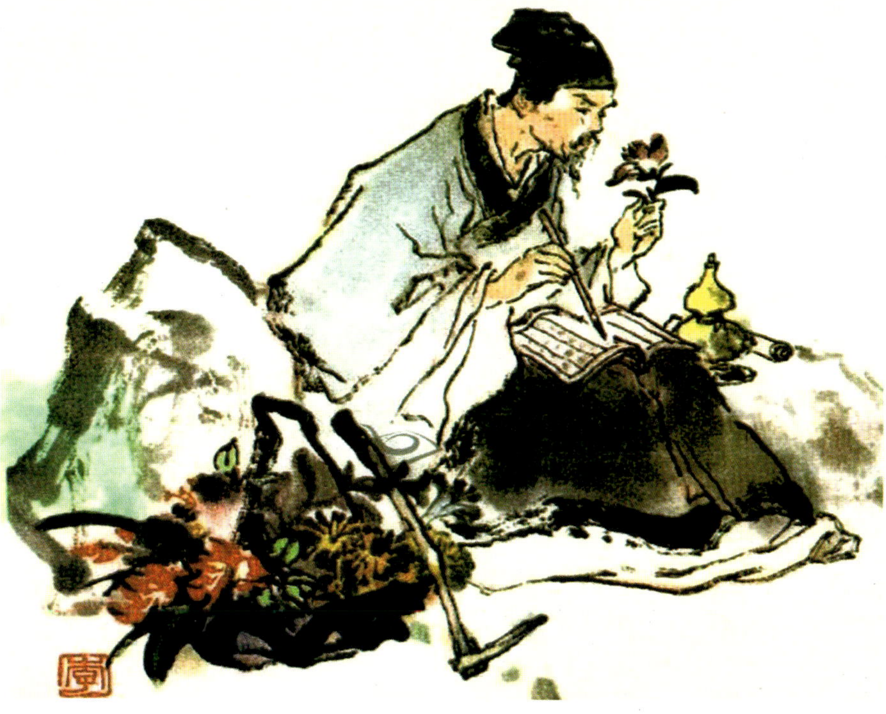

第四节 同身寸

如果对于身体的结构有一个大体的了解的话，对于穴的位置确定也会有所帮助。比如小孩，一般在比例的处理上，头部占到身体的1/4，而成年人在采用立姿的时候，应该占到约1/7，如采用坐姿的时候，头部占到1/5左右。因为身体本身就具有发展的协调性，所以，如果利用自身的一些尺度去衡量的话，往往可以较为准确地帮你找到穴之位。

事实上，人身上有很多有趣的尺度标准，这不仅让你在生活中少了“郑人买履”的麻烦，甚至被刑事上用于侦破案件。这样的尺度如：用皮尺量一量拳头的周长，再量一下你的脚长，你会发现这两个长度很接近。所以，买袜子时，只要把袜底在自己的拳头上绕一下就知道是否合适了；量一量你父母的身高和脚长，你就会发现，身高是脚长的7倍。因为长个子往往先长脚，如果你的身高比脚长的7倍还小，那你还会长个子；正常情况下，一个人手腕的周长恰恰是他脖子周长的一半；而一个人两臂平伸的长度正好等于身高。于此种种，中医里也有了“同身寸”的说法。比方说，用自己的手指就可以作为寻找穴位的一个尺度，一般情况下，大拇指指间关节的宽度是“1寸”，称拇指同身寸，适用于四肢部的直寸取穴；中指中节屈曲时内侧两端纹头之间的宽度为1寸，称中指同身寸，适用于四肢及背部的取穴；把四指并拢的时候，第二关节的宽度就是“3寸”。从结构上来看，低头的时候，脖子后部正中最突出的凸骨就是第七颈椎，紧接着的凸骨就是第一胸椎，而平常在系腰带的时候，左右两侧突出的骨头与第四腰椎的位置约在一条线上。

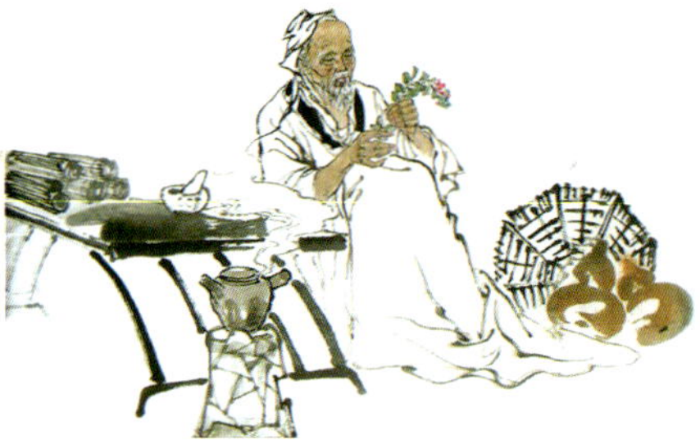

第五节 找反应

全身穴位很多，而且分布多是“四海为家”，那么，该如何来找到那些对应的穴位呢？

找准穴位

找准了穴位一个重要的方面就是有压痛感，即用手指的指腹略微重压，身体就会有疼痛感，比如肝胆疾患，在期门、日月穴有压痛；肠道疾患在天枢穴有压痛等。

再一个比较明显的表现就是色素沉淀，出现类似黑痣和黑斑的外在特征，当然，如果和周围的皮肤具有明显温差的话，往往也说明你是找对了位置。

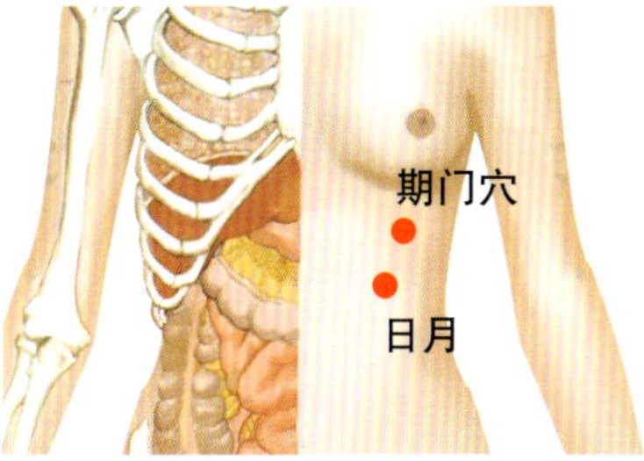

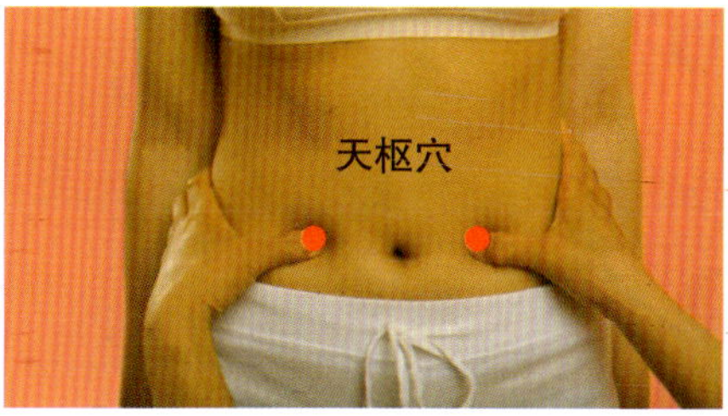

从上面看起来，有点“哪壶不开提哪壶”的意思，就是说，哪里痛就专找哪里的问题，但这里需要提醒您的是，不要太过了。

温馨提示

自己给自己按压自然有个轻重缓急，毕竟由于身体的原因和穴位位置的关系，很多时候需要借助他人的帮助，所以，这就要顾及其感受，不能超出了对方所能承受的范围。正是从这个角度，我们说“关公刮毒疗伤”的精神可嘉，但方法不可取，因为在忍受的时候，不是你在忍受，是那些身体的组织超越其极限在忍受，忍受大多数时候意味的都是破坏。所以，在通过经络进行防治疾患寻找穴位的时候，最好在范围上采取先大后小，在手法的力度上采取一个由轻缓到重急的渐进的方式。

第六节 十二经络对应十二时辰

中医理论指出，经络是人体运行气血、联系脏腑和体表及全身各部的通道，是机体功能的调控系统。

“经”，顾名思义，应当是“纬”的对立面，原意是“纵丝”，有路径的意蕴，即指经络系统中的主要路径，它存在于机体内部，贯穿上下，沟通内外；“络”的原意是“网络”，就是主路分出的辅路，它经纬交织，纵横交错，遍布全身，形成一个全封闭的经络体系。

《灵枢·脉度》说：“经脉为里，支而横者为络，络之别者为孙。”就是说，在经络体系中，按大小、深浅的差异，分别被称为经脉、络脉和孙脉。

经络的保养等同于养生的过程，经络养生需要在正确的时间内进行。

流注于经脉的气血有盛有衰，把每天分为十二时辰，一个时辰对应一个经络，因势利导，会对身体健康产生积极影响，或者说，按照这个时间表保养经络，自然能够取得个人养生的事半功倍的效果。

十二时辰与十二经脉的相互对照情况

子时（23点至次日1点） 这个时段，胆经比较旺。子时睡得足、质量好，一般不会出现黑眼圈。

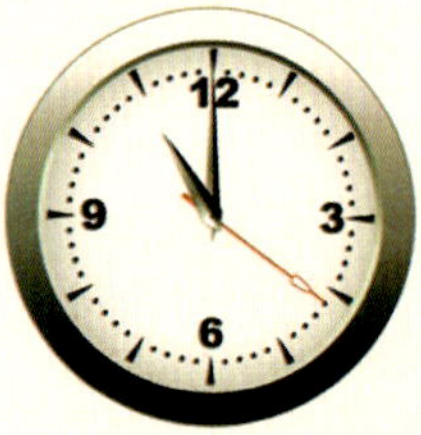

中医理论认为：“肝之余气，溢入于胆，聚而成精。”人在子时前入眠，胆方能完成代谢。子时前入睡者，晨醒后头脑清晰、气色红润。反之，常于子时内不能入睡者，则气色青白，眼眶昏黑。同时，因胆汁排毒代谢不良，非常容易生成结晶、结石等一系列疾患。

丑时（1~3点） 这个时段，肝经比较旺盛。中医理论认为：“肝藏血”，“人卧则血归于肝”。如果丑时不能按时入睡，肝脏还需要输出一定能量支持人的思维或行动，就很难完成人体的新陈代谢。所以，丑时前未能入睡者，往往面色呈现青灰，情志怠慢而躁，易生肝病。并且，脸色晦暗，非常容易长斑。

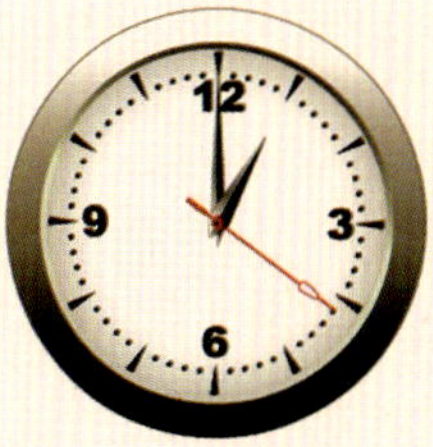

寅时（3~5点） 这个时段，肺经比较旺盛。寅时睡得熟，色红精气足。“肺朝百脉”，肝在丑时把血液推陈出新之后，将新鲜血液提供给肺，通过肺送往全身。所以，人在清晨健康者往往面色红润，精力充沛。而那些有肺病者，这时的反应最为激烈，比如剧咳或哮喘而醒。

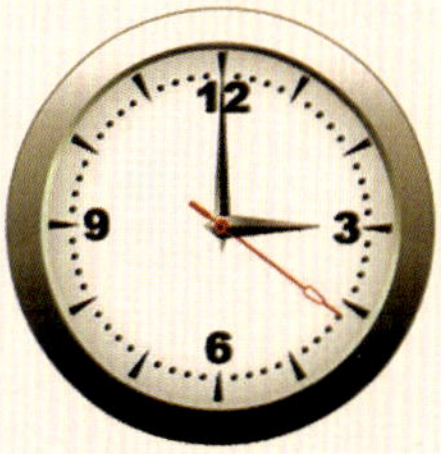

卯时（5~7点） 这个时段，大肠经比较旺盛。卯时大肠蠕动，进行排毒并排出渣滓。“肺与大肠相表里”，肺将充足的新鲜血液布满全身，紧接着促进大肠进入兴奋状态，完成吸收食物中的水分和营养、排出渣滓的过程。所以，清晨起床后，最好排大便。

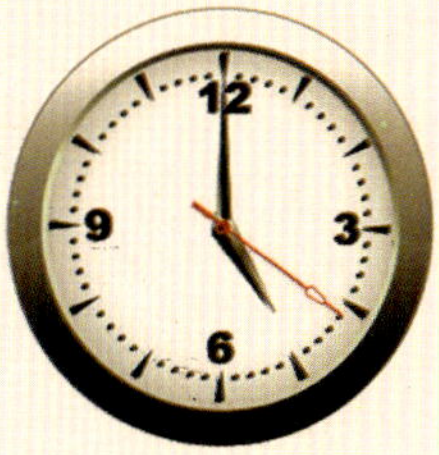

辰时（7~9点） 这个时段，胃经比较旺盛。辰时吃早餐，营养身体安。人在此时段吃早餐，最容易消化，吸收也最好。早餐可安排温和养胃的食品，如稀粥、麦片、包点等。过于燥热的食品容易引起胃火盛，出现嘴唇干裂、唇疮等问题。不吃早餐，更容易引起多种疾病。

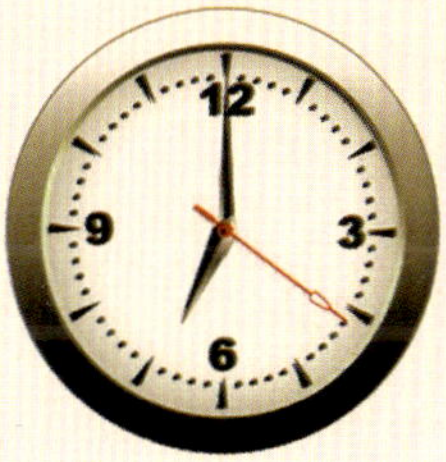

己时（9~11点） 这个时段，脾经比较旺盛。“脾主运化，统血”。脾是消化、吸收、排

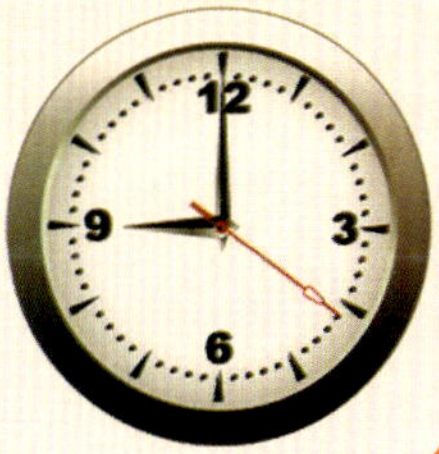

泄的总调度，又是人体血液的统领。“脾开窍于口，其华在唇”。脾的功能好，消化吸收好，血液质量好，所以，嘴唇是红润的。反之，唇白标志血气不足，唇暗、唇紫则标志寒入脾经。

午时（11~13点） 这个时段，心经旺盛。午时一小憩，安神养精气。“心主神明，开窍于舌，其华在面”。心气可以推动血液运行，养神、养气、养筋。人在午时如果能够休息片刻，对于养心大有好处，能使下午至晚上精力充沛。

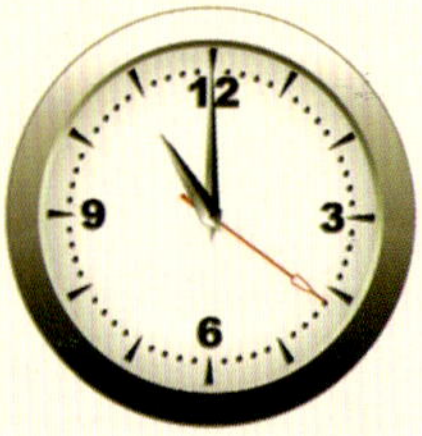

未时（13~15点） 这个时段，小肠经旺盛。未时分清浊，饮水能降火。小肠可以分清浊，它能把水液归于膀胱、糟粕送入大肠、精华上输于脾。小肠经在未时对人一天的营养进行调整。如小肠有热，人会干咳等。此时多喝水、喝茶，有利于小肠排毒降火。

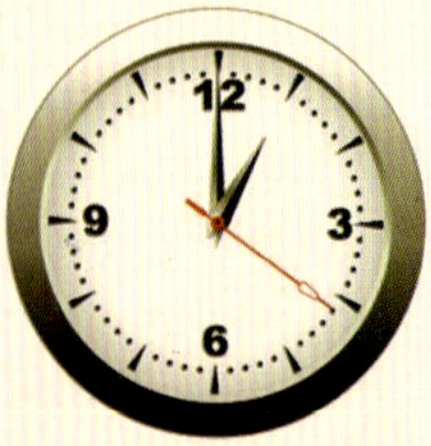

申时（15~17点） 这个时段，膀胱经旺盛。申时津液足，养阴身体舒。膀胱贮藏水液和津液，水液可以排出体外，津液则循环在体内。若膀胱有热可导致膀胱咳，且咳而遗尿。申时人体温较热，阴虚的人最为突出。此时，适当的活动有助于体内津液循环，喝滋阴泻火的茶水对阴虚的人效果十分明显。

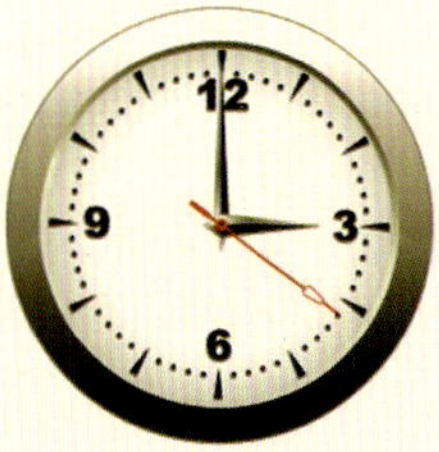

酉时（17~19点） 这个时段，肾经旺盛。酉时肾藏精，纳华元气清。“肾为先天之根，藏生殖之精和五脏六腑之精”。人体经过申时泻火排毒，肾在酉时进入贮藏精华的阶段。此时此刻，不适宜大量喝水，更不适宜做运动量太大的活动。

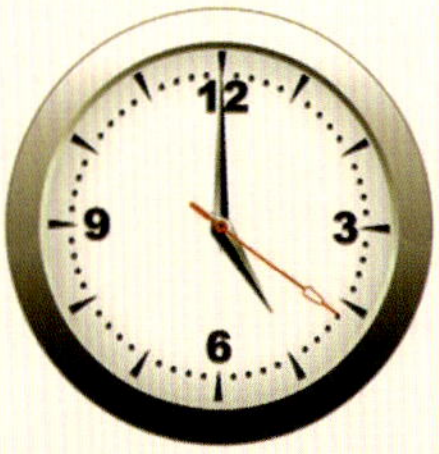

戌时（19~21点） 这个时段，心包经旺盛。戌时护心脏，减压心舒畅。“心包为心之外膜，它附有脉络，属于气血通行之道。邪不能容，容之心伤”。心包是心的保护组织，它可清除心脏周围外邪，使心脏处于完好状态。此时，一定要保持心情舒畅，如看书、听音乐或做SPA、跳舞、耍太极等，以放松心情，释放压力。

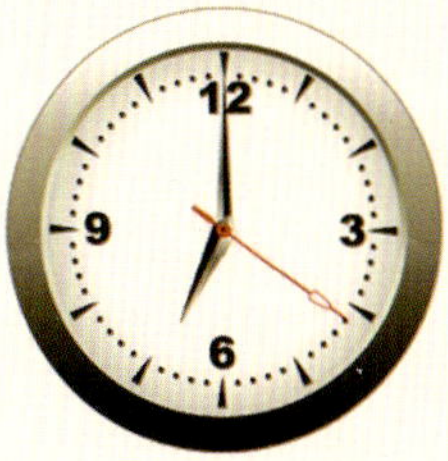

亥时（21~23点） 这个时段，三焦经旺盛。亥时百脉通，养身养娇容。三焦是六腑中最大的腑，具有主持诸气、疏通水道的作用。亥时三焦能通百脉。人如果在这个时段睡眠，百脉可得到较好的休养生息，对身体以及容颜保养都是十分有益的。

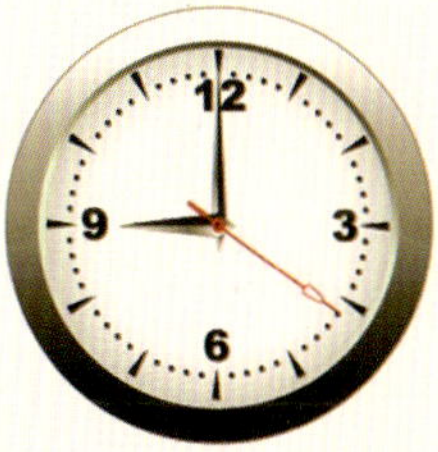

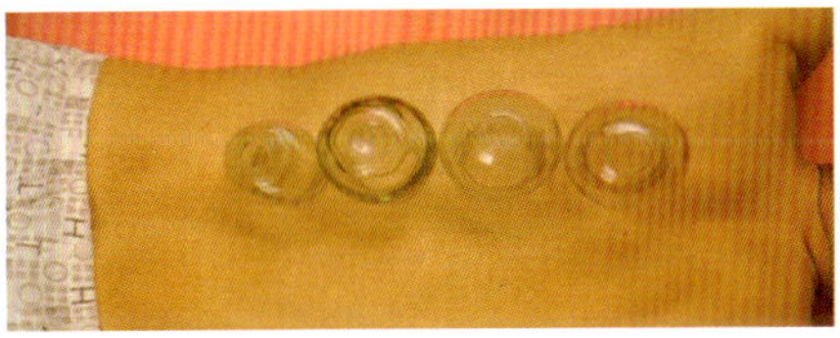

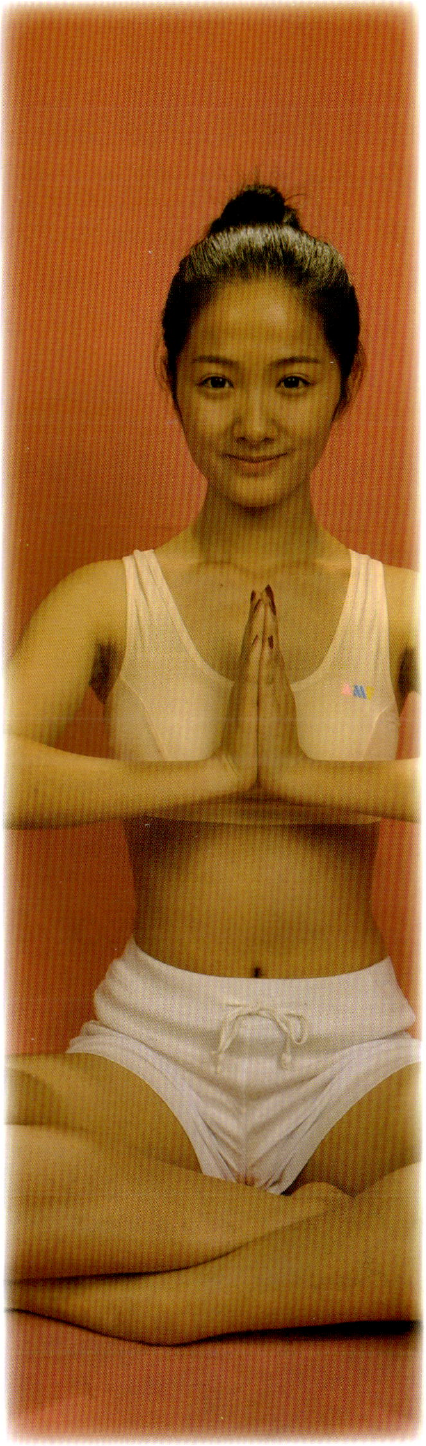

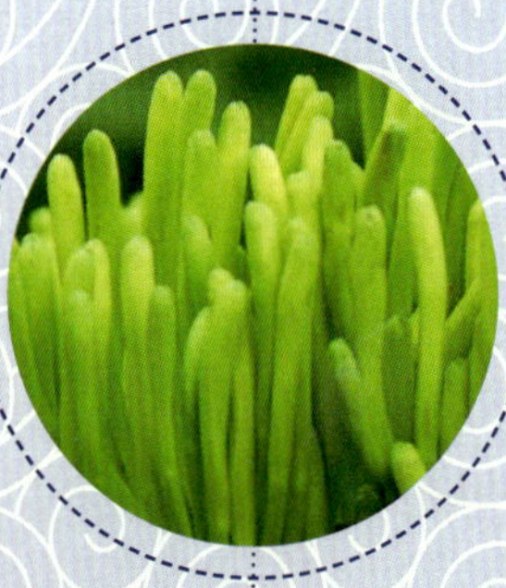

贰

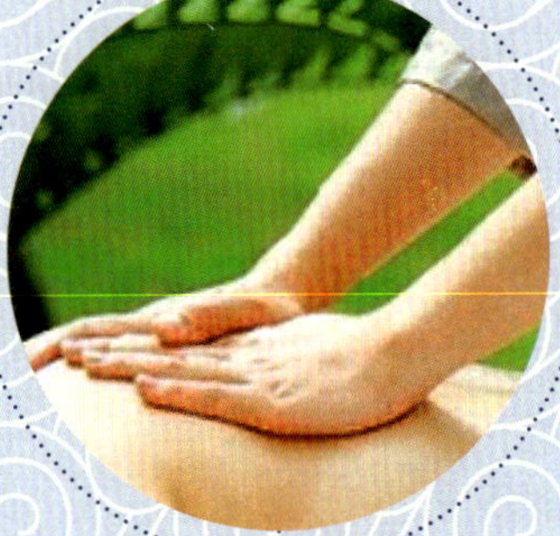

第二章 通经活络的八种方法

第一节 按摩通经活络效果好

按摩是一种自然的物理疗法，它是根据人的具体病情，利用按摩者的双手在体表相应的经络、穴位、痛点上，使用肢体活动来防治疾病的一种方法。随着人类社会的进步和人们生活水平的提高，对无损伤、无副作用的自然疗法，需求与日俱增，按摩疗法已受到人们的高度重视。

按摩能行气活血强身体

人体脏腑运作以气血为能源，气血若不通，人体脏腑得不到足够的濡养，不能进行正常的生命活动，人就会生病。中医认为，按摩可以行气活血，从现代医学的角度来分析，这是因为按摩能扩张局部组织的微血管，促进红、白血球增生，增强局部的营养供应，加强组织修复，从而增强人体的抵抗力。

按摩能行气活血强身体

按摩不仅能通畅经络，改善血液循环，还能调节机体的平衡和神经功能，促进炎症的消退和水肿的吸收，整骨理筋，解痉止痛，润滑关节，松解粘连，提高机体的抗病能力。而且，按摩疗法简便易学，不受场地的限制，无须特殊的器械设备，疗效显著，安全可靠，经济实惠。运用得当的话，更可获得事半功倍的效果，因此，越来越多的人开始用这种方式来治病强身。

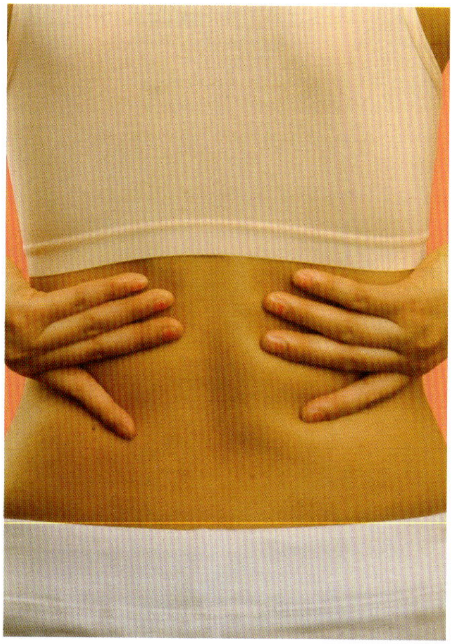

按摩的适用症和禁忌症

适用症	禁忌症
闭合性的关节及软组织损伤：腰椎间盘突出症、腰肌扭伤、膝关节副韧带损伤、腕关节扭伤、指间关节挫伤等	皮肤病及皮肤破损：湿疹、癣、疱疹、脓肿、蜂窝组织炎、溃疡性皮肤病、烫伤、烧伤等
肌肉、韧带的慢性劳损：颈肌劳损、背肌劳损、腰肌劳损、跟腱炎、网球肘等	各种急性传染病患者不能按摩，以免疾病扩散传染和延误治疗
骨质增生性疾病：颈椎骨质增生、腰椎骨质增生、膝关节骨性关节炎、跟骨骨刺等	感染性疾病：骨髓炎、骨结核、化脓性关节炎、丹毒、化脓性感染、结核性关节炎等
周围神经疾患：三叉神经痛、面神经麻痹、肋间神经痛、坐骨神经痛、腓总神经麻痹	内外科危重病：严重心脏病、肝病、肺病、急性十二指肠溃疡、急腹症、各种恶性肿瘤
妇科疾病：功能性子宫出血、月经不调、盆腔炎、痛经、闭经、乳腺炎、更年期综合征等	体质虚弱、久病、年老体弱者应慎用按摩，以免造成昏迷或休克
内科疾患：神经官能症、气管炎、肺气肿、胃炎、胃下垂、十二指肠溃疡、半身不遂、高血压、冠心病、糖尿病、胆囊炎、腹胀、头痛	各种肿瘤，包括原发性或继发性恶性肿瘤
五官疾患：近视、耳鸣、咽喉炎、鼻窦炎、眼睑下垂	血液病或有出血倾向，如恶性贫血、紫斑病、体内有金属固定物等按摩后易引起出血的病症
儿科疾患：夜尿症、小儿脑性瘫痪、小儿麻痹后遗症、小儿消化不良、小儿腹泻等	极度疲劳、醉酒后神志不清、饥饿及饭后半小时以内的人也不宜做按摩
皮肤病：黄褐斑、痤疮等	诊断不明的急性脊柱损伤或伴有脊髓症

按摩的注意事项

在按摩操作过程中，为了提高按摩效果，防止出现不良反应，按摩时应注意以下几个方面。

首先，按摩前要充分了解病情症状，在具体操作过程中，应注意先轻后重、由浅入深、轻重适度，严禁使用蛮力，以免擦伤皮肤或损伤筋骨。力度以患者感觉轻微酸痛，但完全可以承受为宜。

其次，按摩时精神、身体都要放松，呼吸自然。另外，做腰部和下腹部的按摩，应先排空大小便。在过饥、过饱、情绪激动以及醉酒后均不宜按摩，一般在餐后两小时按摩较为妥当。沐浴后休息一小时再按摩，才能起到放松、保健功效。

最后，按摩过程中如果因为用力过猛或动作不当引起头晕、心慌、恶心、面色苍白甚至出冷汗、虚脱等不良症状时，应掐人中或十宣、点内关等进行急救，或者让患者饮热茶、糖水来缓解不适。

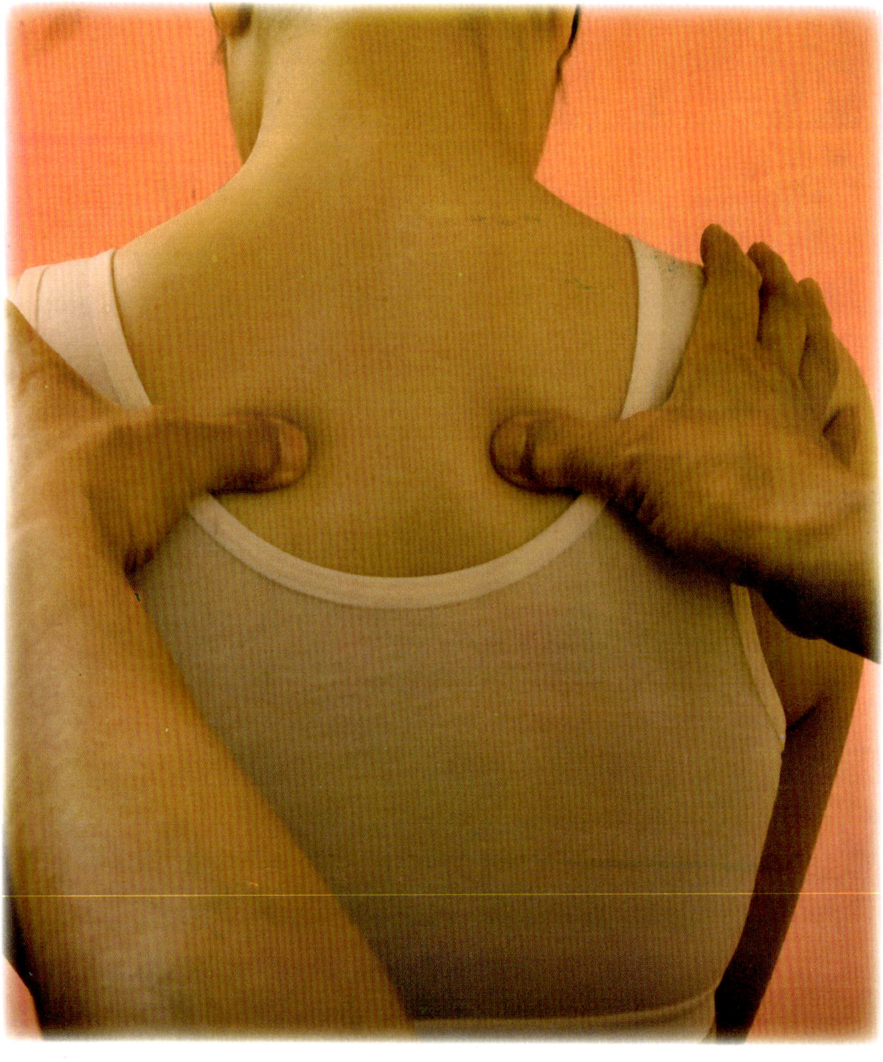

第二节 四种常用的穴位按摩手法

按摩手法是按摩的手段，按摩时，手法的熟练程度及正确与否对按摩疗效起着至关重要的作用。按摩手法可分为六十多种，下面介绍四种最常用的手法。只要按照正确的方式用在适当的部位，就能帮助你轻松去除病痛、治病养生。

四种常用的按摩方法

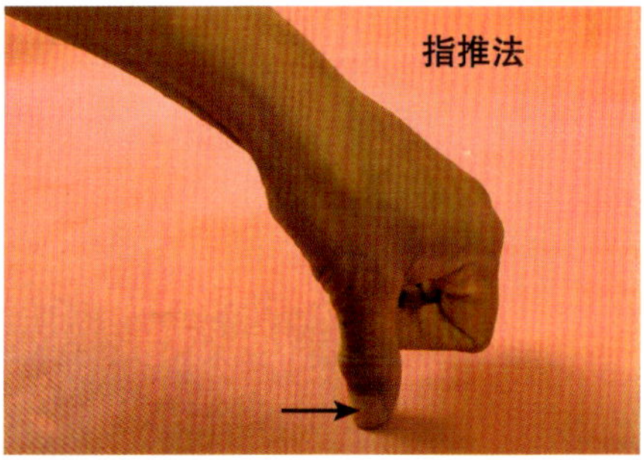

推法

定义：以指、掌、拳或肘部着力于身体体表一定穴位或部位，进行单方向的直线或弧形推动的方法。

作用：行气活血、疏通经络、舒筋理肌、消积导滞、解痉镇痛、调和营卫。

注意：使用推法操作时，着力部位要紧贴皮肤，用力要稳，速度要缓慢均匀。

捏拿法

定义：用大拇指与食指、中指或大拇指与其他四指相对用力，呈钳形，持续而有节奏地提捏或捏揉肌肤。

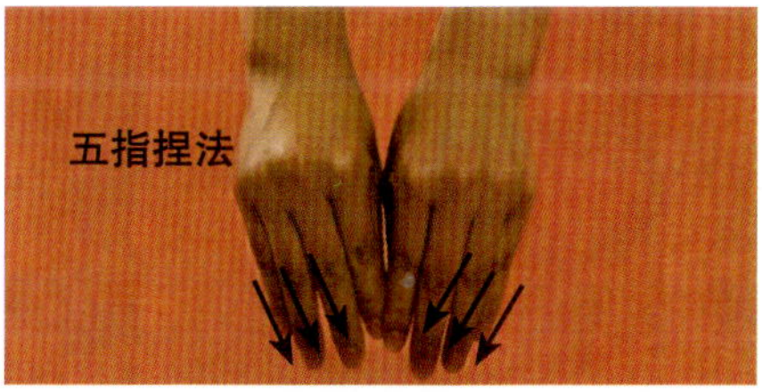

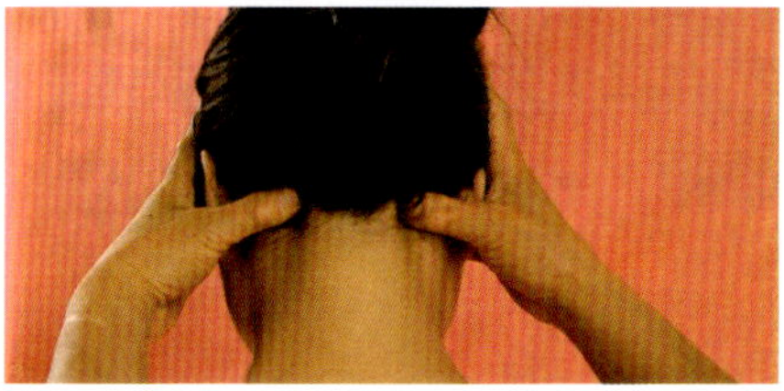

作用：捏拿法刺激较强，常用于颈部、肩部及四肢部位的按摩，具有祛风散寒、通经活络、行气开窍、解痉止痛、去瘀生新等作用。

注意：使用捏拿法时，力道要柔和，可由轻而重再由重而轻。

按法

定义： 按法是将手指、手掌置于体表之上，先轻后重，逐渐用力向下压某个部位或穴位，又称压法、抑法。

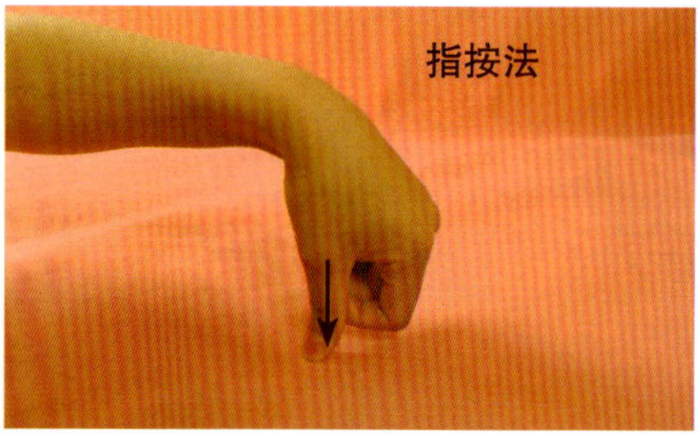

种类： 指按法、肘按法、掌按法三种。

作用： 按法具有安心宁神、镇静止痛、开闭通塞、放松肌肉、矫正畸形等作用。

注意： 适用于全身各部腧穴，掌按法常用于背腰、下肢，肘按法常用于背腰、臀部、大腿等肌肉丰厚部位。

摩法

定义： 用手指指腹或手掌在身体特定部位做逆时针或顺时针的环形摩动，或直线往返摩动的手法叫摩法。

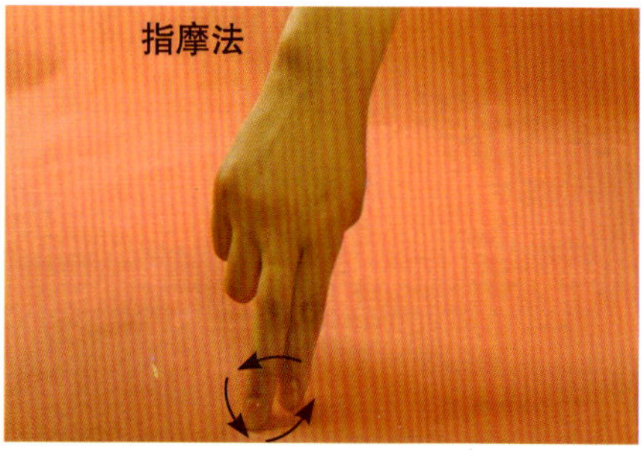

种类： 掌摩法和指摩法两种。掌摩法是指用手掌掌面附着于施术部位，做有节律的环形摩动的按摩方法。食指、中指、无名指相并，指面附着于特定部位按顺时针或逆时针环转运动的按摩方法被称为指摩法。

作用： 摩法轻柔缓和，常用于胸腹、胁肋部操作，具有理气和中、行气和血、消积导滞、祛瘀消肿、健脾和胃、清肺排浊等作用。

其他常见的按摩手法

按摩手法	作用	分类	使用部位	说明	适用部位
揉法：用手掌大鱼际或掌根、全掌、手指螺纹面部分，着力于体表施术部位，做轻柔和缓的回旋揉动，刺激较小	宽胸理气 消积导滞 活血化瘀 消肿止痛 祛风散寒 舒筋活络 缓解痉挛	指揉法	拇指、食指、中指的指端或螺纹面	用拇指、食指、中指的指端垂直向特定部位按压	全身各部位
		掌揉法	手掌大鱼际或掌根	用手掌大鱼际或掌根着力于施术部位做轻柔缓和的揉动	全身各部位

按摩手法	作用	分类	使用部位	说明	适用部位
点法：用指端或屈曲的指间关节部着力，持续点压，刺激某些穴位，作用面积小，刺激大	疏通经络 活血止痛 开通闭塞 调理脏腑	屈指点	拇指或食指	弯曲手指，用拇指指关节桡侧或食指近侧指间关节点压旋术部位	全身各部位
		拇指点	拇指指端	用拇指指端按压体表穴位	全身各部位
击法：用拳背、掌根、掌侧小鱼际、指尖棒击身体一定部位或穴位	舒筋通络 调和气血 提神解疲	指击法	手指末端	用手指末端着力击打	多用于头部
		拳击法	拳背或小鱼际侧	手握空拳，用拳背或小鱼际侧击打	多用于腰背部
		小鱼际击法	小鱼际	手掌伸直，用单手或双手小鱼际着力击打	多用于腰背、下肢
		掌击法	手掌根部	手指自然松开，用手掌根部击打	多用于腰臀下肢
拍法	舒筋活络 行气活血 解除痉挛		手指、手掌	以手指、手掌为着力部位，附着于体表一定部位，进行平稳而有节奏的拍打动作	主要作用于肩背、腰臀及下肢部
掐法	开窍醒脑 回阳救逆 调和阴阳 疏通经络 运行气血		拇指指尖	用拇指指尖着力，重按穴位而不刺破皮肤	常用于人中或十宣等肢端较敏锐的穴位
擦法：用手指或手掌着力于一定部位，做前后左右直线往返摩擦，使患者体表产生一定热度	行气活血 疏通经络 消肿止痛 健脾和胃 温阳散寒	掌擦法	手掌面	用手掌面紧贴皮肤进行摩擦	温度较低，多用于胸腹胁部
		鱼际擦法	大鱼际或小鱼际	用鱼际紧贴施术部位往复摩擦	小鱼际擦法温度较高，多用于腰背臀部；大鱼际擦法温度适中，可用于全身各部
		指擦法	食指、中指、无名指	将食、中二指或食、中、无名三指并拢，用螺纹面进行摩擦	全身各部

第三节 刮痧疏散瘀积活气血

刮痧是传统保健方法之一，也是祖国医学的重要组成部分。由于其具有简便易学、取材方便、操作简单、安全无副作用、疗效显著等特点，刮痧法在民间广为流传，深受人们的喜爱。

刮痧的治病原理

刮痧就是用手指或各种边缘光滑的工具，蘸上具有一定治疗作用的刮痧介质，在人体表面特定部位反复进行刮拭，使皮肤表面出现瘀血点、瘀血斑或点状出血，这就是所谓的“出痧”。如果用刮痧器具刮拭经络穴位，就可以通过良性刺激，借由经络的传导作用，使体内瘀积的气血疏散，从而达到促进身体新陈代谢、增强抗病能力和免疫机能的作用。

“痧”一方面是指病邪的痧，这里泛指由于邪气侵入人体，孔窍闭塞、经脉阻塞、气血凝滞、壅盛实热而产生的各种头晕头痛、耳热倦怠、胸口气闷、四肢乏力、上吐下泻等症。另一方面，“痧”也是病症的表现。这类疾病的表现多是体表出现各种红紫或紫黑的痧点或痧斑。这些大多是邪气闭阻不能外达的表现，通过观察出痧情况能够用来帮助诊断和治疗。

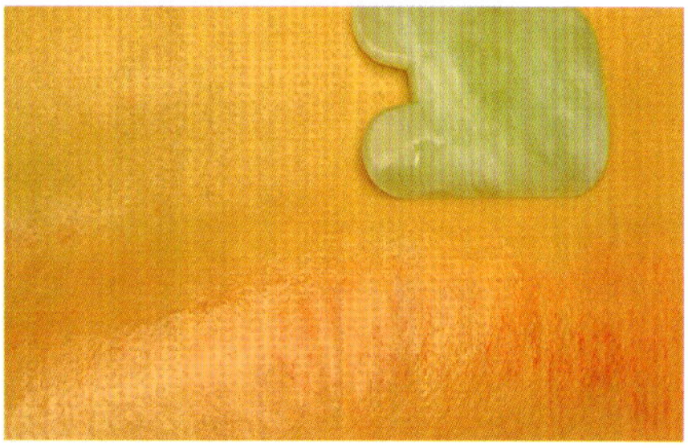

刮痧的用具和介质

广泛地说，凡是边缘圆钝、质地较硬，但不会对皮肤造成意外损伤的物品都可用来刮痧，如家庭中的汤匙、瓷碗边儿、梳子背儿等都是可就地取材的工具。如果长期使用或作为治疗，还是用正规一些的刮痧板比较好。刮痧板一般为长方形，边缘较为光滑，四角为钝圆。刮板的两个长边，一边厚，一边薄。薄的那一面常用于人体平坦部位，凹陷的厚面适合进行按摩保健刮痧，刮板的角适于在人体凹陷部位刮拭。根据刮痧板的材质不同，分为不同类别的刮痧板，中国传统医学认为，犀牛角或是牛角最好，玉、石次之，瓷片亦好，塑料不宜。

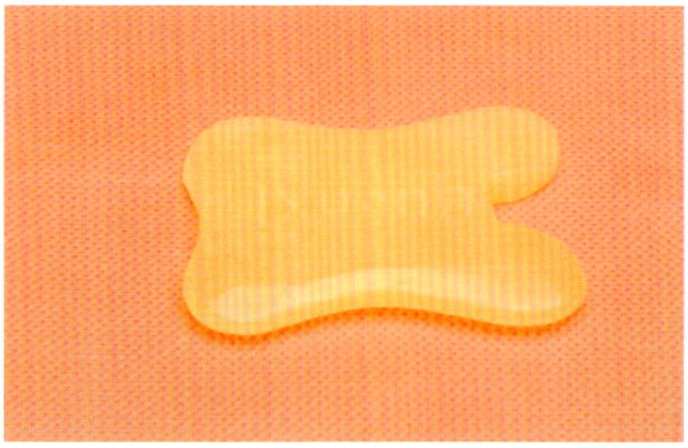

刮痧的介质其实就是刮痧用的润滑剂，有两方面的作用，一方面是增加润滑度，避免刮痧时刮伤皮肤；另一方面刮痧润滑剂具有一定的药物治疗作用，可以增强刮痧的功效。现在比较常用的刮痧介质有冬青膏、白酒、麻油、鸡蛋清、刮痧活血剂、薄荷水、扶他林、刮痧油、止痛灵等。

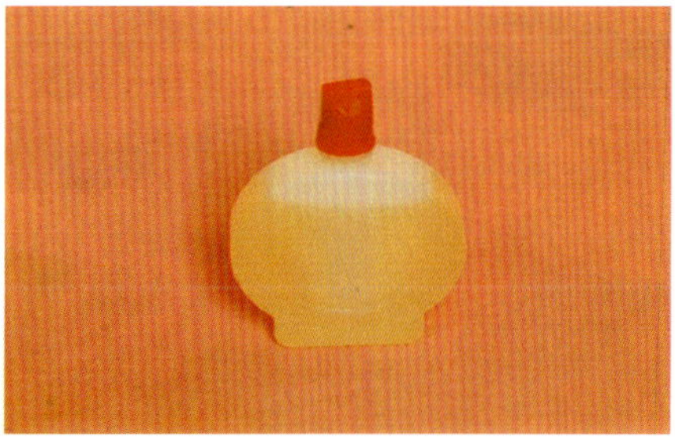

刮痧适用症与刮痧禁忌

刮痧疗法的治疗范围非常广泛，但是，刮痧也不是万能的，有些病症不宜进行刮痧。

刮痧适用症

内科病症 感冒发热、头痛、咳嗽、呕吐、腹泻、高温中暑、急慢性支气管炎、肺部感染、哮喘、心脑血管疾病、中风后遗症、遗尿症、急慢性胃炎、肠炎、便秘、腹泻、高血压、眩晕、糖尿病、胆囊炎、肝炎、水肿、消化性溃疡、肾炎、慢性肝炎、肺心病、神经性头痛、血管性头痛、三叉神经痛、坐骨神经痛、胆绞痛、胃肠痉挛和失眠、多梦、神经官能症等病症。

外科病症 急性扭伤、腰椎间盘突出症、足跟痛、脉管炎、毛囊炎、坐骨神经痛、肩周炎、落枕、慢性腰痛、风湿性关节炎、类风湿性关节炎、关节骨质增生、股骨头坏死、痔疮、皮肤瘙痒、荨麻疹、痤疮、湿疹等病症。

儿科病症 营养不良、食欲不振、生长发育迟缓、小儿感冒发热、腹泻、遗尿等病症。

五官科病症 牙痛、鼻炎、鼻窦炎、咽喉肿痛、视力减退、弱视、青少年假性近视、急性结膜炎、耳聋、耳鸣等病症。

妇科病症 痛经、闭经、月经不调、乳腺增生、产后缺乳、带下病、盆腔炎、乳腺炎、人工流产综合征。

保健：预防疾病、病后恢复、强身健体、减肥、美容等。

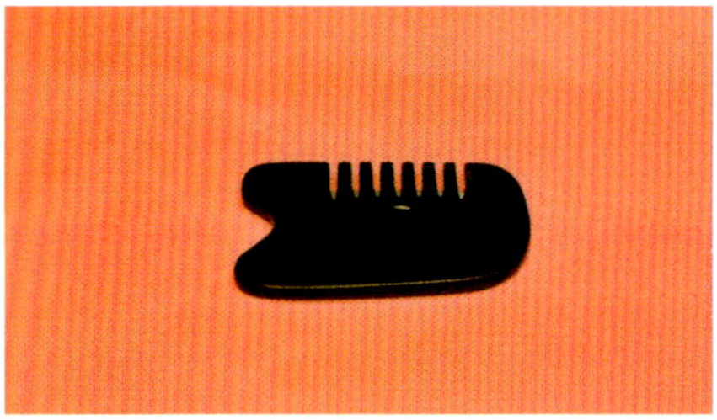

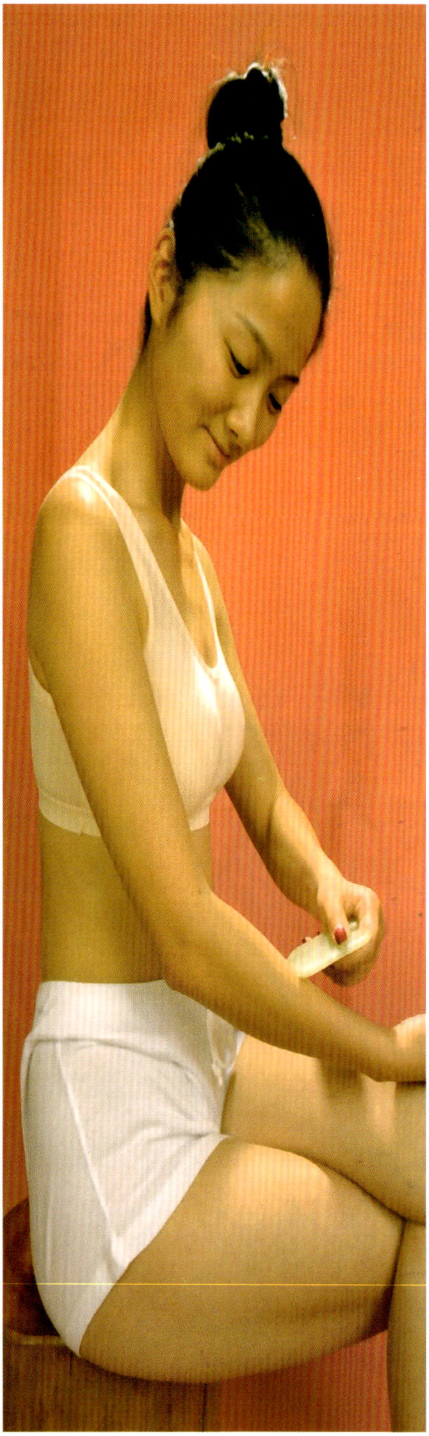

刮痧禁忌

禁刮病症：白血病、血小板减少、严重贫血、皮肤高度过敏、破伤风、狂犬病、心脑血管病急性期、肝肾功能不全。

禁刮人群：久病年老的人、极度虚弱的人、极度消瘦的人、对刮痧极度恐惧或过敏的人、囟门未合的小儿。

禁刮部位：皮肤破损溃疡、疮头、未愈合的伤口、韧带及肌腱急性损伤部位，孕妇的腹部和腰骶部、妇女乳头，孕妇和经期妇女的三阴交、合谷、足三里等穴位，肝硬化腹水者的腹部、眼睛、耳孔、鼻孔、舌、口、唇、前后二阴、肚脐。

禁刮情况：醉酒、过饥、过饱、过渴、过度疲劳等。

第四节 常用的八种刮痧法

根据刮拭的角度、身体适用范围等方面刮痧可以分为面刮法、平刮法、角刮法、推刮法、厉刮法、点按法、按揉法等。

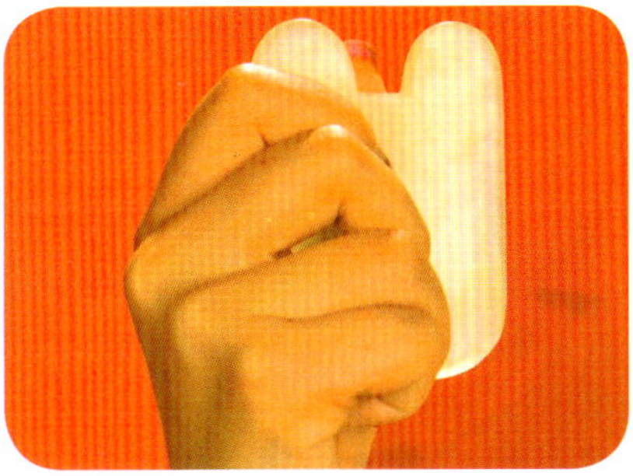

刮痧的操作常识

握板法

要刮痧首先要学会正确的持板方法，也就是握板法，否则刮痧时容易疲惫且效果不佳。正确的握板方法是：刮痧板的长边横靠在手掌心，大拇指和其他四个手指分别握住刮痧板的两边，刮痧时用手掌心的部位向下按压。

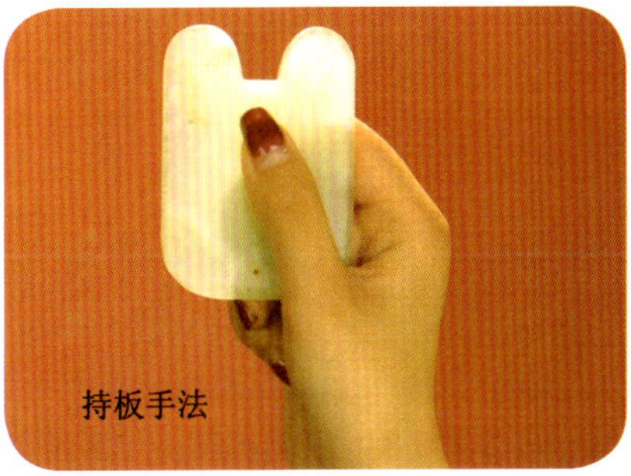

持板手法

面刮法 面刮法是最常用的刮拭方法。手持刮痧板，向刮拭的方向倾斜30°～60°，以45°最为普遍，依据部位的需要，将刮痧板的1/2长边或全部长边接触皮肤，自上而下或从内到外均匀地向同一方向直线刮拭。面刮法适用于身体平坦部位的经络和穴位。

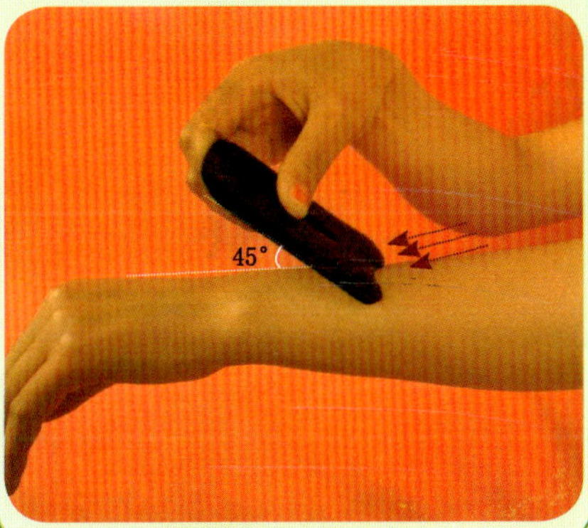

平刮法 手法与面刮法相似，只是刮痧板向刮拭的方向倾斜的角度小于15°，而且向下的渗透力也较大，刮拭速度缓慢。平刮法是诊断和刮拭疼痛区域的常用方法。

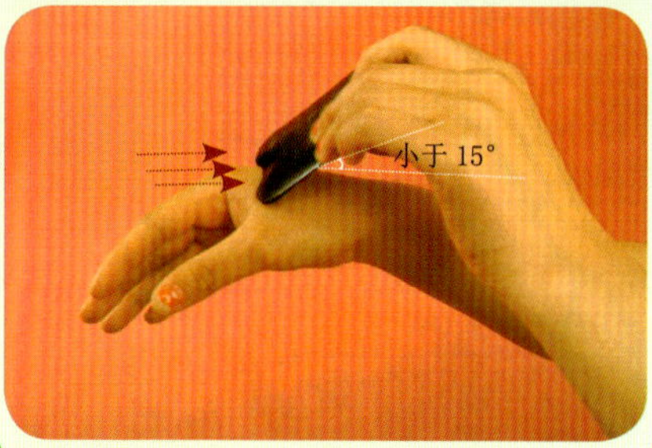

角刮法 使用刮板的角部在穴位处自上而下进行刮拭，刮板面与皮肤呈45°，适用于肩部、胸部等部位或穴位的刮痧。刮拭时要注意不宜过于生硬，因为角刮法比较便于用力，所以要避免用力过猛而伤害皮肤。

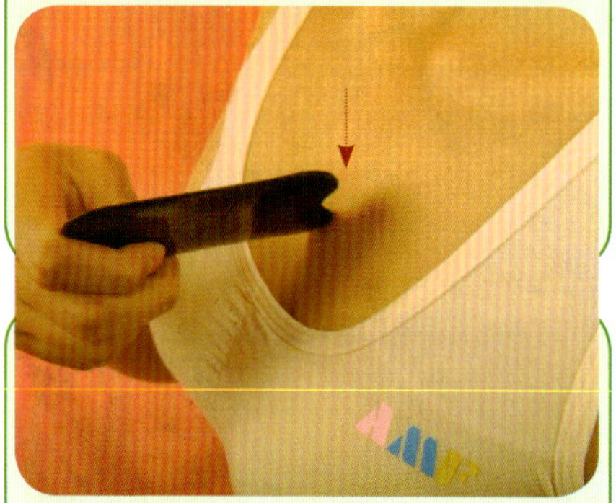

推刮法 推刮法的操作手法与面刮法大致相似，刮痧板向刮拭的方向倾斜的角度小于45°，压力大于平刮法，速度也比平刮法慢一点。

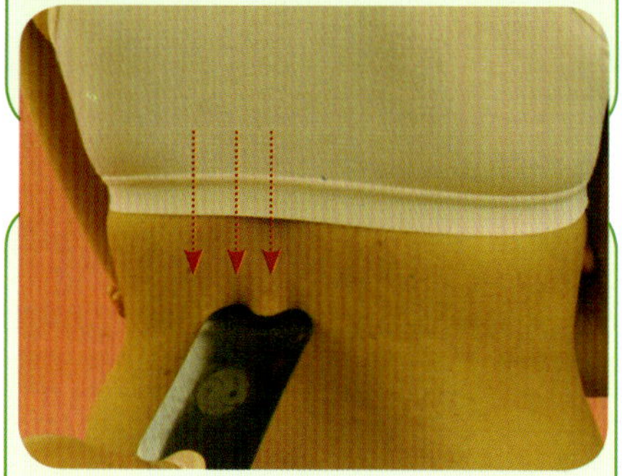

厉刮法 刮痧板角部与刮拭部位呈90°垂直，刮痧板始终不离皮肤，并施以必定的压力，在约1寸长皮肤上做短间隔前后或左右的摩擦刮拭。这种刮拭方式主要用于头部穴位的刮拭。

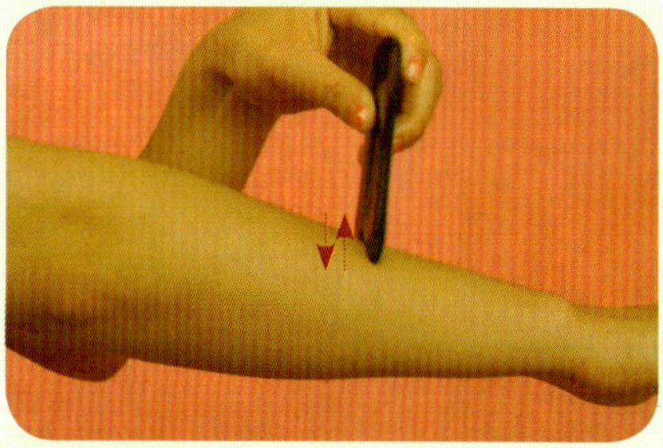

点刮法 刮痧板角部与要刮拭部位呈90°垂直，向下按压，由轻到重，逐渐加力，片刻后快速抬起，使肌肉复原，多次反复。这种方法适用于无骨骼的软组织处和骨骼缝隙、凹陷部位。要求手法连贯自如，这种手法刺激性较强，具有镇痛止痛、解除痉挛的作用，多用于实证的治疗。

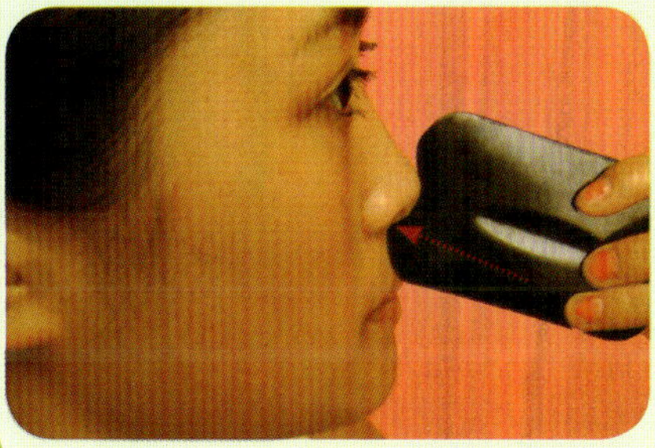

垂直按揉法 垂直按揉法将刮痧板的边沿以90°的角度按压在穴区上，刮痧板与所接触的皮肤始终不分开，做柔和的慢速按揉。垂直按揉法适用于骨缝部穴位以及第2掌骨桡侧的刮拭。

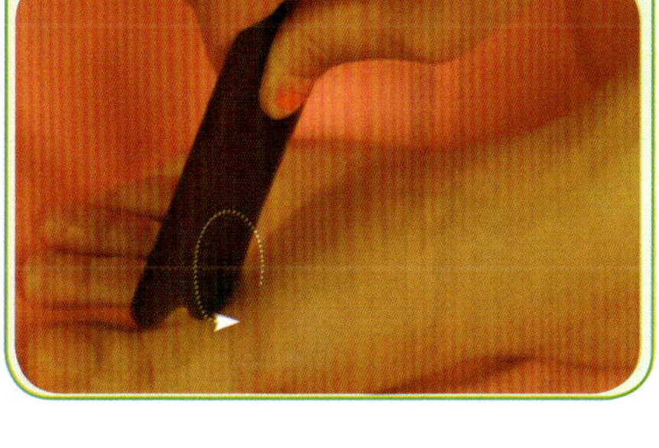

平面按揉法 用刮痧板角部的平面以小于20°的角度按压在穴位上，做柔和迟缓的旋转，刮痧板角部平面与所接触的皮肤始终不分开，按揉压力应当渗透到皮下组织或肌肉。这种刮法常用于手足全息穴区、后颈、背腰部全息穴区中疼痛敏感点的刮拭。

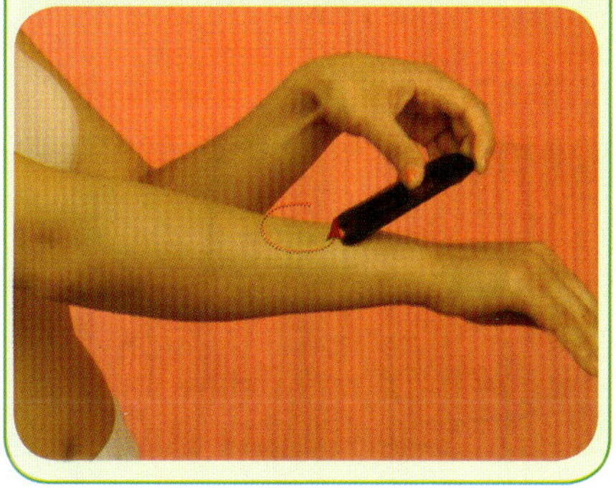

第五节 刮痧的注意事项

刮痧时要了解病情，以便辨证施治，确定刮拭的部位和方法，还要消除患者的恐惧心理，以免出现晕刮等情况。

刮痧注意事项

1. 整体刮拭的顺序是自上向下，先头部，背、腰部或胸、腹部，后四肢。背、腰部及胸、腹部可根据病情决定刮拭的先后顺序。基本上按照头颈部→脊柱→胸部→腹部→四肢和关节的顺序来进行刮拭。每个部位一般先刮阳经，再刮阴经，先刮拭身体左侧，再刮拭身体右侧。

2. 不要面向电风扇刮痧，夏季应该避开过堂风，因为刮痧时皮肤汗孔开泄，如果遇到风邪，就会从开泄的汗孔侵入人体，影响刮痧疗效，也容易引发新的疾病。

3. 怕痛的人，可以在刮痧前先用热水泡澡或者热敷，来减少痛感，具体刮痧时力度也要有所减轻。

4. 刮痧后，汗孔张开，所以要注意保暖不要吹冷风，半小时内最好不要冲冷水澡，但是可以洗热水澡，或者在洗的过程中进行刮拭。另外还要注意不能急躁和动怒，也不要忧郁，要及时擦汗，不要当风受凉，刮痧当天不要从事重体力劳动。

5. 刮痧治疗时人体汗孔张开，邪气外排，人体津液也会消耗，所以刮痧治疗后，应当喝一杯温开水来补充体内消耗的津液，促进新陈代谢，加速代谢产物的排出。

6. 用刮痧来进行强身保健时，不必刮出痧来，对穴位、经络都可以按顺序进行柔和地刮拭，每次3～10分钟，虽然这种手法不容易出现痧痕，但是同样具有保健强身的效果。冬天时可以隔着衣裤进行刮拭，长期坚持可以达到舒筋活血、祛病延年的功效。

7. 要遵循每次刮痧治疗一种病症的原则，不可过度延长刮拭时间，也不要连续大面积出痧，这样会造成体内正气受损。

8. 不要片面追求出痧。有些病症确实是不易出痧，对于不易出痧的病症和部位，只要刮拭方法和部位正确，就会有治疗效果。如果片面追求出痧而刮拭过分，就会消耗人体正气，还有可能造成软组织损伤。

9. 刮痧的频率不能过于频繁，一般来说，至少距离3~5天，不要每天刮或一天刮好几次。

人体各部位的刮拭方向和顺序

顺序	人体	刮拭部位	方法	功效	防治	注意事项
①	头部	头部两侧 前头部 后头部 全头部	用刮板薄面边缘或刮板角部刮拭	改善头部血液循环，疏通全身阳气	中风 头痛 脱发 失眠 感冒等	每个部位刮30次左右即可
②	面部	前额部 两颧部 下颌部	顺着经络运行方向刮，方向为由内向外	养颜祛斑美容	眼病 鼻病 耳病 面瘫 雀斑 痤疮等	手法轻柔，以不出痧为度
③	颈部	颈部正中线	顺着经络运行方向刮	育阴潜阳、补益正气	颈椎病 肩周炎	用力轻柔
		颈部两侧到肩部	顺着经络运行方向轻柔刮拭			一气呵成，中间不停顿
④	背部	背部正中线	顺着经络运行方向刮	预防脏腑疾病	黄疸 胆囊炎 肝炎 肠鸣 泄泻 便秘 脱肛 痢疾 肠痈	用力轻柔
		背部两侧	顺着经络运行方向刮			一气呵成，中间不停顿

续表

顺序	人体	刮拭部位	方法	功效	防治	注意事项
⑤	胸部	胸部正中线	从上向下，顺着经络运行方向刮，力道均衡	预防脏腑疾病	冠心病、慢性支气管炎、支气管哮喘、乳腺炎、乳腺癌	用力要轻柔，乳头处禁刮
		胸部两侧从内向外，顺着经络运行方向刮，力道均衡				
⑥	腹部	腹部正中线	从上往下	预防脏腑疾病	胆囊炎、慢性肝炎、胃及十二指肠溃疡、呕吐、胃痛、慢性肾炎、前列腺炎、便秘	空腹或饱餐后禁刮，急腹证忌刮，神阙穴禁刮，有内脏下垂的患者在刮拭时应从下往上刮
		腹部两侧				
⑦	四肢	上肢内侧	从上往下	通经活络	全身疾病	关节部位不可重刮，感染、破溃、痣瘤等处刮拭时应避开
		上肢外侧				
		下肢内侧				
		下肢外侧				
⑧	膝关节	膝眼	用刮板棱角刮拭	舒筋理气	膝关节的病变、腰背部疾病、胃肠疾病	刮拭关节时动作应轻柔
		膝关节前部				
		膝关节内侧				
		膝关节外侧				
		膝关节后部				

第六节 拍打经络能通气

拍打是运用各种手法，通过外力的振动扩散作用，刺激经络穴位，从而促进血液循环、加速身体新陈代谢，达到疏通经络、调和脏腑的目的。拍打操作简便、安全、使用范围广，同时又不要求精确的穴位范围，因此使用更加方便。

拍打的保健功效

拍打具有很好的保健功效，可通经活络、行气活血、消除瘀滞、强壮筋骨、防病强身。拍打身体可使相应关节得到适度的活动，肌肉得到很好的按摩，且拍打时所产生的振动可传至肌肉和内脏器官的深部，因此能促进内脏的血液循环和血管的柔软性，可预防和治疗颈椎病、肩周炎、心血管疾病，肝胆、肾和膀胱疾病等。

此外，拍打还有助于消除疲劳，对治疗手脚冰冷也有一定的作用。

主要拍打手法

拍打手法主要有掌拍法和拳拍法两种，可根据不同人群、不同体质和症状选用。

掌拍法

•**定义：** 将手掌放松、五指伸直，轻拍身体各部位，又称为“补法”。

•**适用：** 这种手法拍打轻快，对经络穴位的刺激也较小，适合老年人或身体虚弱、多病的人使用。

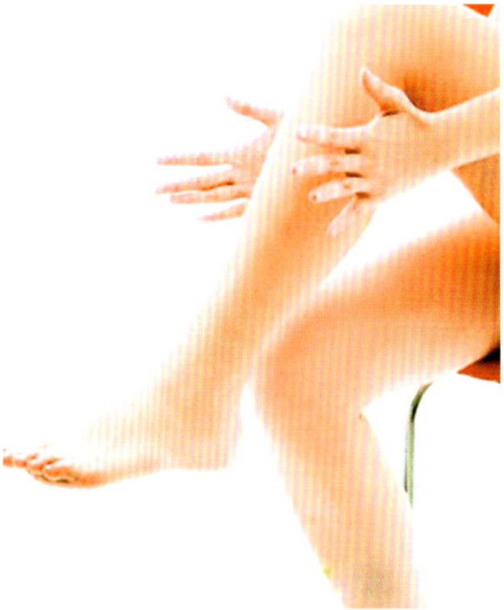

拳拍法

●**分类：**分为空拳拍法和实拳拍法。

●**定义：**四指弯曲握拳，拇指放在掌心中为空拳拍法，若拇指放在掌心外则为实拳拍法。

●**适用：**这种拍打方法比较适合年轻人和体力较好的人使用。

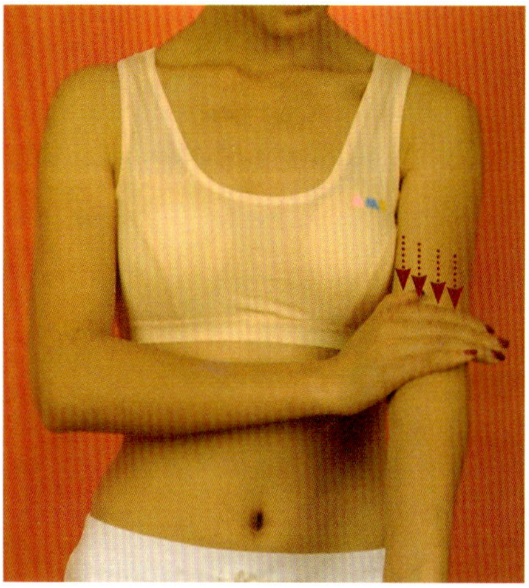

拍打的基本要求

1. 拍打时不要紧张，全身放松、自然，挺胸抬头，呼吸和缓，摒除杂念，将注意力放在拍打的部位。

2. 拍打时用力要适当。应先轻后重、先慢后快、快慢适中，感觉气血比较顺畅之后可慢慢增加力道。在病变的关节肌肉处节奏可加快些，力道也可稍微加重。拍打胸腹部时动作要轻柔，不能重拍重捶，以免损伤内脏。

3. 拍打时应循序渐进，持之以恒。最好在早晨起床后进行拍打，一般每天1～2次即可。

4. 每次拍打15～30分钟较好，有病痛的部位可多拍一会儿，用力以个人感觉舒服为宜。

拍打十二经络，祛除相应病痛

手三阳经	手阳明大肠经	治疗头痛、牙痛、咽喉痛、耳鸣、水肿、腹痛
	手少阳三焦经	治疗偏头痛、肘臂痛等
	手太阳小肠经	治疗发热、头痛、咽喉痛、肩臂腰痛等
手三阴经	手太阴肺经	治疗胸闷、咳喘、咽喉痛、肩背痛、手臂痛等
	手厥阴心包经	治疗心悸、胃痛、神志病等
	手少阴心经	治疗胸闷、肋痛、肘关节痛、心悸、心痛、失眠、健忘等

足三阳经

足阳明胃经	治疗腹泻、腹痛、便秘、下肢麻木、腰腿痛等
足少阳胆经	治疗偏头痛、肩背痛、感冒等
足太阳膀胱经	治疗肾虚、遗精、月经不调等

足三阴经

足太阴脾经	治疗胃痛、腹胀、腹泻、便秘、失眠、月经不调
足厥阴肝经	治疗头痛、晕眩、月经不调、腹痛等
足少阴肾经	治疗遗精、月经不调、腰痛等

温馨提示

1. 患有感染性皮肤病，如湿疹、溃烂等症状的人，不宜拍打。

2. 有烧伤、开放性创伤或容易出血的人不宜拍打。

3. 末梢血管脆弱的糖尿病患者不能进行拍打。

4. 空腹或过饱时都不应进行拍打。

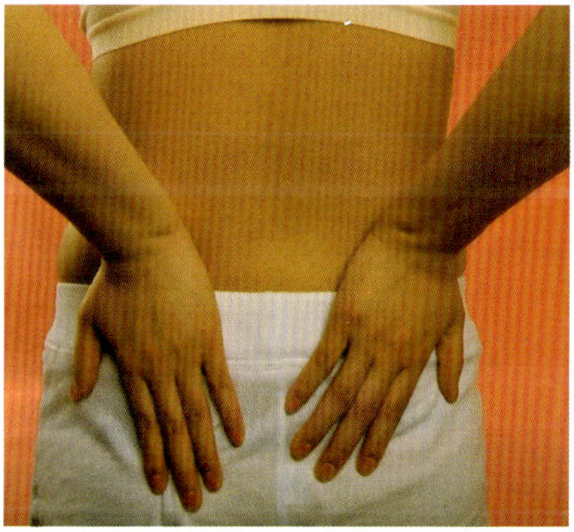

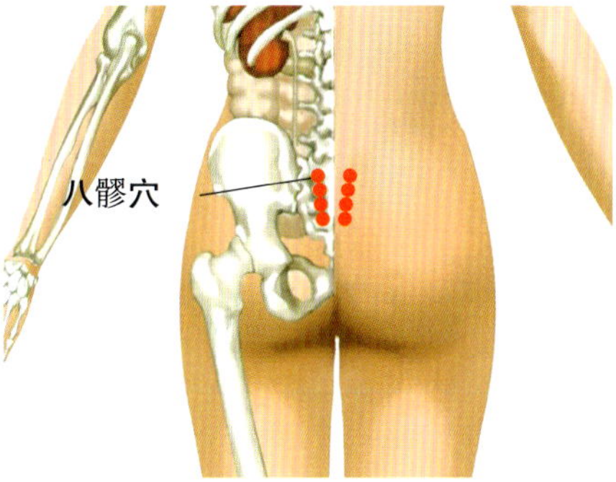

第七节 拔罐刺激穴位除瘀滞

拔罐疗法，又称"火罐气"、"吸筒疗法"等，是一种以杯罐做工具，借助热力排去其中的空气以产生负压，使其吸着于穴位皮肤或者患处，通过吸拔和温热刺激等，造成人体局部发生瘀血现象的一种治疗方法。拔罐疗法可以有效改善经络中气血瘀滞的状况，因此是疏通经络的一种好方法。

拔罐的治病原理与功效

拔罐通过对经络穴位的吸拔作用，可以改善经络中气血凝滞或空虚的状态，打通瘀滞的气血并引导其输布全身，使衰弱的脏腑器官得以亢奋，恢复功能，从而达到祛病强身的效果。

中医中常说"阴盛则阳病，阳盛则阴病"，即人体内只有达到阴阳平衡，才可保持健康，一旦这种平衡被打破，那么人体就会产生疾病。拔罐可以协调人体内的阴阳平衡，这是因为它通过吸拔经络穴位可以调整某些脏器的功能，使人体内的阴阳得以重新恢复平衡的状态。

拔罐不仅有疏通经络气血、平衡人体阴阳的作用，而且还可以祛风散寒。

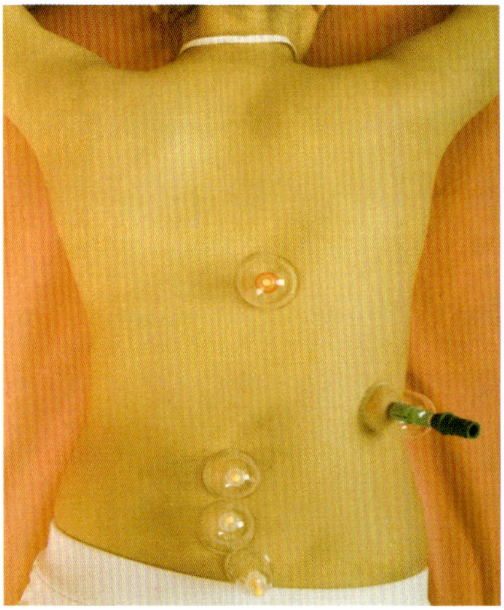

拔罐的器具

拔罐

在古代，拔罐疗法一般选用动物的角来做罐具，但在后来漫长的发展过程中，罐具的种类逐渐丰富起来，主要有竹罐、陶罐、玻璃罐、橡胶罐、抽气罐等几种。不同材质的罐具，各有其优点和缺点，拔罐时可根据具体情况进行选择。

竹罐　竹制品，用直径3~5厘米的竹子，截成8~10厘米的圆筒，一端留节为底，一端为口，磨制光滑，中间略粗，呈腰鼓状，不易摔碎，但易干裂。

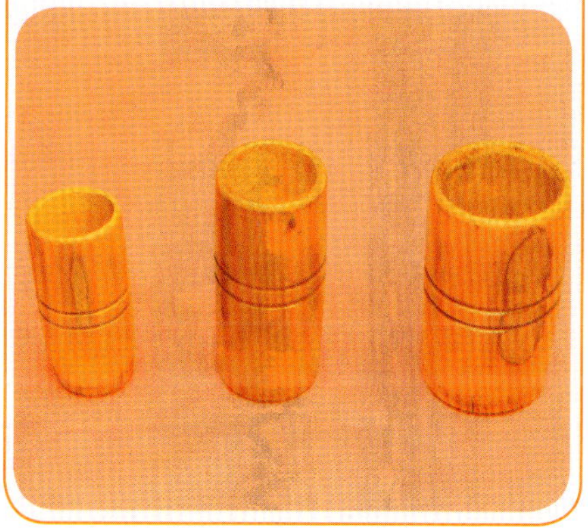

玻璃罐　采用耐热质硬的透明玻璃制成的，形状如球状，肚大口小，罐口平滑。优点是质地透明，使用时可以窥见罐内皮肤的瘀血、出血等情况，便于掌握拔罐治疗的程度，但容易破碎。

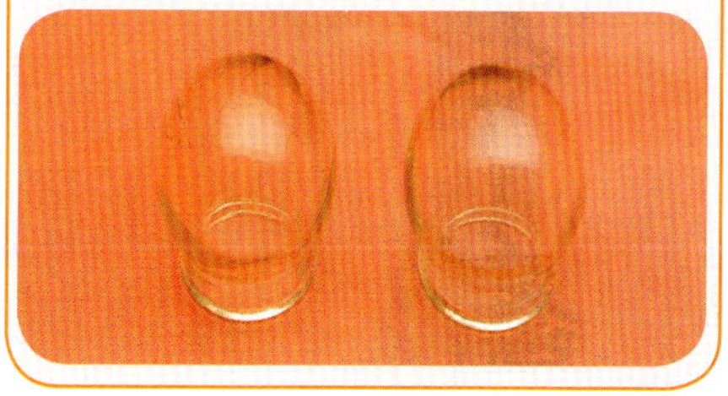

陶罐　用陶土烧制而成，罐口平滑，中间略粗，吸附力强，不透明，易破碎。

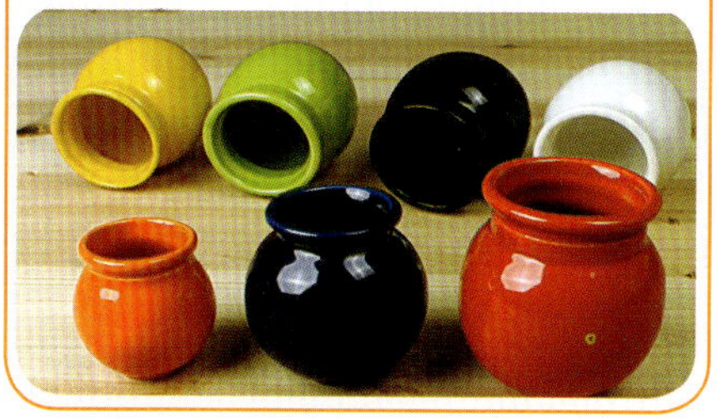

拔罐的其他常用物品

针具

在拔罐治疗中，除根据病情所需的罐具外，还需要燃料、针具等一些其他的辅助工具。在采用以燃烧作为排气手段的火罐法时，常用的燃料有酒精、油料、纸片等。酒精具有热能高而又挥发快的特点，因此是最佳的拔罐燃料。在采用刺络罐法时，应准备针头、针灸毫针、三棱针、皮肤针等相应的针具。

消毒用品

在进行拔罐治疗前一般都要用酒精脱脂棉球清洁皮肤，消毒罐具。

润滑剂

为了加强罐口与皮肤接口的密度，以保持火罐的吸拔力，在拔罐中经常会使用如凡士林、石蜡和植物油等润滑剂。

第八节 拔罐的多种吸拔方式

拔罐的吸拔方式可以分为很多种，按照罐具借以产生吸力的不同的排气方式，大概可以分为这样几种：火吸法、水吸法和抽气吸法等。

火罐法

火罐法是最常用的一种拔罐方法，即借助火焰燃烧时产生的热力，排去罐内空气，使之形成负压而吸着于皮肤上。具体来讲，火罐法又可以细分为投火法、闪火法、贴棉法和滴酒法等。

投火法 用镊子夹住酒精棉球，点燃后将其投入罐内，然后迅速将罐扣在应拔部位上。因为罐内有燃烧的物质，很有可能落下来烧伤皮肤，所以患者最好取侧位，让罐子呈水平横拔。

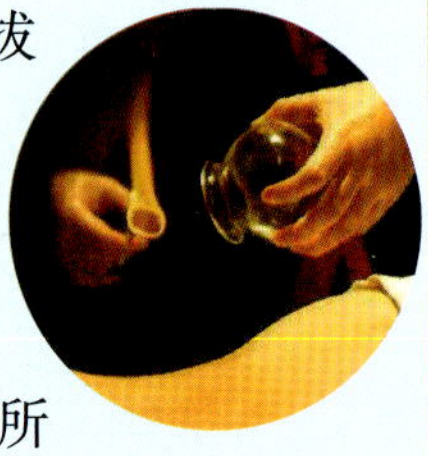

闪火法 用镊子挟着燃烧的酒精棉球，伸进罐内旋转片刻，然后迅速抽出，并立即将罐扣在应拔的部位上。这种方法因罐内没有燃烧物，所以适用于各种体位。

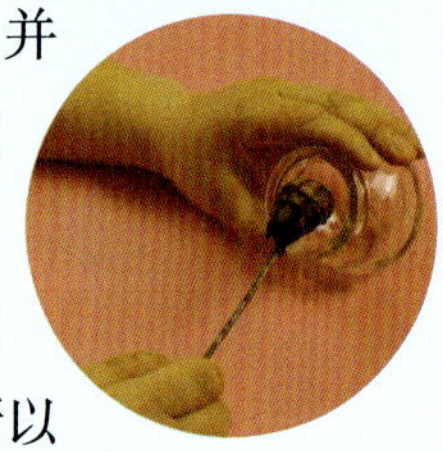

贴棉法 先取一块大小为1cm^{2}左右的脱脂棉片，拉薄后用酒精浸湿，贴在罐内壁下方段处，用火点燃后迅速将罐扣在应拔部位上。因为酒精点燃后有可能滴到罐口，烧伤皮肤，所以这种方法适合于侧面横拔法。

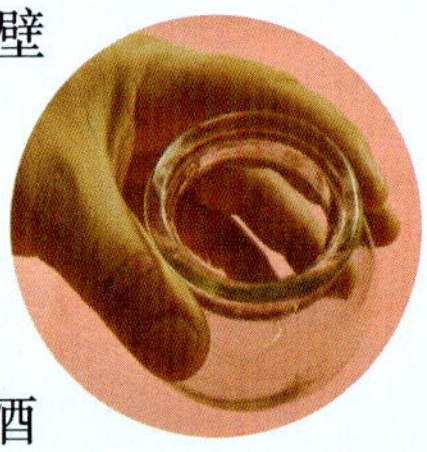

滴酒法 先在罐内底部滴入几滴酒精，然后将罐横放旋转，以使酒精

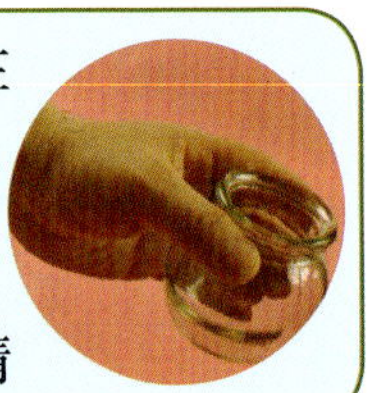

均匀地流过罐内壁上，点燃后迅速将罐具扣在应拔部位上。这种方法适用于各种体位。

水罐法

水罐法即利用煎煮水热力排去空气的方法

●**水煮罐排气法：**是指用水煮罐以形成罐内负压的一种排气方法。

具体操作是指先将竹罐放在沸水中煮2~3分钟，随后用镊子将罐具取出，甩去水液，或用折叠的凉毛巾紧捂罐口，趁热扣在皮肤上，即能吸住。

●**水蒸气排气法：**是指用蒸气熏蒸罐具以排出罐内气体的方法。具体操作方法是先用一个水壶烧水，当水蒸气从壶嘴中喷出时，即将罐具套上几秒钟，随后即可将罐具取下扣在应拔皮肤上。

抽气罐法

抽气罐法即直接将空气从罐内抽出的方法。可以先将罐具扣在需要拔罐的部位上，然后用注射器从橡皮塞中抽出瓶内空气，使产生负压吸住。也可以用抽气筒套在塑料罐具的活塞上，将空气抽出。

随后就可以乘热将罐具扣在皮肤上，即能吸住。

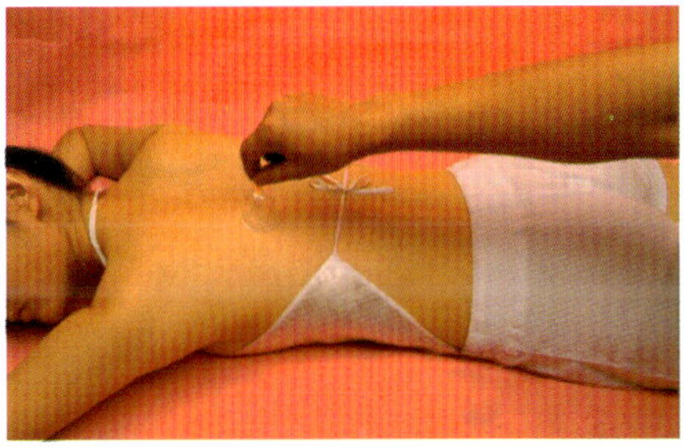

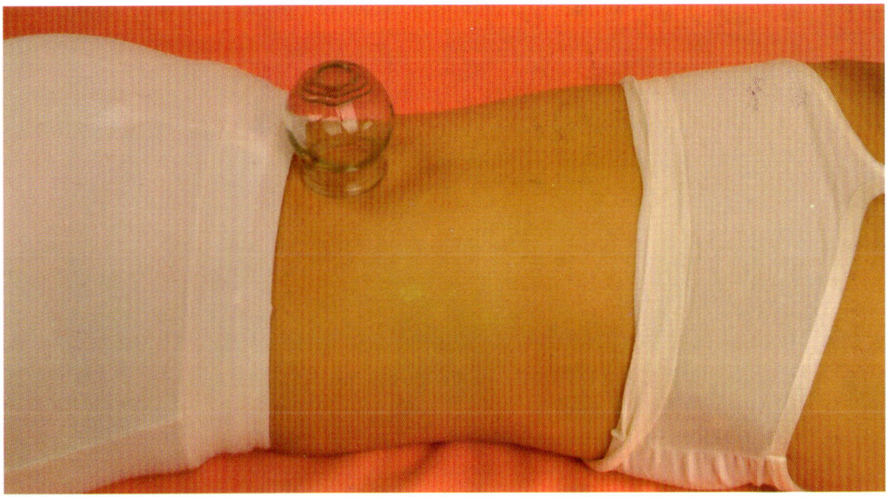

第九节 四种常用的拔罐方法

拔罐的方法有很多种，按照用罐的数量可以分为单罐法和多罐法。单罐法即单罐独用，一般用于治疗病变范围比较小、病症比较轻的疾病；多罐法即多罐并用，一般用于治疗病变范围比较广泛或患病反应点较多的疾病。按照拔罐的形式或者方法来分，常用的拔罐方法主要有留罐法、闪罐法、血罐法和走罐法等，下面对其进行简单地介绍。

留罐法

留罐法又称坐罐法，是指罐具吸拔在应拔部位后，留置一段时间的拔罐法。留罐法一般留罐的时间为10～15分钟，可用于治疗大部分病症，是最常用的拔罐法。在采用此法时应注意以下几点：罐大吸拔力强的应适当减少留罐时间；夏季及皮肤薄弱处留罐时间不宜过长；如需拔瘀血罐，时间可稍延长，但不能拔破皮肤。

闪罐法

闪罐法是指罐具吸拔在应拔部位后随即取下，反复操作至皮肤潮红时为止的一种拔罐方法，若连续吸拔20次左右的，则称为连续闪罐法。由于闪罐法拔后在皮肤上不留瘀紫斑，故比较适合面部拔罐。闪罐法的兴奋作用较为明显，适用于肌肉萎缩、局部皮肤麻木、中风后遗症、内脏病等病症。

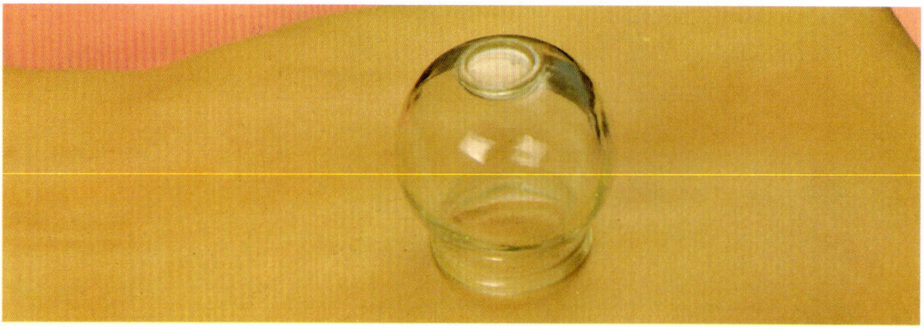

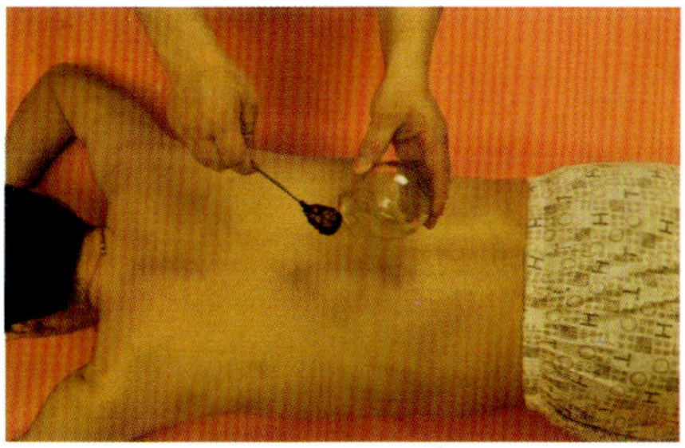

血罐法

血罐法也称刺络罐法，适用于各种急慢性软组织损伤、高热、神经痛和神经性皮炎等症。具体操作方法是先用三棱针、梅花针或注射针等按病变部位的范围大小和出血量的要求，针刺穴位或病变部位。针刺时的力度是：轻刺以皮肤出现红晕为标准；稍重刺以轻微出血为标准；重刺以点状出血为准。针刺后再拔罐并留罐，留罐时间长短按不同部位和病症需出血的量而定。

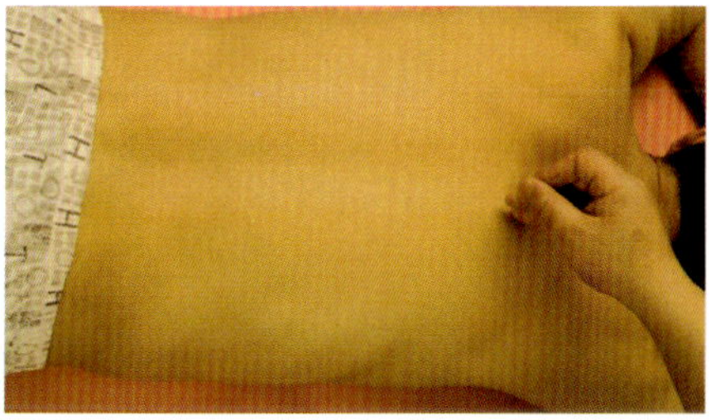

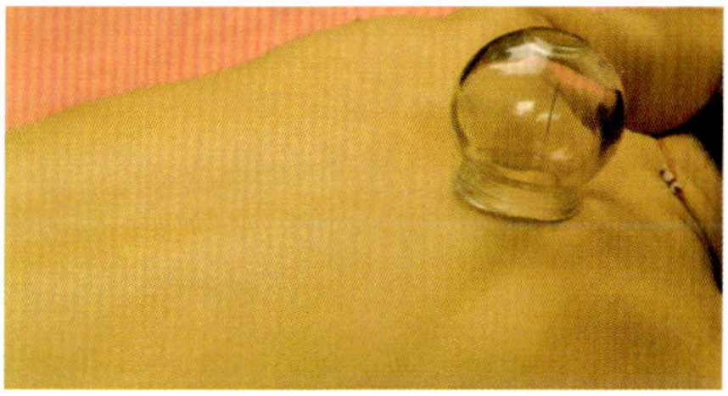

走罐法

走罐法又称推罐法或行罐法，多用于胸背、腹部、大腿等肌肉丰满、面积较大的部位。本法常用于治疗麻痹、肌肉萎缩、神经痛和风湿痹痛等症。具体操作方法是，先在罐口或吸拔部位涂上一层润滑剂，以便于罐具滑动。吸拔后用一手按住罐口前缘皮肤，另一手则握住罐底稍倾斜推，沿着肌肉骨骼生长路线或经络循行路线作上下左右的移动，也可以患部为中心作环形旋转移动。待到患部皮肤变得潮红或起丹痧点时即可起罐。

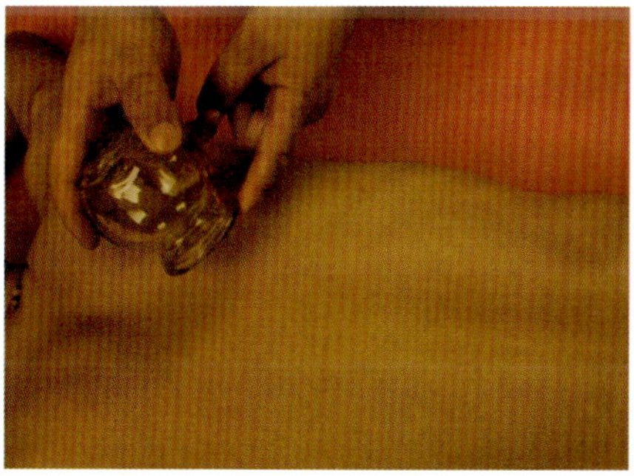

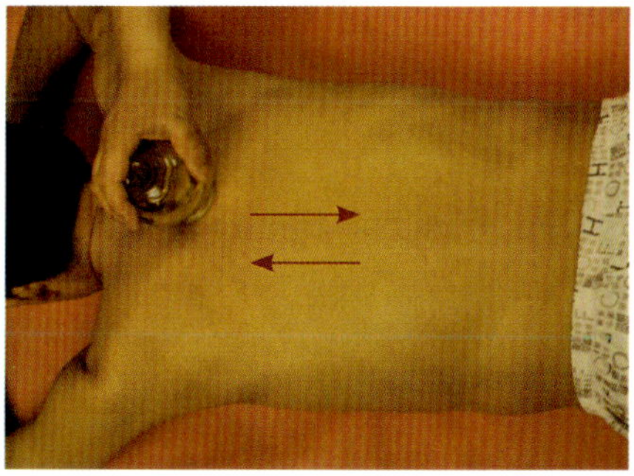

第十节 艾灸行气活血促循环

艾灸是一种使用燃烧后的艾条悬灸人体穴位的中医疗法。它的特点是施灸时通过对人体穴位产生温热刺激作用，借由经络的传导，从而达到温通气血、扶正祛邪、防病治病、长寿保健的作用。古人常说“针所不为，灸之所宜”。艾灸作为我国最古老的一种防治疾病的方法，对于治疗很多疾病都有奇效。

艾灸可温通经脉、行气活血

传统中医认为人体进行正常的生命活动，需要依靠周身气血的运行，若气血不足、运行不畅就容易衰老、生病。而气血有“遇温则行，遇寒则凝”的特点，所以要保持气血运行顺畅，就要祛除体内的寒气。艾灸利用艾火对经络穴位的温热刺激，达到温通经脉、行气活血的功效。而且有些艾灸疗法所用的药艾（艾绒中加入药物），燃烧时能散发出温热与特殊的气味，特别易于吸收，因此可以快速地打通人体经络，加速体内的气血循环。

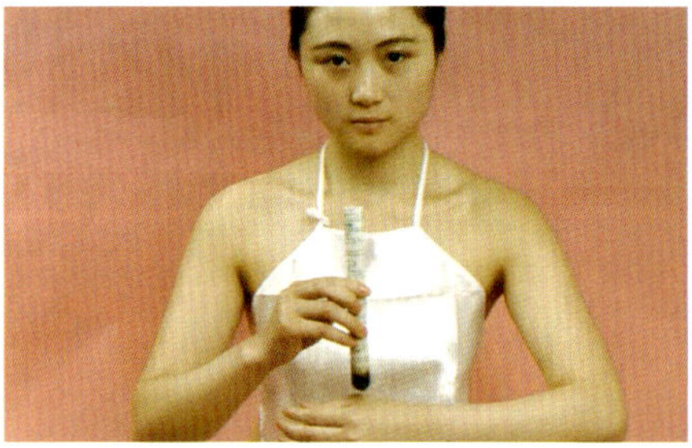

艾灸的取穴原则和配穴法

艾灸取穴三原则

局部取穴： 指用艾灸直接作用在病痛的所在位置，或在病痛临近之处取穴，凡是症状在体表表现明显的病症和较为局限的病症，均可使用此方法选取穴位。

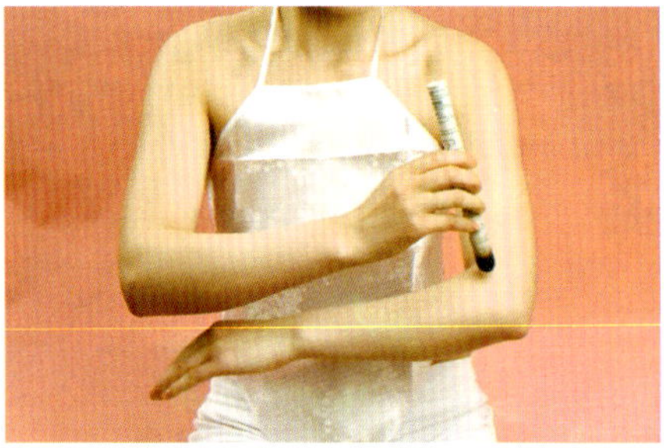

远部取穴：指用艾灸作用于远离病痛的经穴，取穴时既可取所病脏腑经脉的本经穴位，也可取与病变脏腑经脉相表里的经脉上的穴位或名称相同的经脉上的穴位。

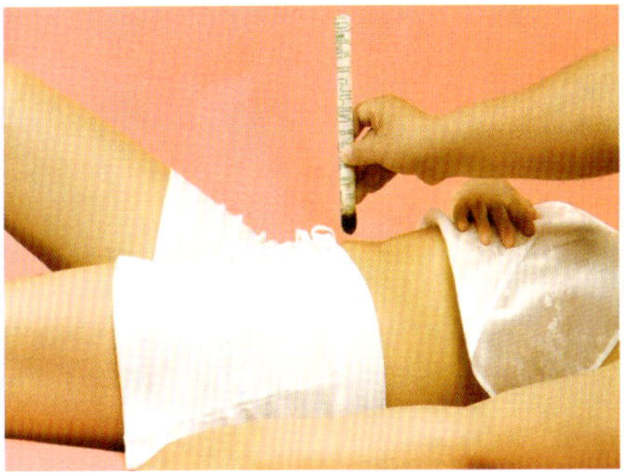

随证取穴：指针对某些全身症状或疾病的病因病机而选取穴位，因为有些全身性疾病难以判辨方位，必须根据病症的性质，弄清其所属脏腑和经脉，再选取适当的穴位进行治疗。

配穴是根据病症的需要选取两个或两个以上、主治相同或相近，具有协同作用的穴位加以配合应用的方法。常用的配穴方法主要包括本经配穴、表里经配穴、上下配穴、前后配穴和左右配穴等。

艾灸的适用症和禁忌症

艾灸疗法应用特别广泛，不论寒热虚实表里阴阳病症，都可适用，但也并不是无所禁忌。

	功效	病症
适用症	温经散寒、活血止痛	治疗寒冷血滞、经络不通所引起的各种病症，如风寒湿痹、闭经、痛经、寒疝腹痛等
	升阳固脱、温阳补虚	治疗脾肾阳虚、元气虚脱之证，如久泄、久痢、阳痿、早泄、遗尿遗精、虚脱、休克等
	消除瘀滞、清热祛毒	治疗疮疡初起或溃久不愈、瘰疬等症
	温中散寒、疏风解表	治疗中焦虚寒所引起的呕吐、腹痛、泄泻，以及外感风寒等症
	补中益气、升阳举陷	治疗气虚下陷、脏器下垂所引起的病症，如肾下垂、胃下垂、子宫脱垂、脱肛和崩漏等
禁忌症	实热证或阴虚发热、邪热内炽等症，如高热、高血压危象、肺结核晚期、大量咯血、呕吐、严重贫血、急性传染性疾病、皮肤痈疽疮疖并有发热者。	
	器质性心脏病伴心功能不全，精神分裂症，孕妇的腹部、腰骶部。	
	颜面部、颈部及大血管走行的体表区域、黏膜附近。	

艾灸中的禁灸穴

	所属部位	穴位名称
古代禁灸穴	头面颈部	哑门、风府、天柱、承光、临泣、头维、丝竹空、攒竹、睛明、素髎、禾髎、迎香、颧髎、下关、人迎、天牖
	胸腹胁部	周荣、渊液、乳中、鸠尾、腹哀
	肩背腰骶部	肩贞、脊中、白环俞、心俞
	四肢部	天府、阳池、中冲、少商、鱼际、经渠、地五会、隐白、漏谷、阴陵泉、条口、犊鼻、阴市、伏兔、髀关、申脉、委中、殷门、承扶
现代禁灸穴	睛明、素髎、人迎、委中	

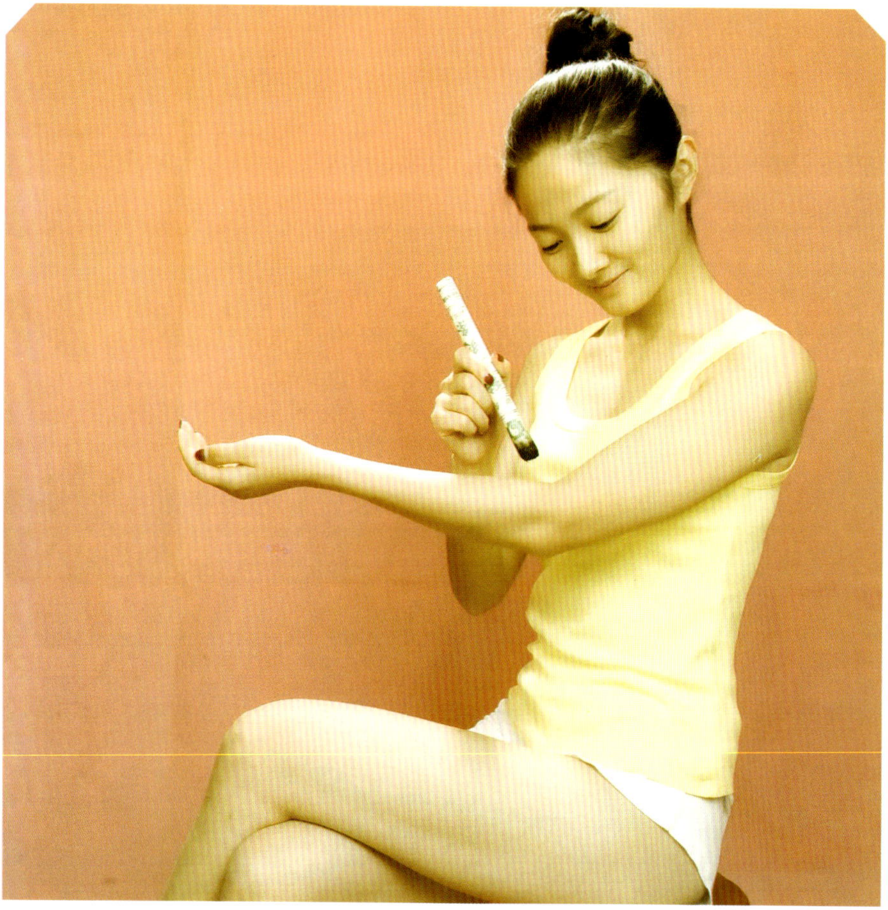

第十一节 丰富多样的艾灸疗法

艾灸疗法是中医最常用的一种治疗方法，根据使用艾绒的不同方式，艾灸疗法大致可分为艾炷灸、艾条灸、艾饼灸、艾熏灸等四类。下面我们主要介绍一下最常用的艾炷灸和艾条灸。

艾炷灸

艾炷灸是用艾绒制成圆锥形艾炷，直接或间接置于穴位上施灸的方法。施灸时，用火柴或燃着的线香点燃艾灸顶部即可。艾炷燃烧一个，称为一壮。根据操作方法的不同分为直接灸与间接灸两类。

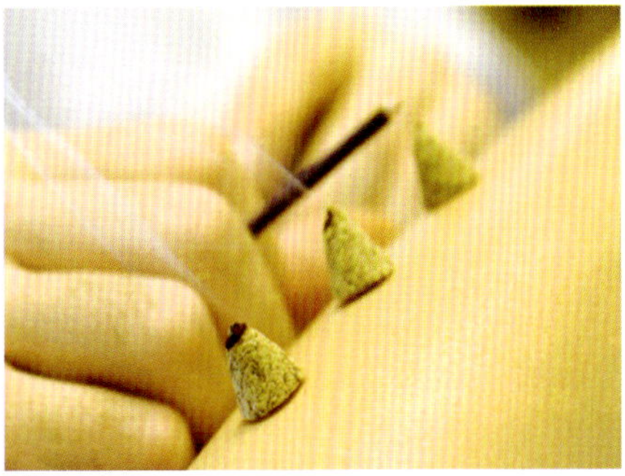

直接灸是把艾炷直接安放在皮肤上施灸的一种方法，由于这种方法伤及皮肤，较为疼痛，因此现在使用较少。

间接灸是在艾炷与皮肤之间隔垫某种物品而施灸的方法，又称隔物灸。这种灸法又可分现为隔姜灸、隔蒜灸、隔葱灸和隔盐灸等方法。其中最常用的是隔姜灸和隔盐灸。

隔姜灸 取鲜生姜切成直径约2～3cm，厚约0.2～0.3厘米的薄片，中间用针扎数孔，放在施灸穴位上，然后将艾炷置于姜片上点燃。施灸过程中患者感到灼烫不能忍受时，可将姜片略提起或缓慢移动，待灼烫感消失后放下再灸。

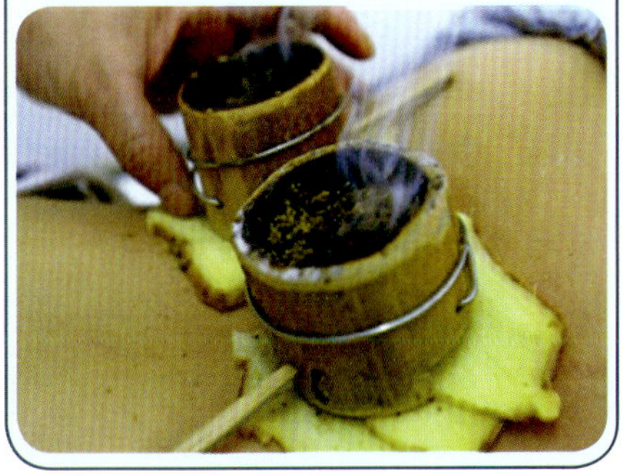

隔盐灸 取纯净干燥的食盐填平脐窝，在盐上置大艾炷点燃施灸，或在盐上放置姜片、药饼等隔垫物再施灸。施灸过程中患者稍感灼痛时需更换新艾炷。

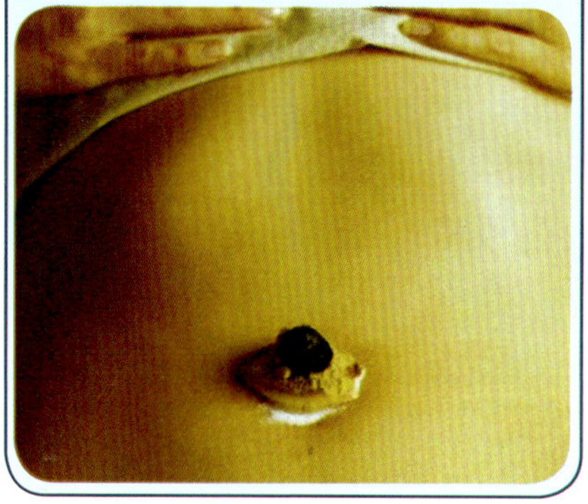

艾条灸

艾条灸是用棉纸把艾绒包裹卷成圆筒形的艾卷，点燃一端，在穴位或患处进行熏灸的一种施灸方法。艾条灸包括悬起灸、触按灸、间接灸三种，其中最常用的是悬起灸。悬起灸是将点燃的艾条悬于施灸部位穴上的一种施灸方法。悬起灸又有温和灸、回旋灸、雀啄灸三种方法。

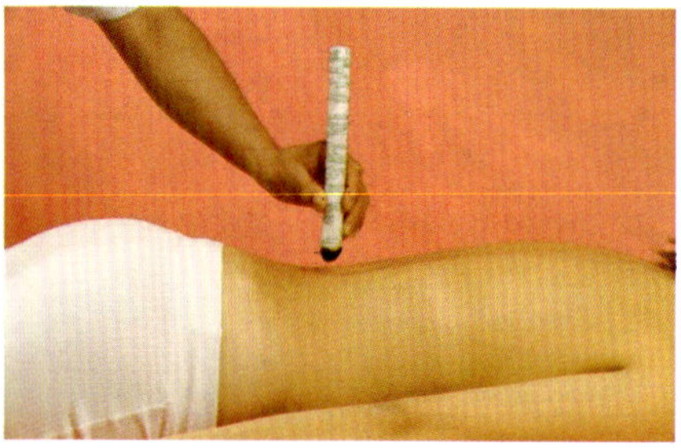

温和灸 将艾条一端点燃，对准施灸部位，距皮肤3～5厘米进行熏灸，每次10~15分钟。

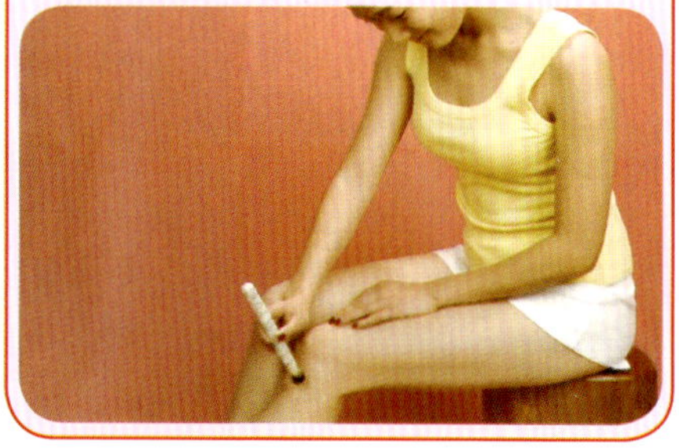

雀啄灸 将点燃的艾条对准施灸部位，一上一下摆动，像麻雀啄食一样，忽近忽远地施灸5~20分钟左右。

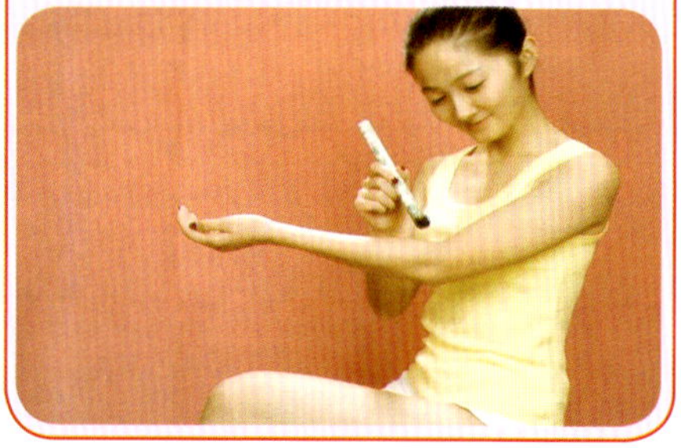

回旋灸 将点燃的艾条悬于施灸部位距皮肤3~5厘米处，平行往复回旋施灸20~30分钟，使皮肤有温热感。

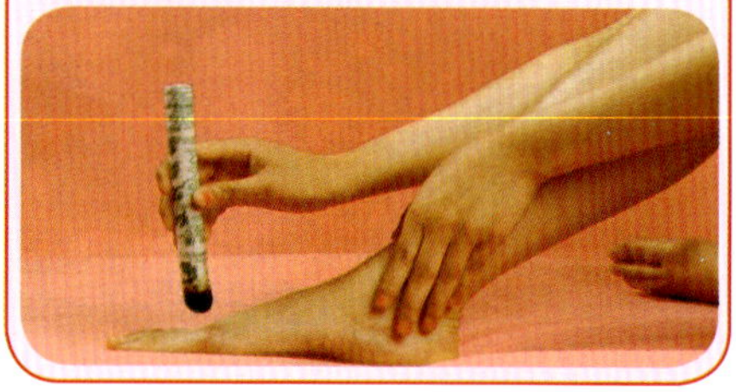

第十二节 气功导引气血调免疫

气功是通过身心的相互作用，协调人体的交感神经和副交感神经，从而达到气血顺畅、身心放松的效果。气功一般分为动功与静功两种，静功以调心为主，调息为辅，重视凝神、吐纳，主要包括放松功和内养功；动功以身体姿态的动作导引为主，并辅以呼吸吐纳，常见的动功功法有八段锦和六字诀。

气功可以调气导血

人体中气、血是生命活动得以正常进行的物质基础，气、血的生成和运行与脏腑发挥正常功能相互作用相互影响。气功通过调节呼吸与控制意念，并配以缓慢柔和的肢体运动，有助于吐故纳新，同时还可活血化瘀、疏通经络、润化津液、输布营养，因此可以有效地促进气血的正常运行，维持脏腑的正常功能，从而达到转变体质、改善局部血液循环、防治疾病的目的。因此只要坚持练习气功，就能很好地改善气血的运行状态。

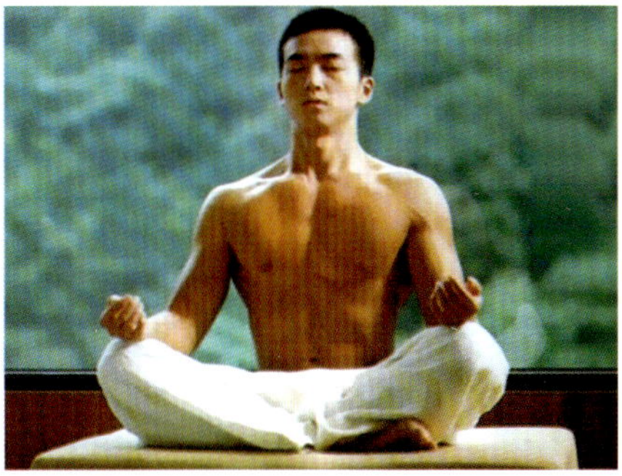

练习气功的三大要诀

气功以引导行气的方式，运用呼吸吐纳法，推动气的运行，加强气的防御和固摄作用：一方面促进了血液循环，使血液能充分濡养脏腑组织；另一方面又通过调节身心的相互作用，提高人体的自控力，消除心理上的紧张。气功的练习方法很多，但其要诀却有共同之处，主要包括调心、调息、调身三点，其中以调心最为重要。

调心强调意念的控制，就是在练习气功时应做到调整、控制意识思维活动。其基本要求是排除私心杂念，做到“清心寡欲”，以达到入静状态。最常用的方法是将注意力集中到某个地方，一般选择肚脐下方，横隔三指处的丹田。

调息就是通过意识调整和控制呼吸，以帮助调心和意识入静。其基本要求是呼吸要“细、静、匀、长”，从而恢复内脏功能。最常用的调息法是深呼吸法和腹式呼吸法。

调身即调整控制身躯，对动作和姿势进行调整和锻炼，以帮助入静。长时间维持静态姿势，可以调整全身血液的分配。调身一般分为坐式、卧式和立式三种，任何一种姿势都要配合调心和调息，而且不同姿势所锻炼的部位，都具有不同的功效。

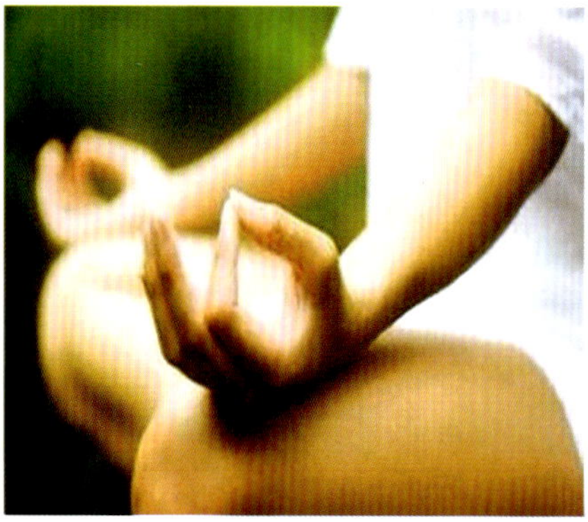

八段锦

八段锦是一套流传已久的健身导引功法，属于气功的动功功法，一共包括八组动作，它不仅具有外功功效，还具有内功功效，可外练筋、骨、皮，能内练精、气、神。

第一段锦：双手托天理三焦

双手上提，平举，托天，伸展脊柱。可改善驼背、弯腰，促进新陈代谢。

第二段锦：左右开弓似射雕

蹲马步，手拉弓扩胸。可锻炼肩、背、腰、脚，强化心肺。

第三段锦：调理脾胃须单举

单举手臂，侧边伸展。可疏通肝胆经络及增强消化系统功能。

第四段锦：五劳七伤往后瞧

双手提、放及转体动作。可活络脊柱及附近肌肉群。

第五段锦：双手攀足固肾腰

身体伸展，后仰，弯腰。可活络经脉，锻炼腰、背和强化肾脏功能。

第六段锦：摇头摆尾去心火

弓箭步，转动骨盆腔。可刺激手脚经络及副交感神经，改善心悸及肠胃功能。

第七段锦：攒拳怒目增气力

蹲马步，出拳，睁大眼睛。可疏通全身经络，解除肝郁及瘀积气血。

第八段锦：背后七颠百病消

踮脚，憋气缩肛，下蹲。可刺激足跟与经络，强化颈椎至骶椎。

第十三节 瑜伽平衡经络气顺畅

瑜伽源自古印度，它通过调节呼吸与身体的伸展动作，调整自律神经，达到强身健体的功效。练习瑜伽不仅可以缓解紧张的压力，还可以深入刺激全身经络，疏通气血，从而保持健康，预防慢性病。

勤练瑜伽通经络

瑜伽注重肌肉的伸展、腹式呼吸，而中医强调经络疏通、气血畅通，两者都以发挥人体的自愈力作为保持健康的主要方法。瑜伽动作可以锻炼人体较细小的肌肉群，能更深地刺激经络穴位，从而发挥防病治病的功效。

瑜伽的理论认为人体从头至脚有七个脉轮，分别为：顶轮、眉心轮、喉轮、心轮、太阳轮、脐轮和海底轮。

脉轮具有支配人体能量、管理脏腑机能的作用，并与经络中的任督二脉和相关的穴位相对应，因此通过练习瑜伽的体位动作，就能使相应的经络得到刺激。

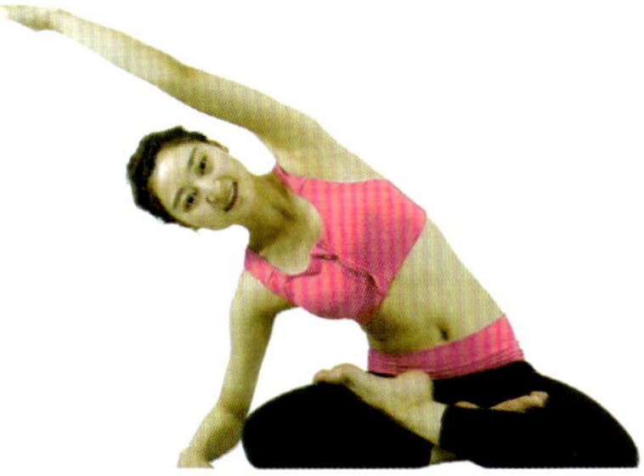

瑜伽呼吸法

瑜伽的呼吸法有很多种，最常用的是腹式呼吸法，即吸气时腹部胀起，吐气时腹部压缩。进行腹式呼吸法时，先深呼吸，使胸腹鼓起充满空气，然后闭气4秒，再用7秒的时间慢慢将气吐出。呼吸完毕后会感到身体十分舒畅。需要注意的是，吐气要连续，不能中断。

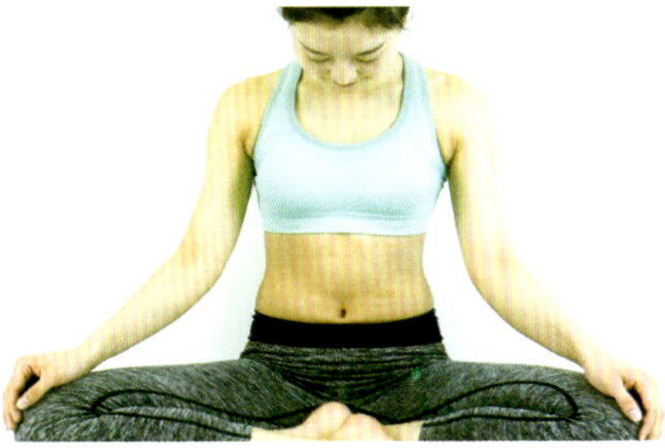

温馨提示

1．练习瑜伽的最佳时间在早晨，但也并非必须在这个时间，只要选择自己最方便的时间即可。

2．由于个人的体质、身体柔软度都不同，练习进度可由自己掌控，但一定要持之以恒，这样才能收到效果。

3．做瑜伽前1小时最好不要吃东西，避免影响消化。若患有低血糖，可在练习1小时前吃点容易消化的食物。

4．不要勉强自己练习太难的动作，以感到稍微疼痛为最大限度，也不可动作太急，以免导致受伤。

5．沐浴前后半小时内不可练习，避免血液运行过快而影响心脏。

6．选择清洁、通风良好、空气清新、安静的场所进行练习，最好在榻榻米或地板上进行，太冷、太硬、太软的地面都不合适做瑜伽。

瑜伽中的七脉轮

瑜伽理论体系认为人体有七个能量中枢的对应点，称为七脉轮，每个脉轮名称和颜色各不相同，并和人体息息相关。在人体上七脉轮并没有实质的存在，它们只是全身气场的能量交会点。

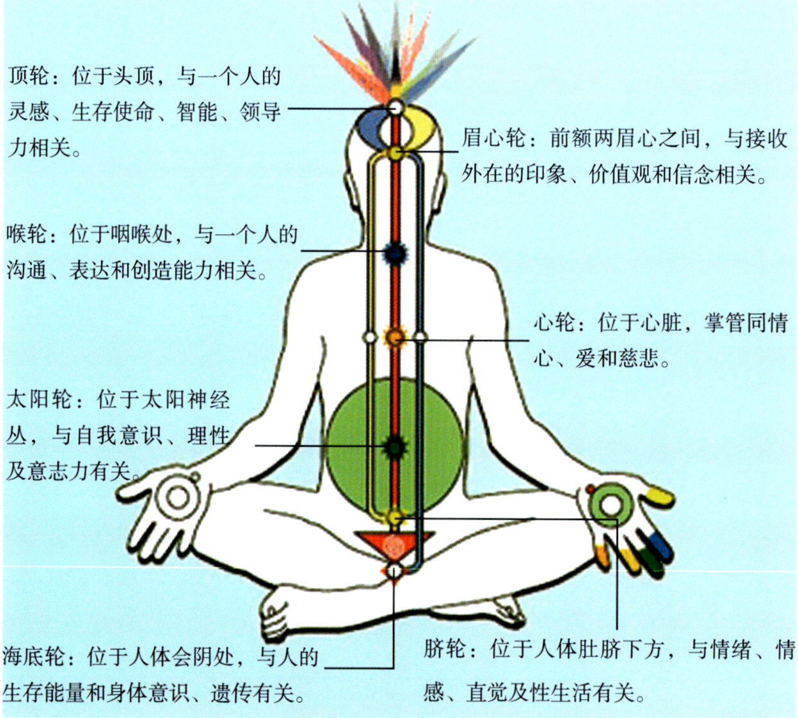

七脉轮	颜色	对应器官	对应感官	对应能力
顶轮	紫	大小脑、中央神经系统、右眼	脑部活动、刺激灵感	心灵连接器
眉心轮	靛	脑下垂体、鼻、耳、左眼	通灵能力、预知力、睡眠品质	思想力量
喉轮	蓝	甲状腺、喉、嘴	口才、沟通能力	意志力量
心轮	绿	心、肺、胸、手、臂、血液循环	感情、爱	情感力量
太阳轮	黄	胃、肝、胰、肾、消化器官、神经系统	感受力	个人力量
脐轮	橙	卵巢、精囊、生殖器官	性能力、创造力	关系力量
海底轮	红	肾上腺、小肠、肛门、生殖系统	生命力	族群力量

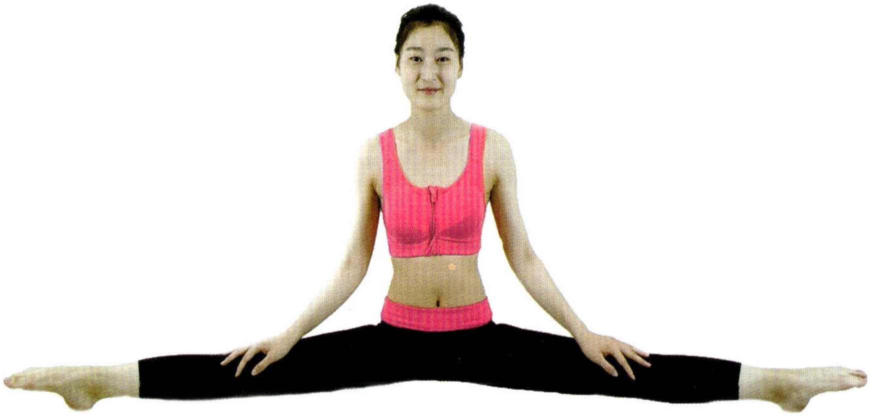

第十四节 瑜伽经络十二式

瑜珈经络是将传统瑜珈与中医相结合的一种练习方法，这种运动和缓且内外兼施，通过独特的瑜伽动作作用于全身的经络和穴位，使每一个瑜伽体位都能影响身体内部，促进人体内在能量的平衡，从而达到疏通经络、祛病健身的效果。

大树式 一只脚踩在另一条腿的内侧，单脚站立，依靠双腿肌肉、双手往上延伸的力量，并配合稳定呼吸，保持身体平衡，可伸展腿部、胸腹、手臂、脚掌、脊椎。此式可刺激足太阴脾经、足阳明胃经、督脉等及活络手上经络。

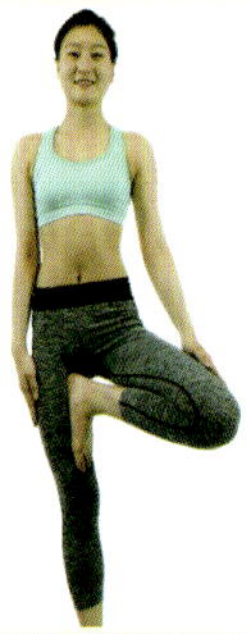

侧三角扭转式 一手伸向天空，腹部用力向内收，骨盆保持平衡。此式主要锻炼大腿外侧、身体侧边至后背，可刺激脏腑，疏通足太阳膀胱经、手阳明大肠经、手太阳小肠经等。

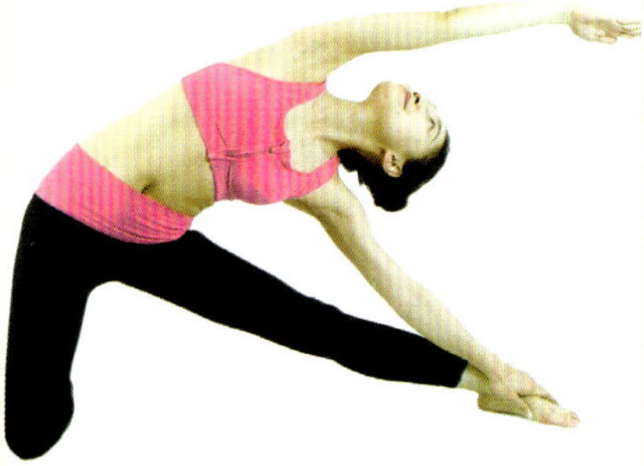

手碰脚式 用手抓住脚趾部位往上抬，保持身体平衡，此式能强化膝盖、脚踝、锻炼腿内侧、腿后侧的肌肉，并伸展手部、背部，可活络足太阳膀胱经、足少阴肾经、足厥阴肝经等。

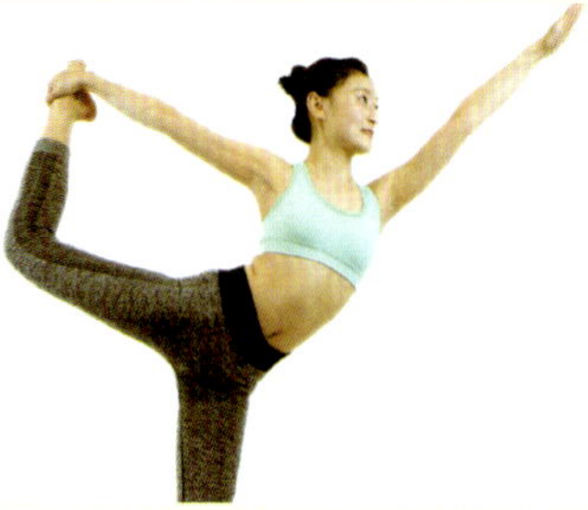

勇士变化式 一手向上伸拉，下巴靠近肩膀，同时腹部用力向内收，膝关节保持平稳。此式可延长手臂、强化大腿内侧及小腿肌肉，并可增强肺活量，强化肝脏功能，能活络足少阴肾经、足厥阴肝经、手太阴肺经、手太阳小肠经等。

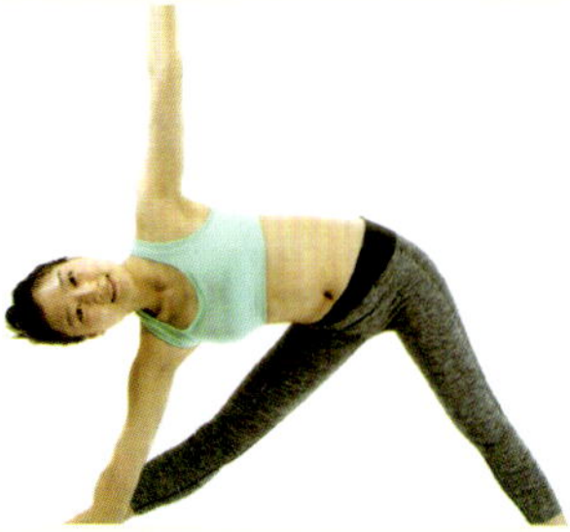

兔式 跪姿，双脚并拢，下巴内收，小腹内缩，双手于头顶处相握，弯腰抬臀，膝盖与地面呈直角，肩膀向下压，伸展背肌，双手护着头部撑于地面。此式能促进血液回流头部，可缓解头痛，并消除腰酸背痛，主要活络手少阴心经、足少阳胆经和督脉。

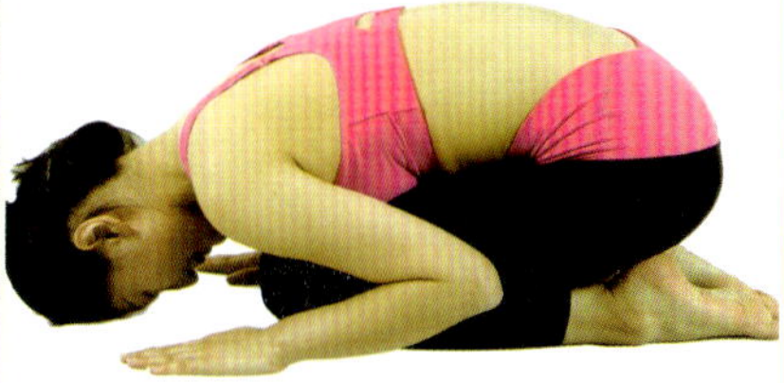

桥式 身体平躺吸气，臀部抬起，腹部用力向内收、往上提，肩膀与双脚平贴地面。此式强化背部，锻炼大腿肌力与肩颈部线条，还可刺激胸腺，强化脊椎与神经，并活络手阳明大肠经、足阳明胃经、足少阳胆经。

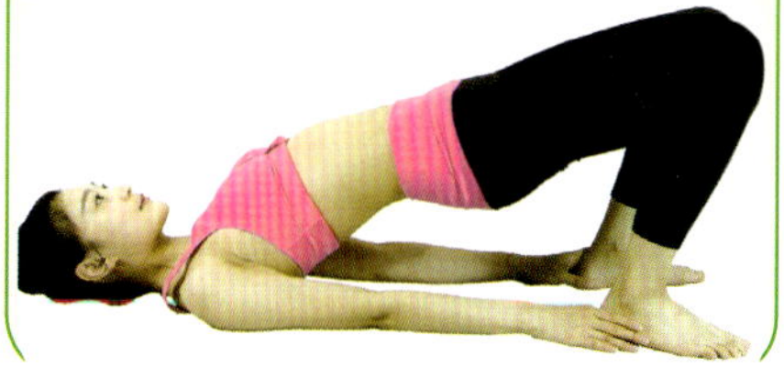

拜月式 两手先向左右打开并于胸前合十，配合呼吸进行身体扭转的连串动作。此式能锻炼胸大肌，并排出体内废气，可刺激手太阴肺经、手阳明大肠经、手少阴心经、手太阳小肠经、手少阳三焦经等手部经络及腿内后侧的足太阳膀胱经。

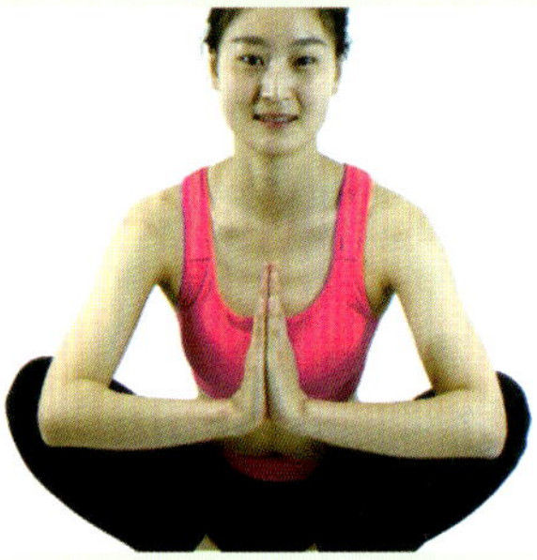

骆驼变化式 跪姿，头与上身尽量后仰，双手抓住脚跟，配合呼吸，胸部扩张，腹部挺出，臀往前推。此式能消除胸中烦闷，调胃整肠，舒缓胃部不适及腰酸，加强肝肾机能，可刺激手少阴心经、腰部的足太阳膀胱经及背部的督脉等。

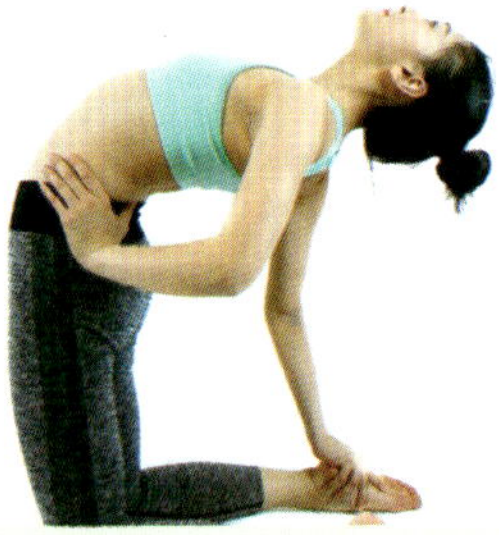

光泽变化式 上半身尽力向下弯曲，两手抓住两脚脚踝，配合呼吸，再松开一只手伸直。此式可减缓头部缺氧状况，改善失眠，同时能伸展腿后侧、背部，能活络足少阴肾经、督脉及手部经络。

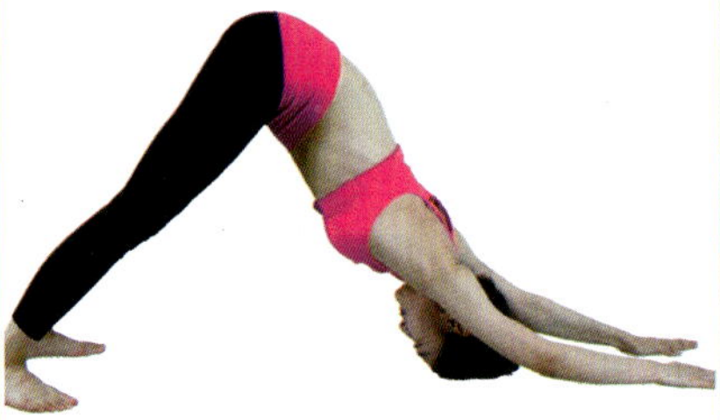

猫式 双膝与双手着地，伸展腹背，配合呼吸，扩张肺部，使横隔膜下压。此式可作用于内脏，促进肠胃蠕动，舒缓背部紧张，改善臀部下垂，能活络足太阳膀胱经、足阳明胃经、足厥阴肝经及督脉等经络。

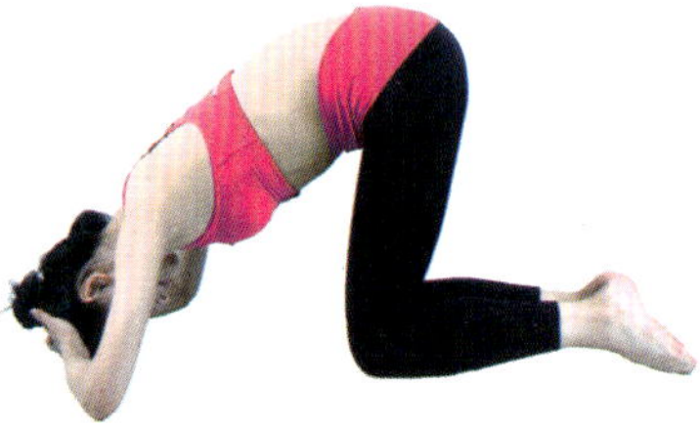

头膝式 坐姿，单脚伸直，另一脚弯曲，上半身向前弯，双手伸直。此式可强化内脏机能，锻炼腹背部肌群，缓解坐骨神经痛，能刺激足太阳膀胱经、手太阴肺经、足少阴肾经、足厥阴肝经及督脉等经络。

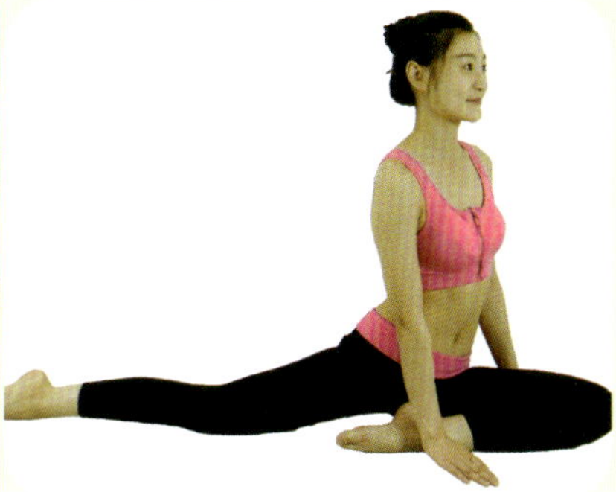

弓式 趴在地上，双手向后抓住双脚脚踝，尾椎骨向内收，腹部用力，配合呼吸，身体呈弓形。此式可锻炼手臂，柔软腰部、肩部，紧实大腿，美化臀部曲线，能疏通足太阴脾经、手少阴心经、足阳明胃经及任、督二脉等经络。

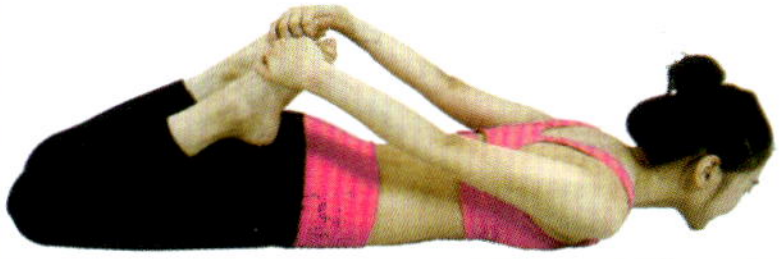

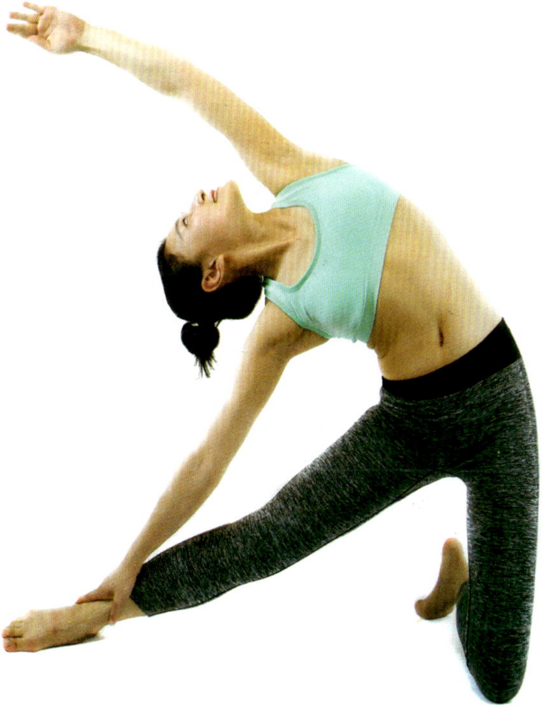

第十五节 饮食配合助协调

不论是按摩、刮痧、拍打，还是拔罐、艾灸、气功、瑜伽，都是由外而内疏通经络的方法，而饮食疗法是一种由内而外打通经络的方法。饮食疗法通过日常食物合理的选取和食用，能调养生理功能，保养体内脏腑，与外在疗法相配合，能发挥更好的保健功效。

饮食对脏腑的调理作用

饮食是维持人体生命活动的基础，因此有“饮食者，人之命脉也”的说法。《黄帝内经》中提出“五谷为养，五果为助，五畜为益，五菜为充，气味合而服之，以补益精气”。

食物有种类繁多的颜色和味道，而且不同颜色和味道的食物还有不同的功效。传统中医根据五行学说，把人体划分为“五脏”，即心、肝、脾、肺、肾，同时根据颜色和味道把食物也划分为五类，“五脏”与“五类”结合产生了“五色入五脏”和“五味入五脏”的理论。

食物的颜色多种多样，这里所说的五色主要指黄、赤、青、黑、白五种颜色，它们分别对应人体不同的脏腑，即黄色养脾、赤色养心、青色养肝、黑色养肾、白色养肺。食物的五味是指酸、苦、甘、辛、咸，它们与脏腑之间的关系为：酸入肝，苦入心，甘入脾，辛入肺，咸入肾。五味食物虽各有作用，但食用过多或不当也会产生不良影响，如肝病忌辛，肺病忌苦，心病忌咸，肾病忌甘，脾胃病忌酸。

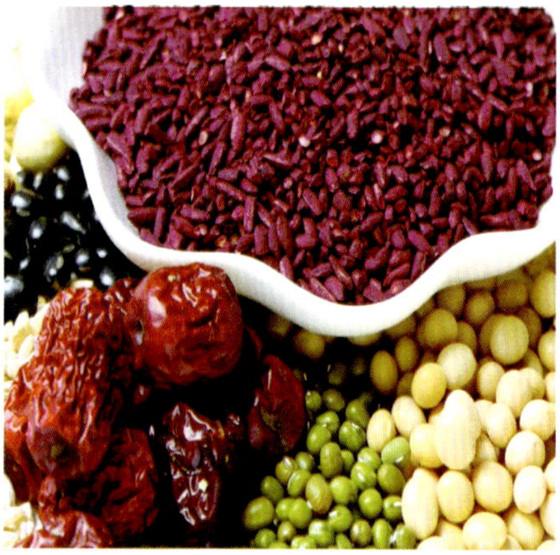

除了五色和五味，食物还有“四性”的说法，即寒、热、温、凉。饮食的性味不同，作用相应也有补虚、泻实、温寒、清热的区别。若为阳热体质，脏腑功能亢进者，宜食偏于寒凉的食物；而阴寒体质、脏腑功能较弱者，宜食偏于温补的食物。

顺时养生调节脏腑

顺时养生就是利用四季的变化，配合食疗养生，来调养身体、防治疾病，并使身体达到最好的状态。一年四季寒、热、温、凉的变化对应中医中所说的阴阳变化。人体的脏腑活动应顺应四时的变化，才能符合生命活动的规律。中医讲究“春养肝、夏养心、秋养肺、冬养肾”，也就是在不同的季节，补养不同的脏腑，从而达到调理生理功能的目的。

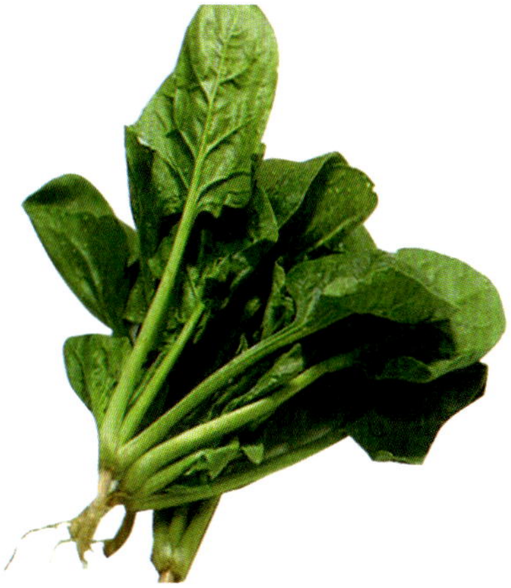

五味调理脏腑

食物的五味各有不同的作用，也对应不同的脏腑，了解五味与五脏的具体关系，就可以选择正确的食物，从而达到调理脏腑的目的。

味道	作用	对应脏腑	常见食物
酸	收敛、固涩	肝	乌梅、柠檬、山楂
苦	泻火、坚阴	心	苦瓜、百合、牛蒡
甘	和中、益气、补养	脾	大枣、甘蔗、胡萝卜
辛	发散、行气、行血	肺	辣椒、韭菜、洋葱
咸	软坚、散结	肾	乌贼、鱼肉、海带

顺时养生的要诀

人体脏腑的生理活动，会因为四季的变化而受到影响，根据自然的规律调整饮食，可以帮助人体达到内外平衡，从而实现保健养生的目的。

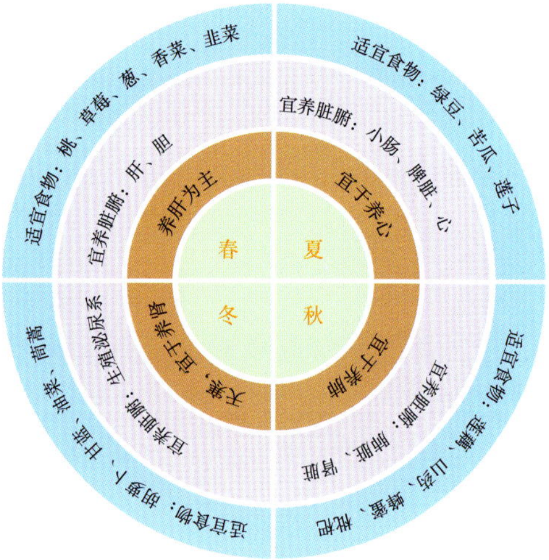

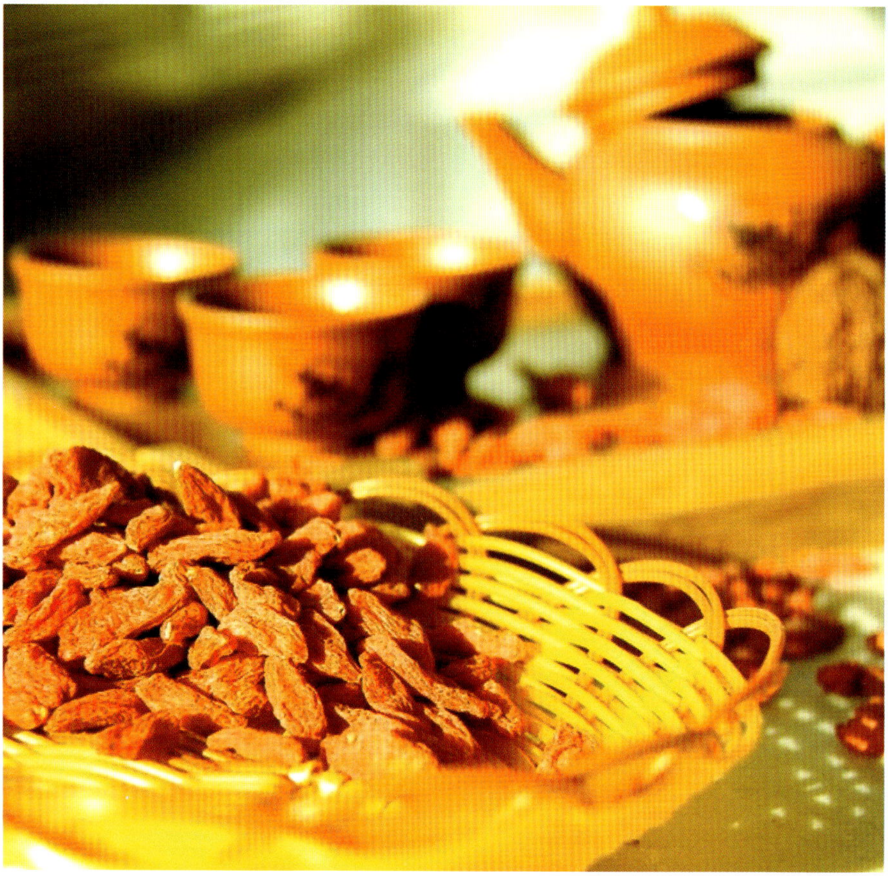

第三章 人体14条经络详解

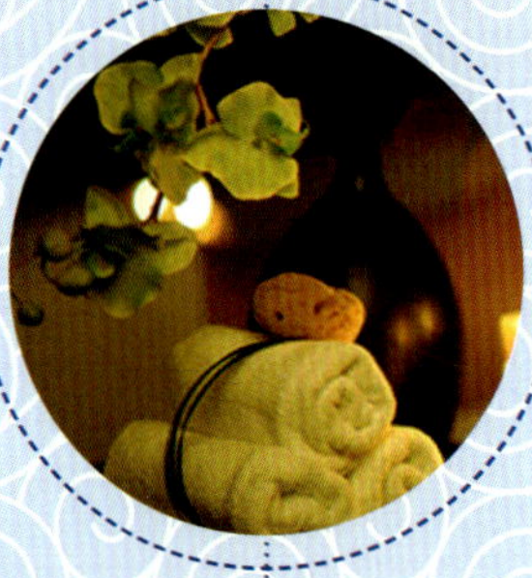

足阳明胃经

足太阳膀胱经

手阳明大肠经

手太阳小肠经

足少阳胆经

手少阳三焦经

足太阴脾经

叁

手太阴肺经

足少阴肾经

足厥阴肝经

任脉

手厥阴心包经

手少阴心经

督脉

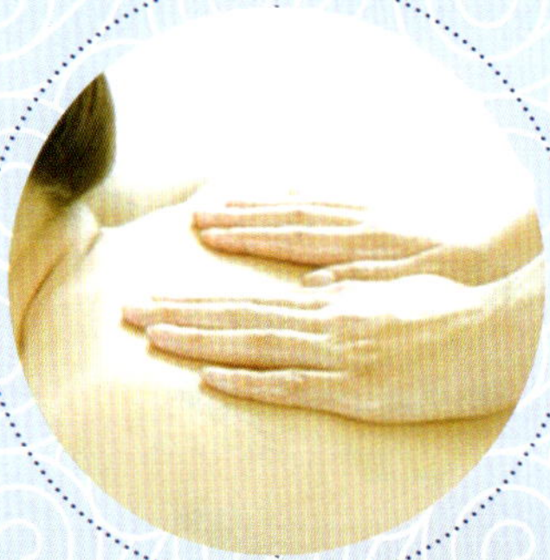

第一节 足阳明胃经

经络图解

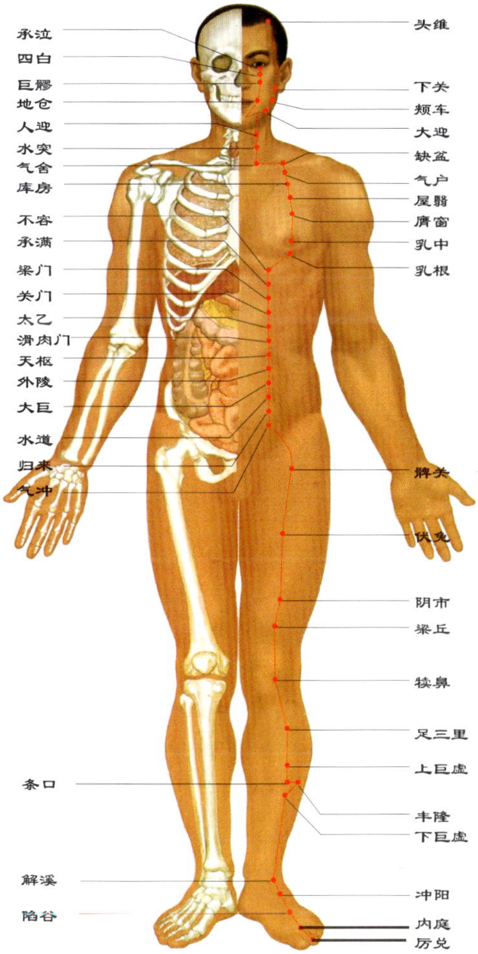

简　介

足阳明胃经上共有45个穴位，首穴承泣末穴厉兑，其中30个穴位在腹、胸部和头面部，而其他15个则分布在下肢的前外侧面。

经脉循行路线

起于鼻翼旁，上行到眼睛下方的承泣穴，环绕嘴唇，到达颌骨后下缘到大迎穴处，分为两支，一支沿喉咙向下经过胸部、腹部，到达脚背第二趾外侧端的厉兑穴。另一支从大迎穴向上，上行过耳前，经过上关穴，沿发际，到额前。

联系脏腑

属胃，络脾，并与心和小肠有直接联系。

功效与主治

足阳明胃经异常表现为：溲溲战抖发冷，喜欢伸腰，屡屡呵欠，颜面暗黑。病发时，就厌恶别人和火光，听到木器声音就惕惕惊慌，心要跳动，睡觉时喜欢独自关闭房门，遮塞窗户。严重的则可能登高而歌，不穿衣服就走。胸膈部响，腹部胀满。还可发为小腿部的气血阻逆，见厥冷、麻木、酸痛等症。

足阳明胃经主治：慢性胃炎、消化性溃疡、胃痛、腹胀、水肿、咽喉肿痛、气喘、三叉神经痛、躁狂；热病、鼻塞流涕或出血、口歪、唇生疮疹、颈部肿、大腹水肿、膝关节肿痛。

疏通方法

足阳明胃经循行路线很长，因此许多病症都可以通过疏通足阳明胃经来治疗。例如利用按摩、拍打、刮痧、拔罐都可以刺激经络，促进血液循环。

练习瑜伽中的桥式、弓式、勇士变化式、猫式等，都能疏通足阳明胃经。

足阳明胃经不通畅的人要避免吃辛辣、刺激的食物，尽量选择性平、温和的食物。

食疗打通经脉

山药羊肉粥：把半斤羊肉和1斤鲜山药一同煮烂，再加适量清水，放入半斤糯米煮粥。每日早晚各温服1次。

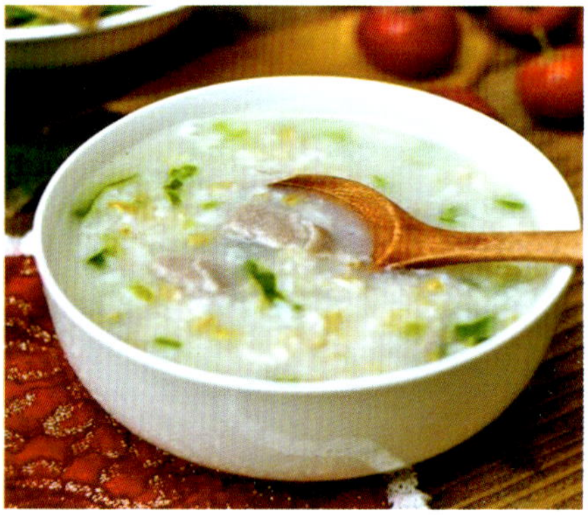

人参莲子汤：人参片10克，红枣10克，莲子40克，冰糖10克。红枣去籽泡发，莲子泡发。把材料放入锅里加水煮11分钟，移入蒸笼加冰糖蒸1个半小时即可。

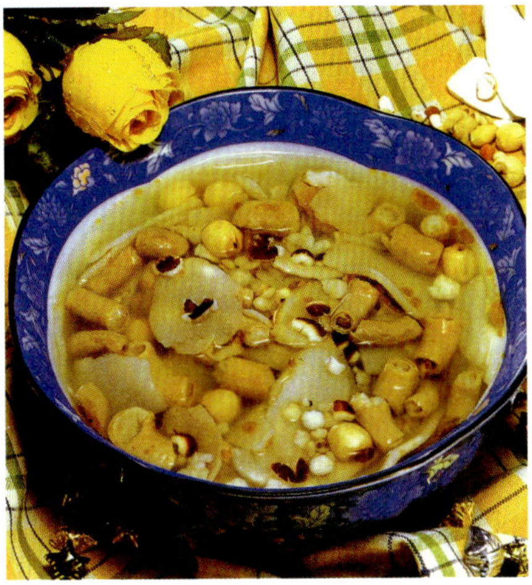

穴位详解

承泣穴——通络明目之养生大穴

主治：（1）主要治疗各种眼部疾病，如近视、远视、夜盲、眼颤动、眼睑痉挛、角膜炎、视神经萎缩、眼睛疲劳、迎风流泪、老花眼、白内障、急慢性结膜炎、散光、青光眼、色盲、睑缘炎、视神经炎、视网膜色素变性、眶下神经痛等；（2）对神经系统疾病也有一定疗效，如面肌痉挛、面神经麻痹等。

位置：承泣穴位于面部，瞳孔直下，当眼球与眶下缘之间。

简易取穴法：正坐、仰靠或仰卧，眼睛直视前方，食指与中指伸直并拢，中指贴于鼻侧，食指指尖位于下眼眶边缘处，则食指指尖所在处即是该穴。

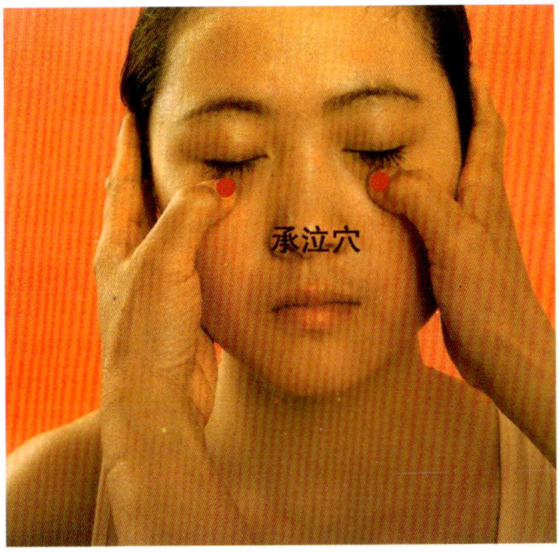

手法：1. 按摩：双手食指伸直，以食指指腹揉按左右穴位，每次1～3分钟；2. 瑜伽：每天坚持练习猫式；3. 气功：每天坚持练习八段锦。

四白穴——明目养颜之养生穴

主治：（1）按揉四白穴对眼睛保健，治疗近视较有疗效。（2）经常按摩此穴位，还可以有效治疗目赤痛、目翳、眼睑动、口眼歪斜、头痛眩晕等。（3）按揉四白穴，还可以在一定程度上缓解神经系统疾病，如三叉神经痛、面神经麻痹、面肌痉挛等。（4）对角膜炎、青光眼、夜盲、结膜瘙痒、角膜白斑、鼻窦炎等，也有一定疗效。

位置： 四白穴位于人体面部，目正视。瞳孔直下，当眶下孔凹陷处。

简易取穴法： 先以两手中指和食指并拢伸直，不要分开，然后中指指肚贴两侧鼻翼，食指尖所按之处即是。

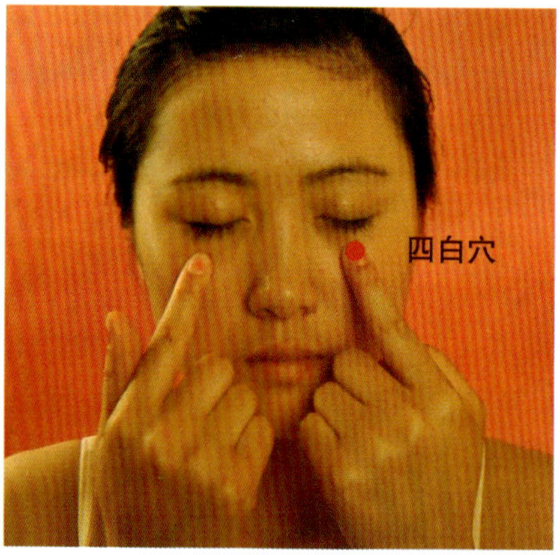

手法： 1. 按摩：双手食指伸直，以食指指腹揉按左右穴位，每次1～3分钟；2. 瑜伽：每天坚持练习猫式；3. 气功：每天坚持练习八段锦。

人迎穴——降压平喘之养生大穴

主治：（1）长期按摩人迎穴，对咽喉肿痛、气喘、瘰疬、瘿气、高血压具有良好的疗效。（2）经常用手指按压人迎穴，还有利于增进面部的血液循环，能够使脸部的皮肤紧缩，并且可以去除双下巴。

位置： 位于颈部，在前喉结外侧大约3厘米处，在胸锁乳突肌的前缘。

简易取穴法： 正坐或仰靠，拇指与小指弯曲，中间三指伸直并拢，将无名指位于喉结旁，食指指腹所在之处即是。

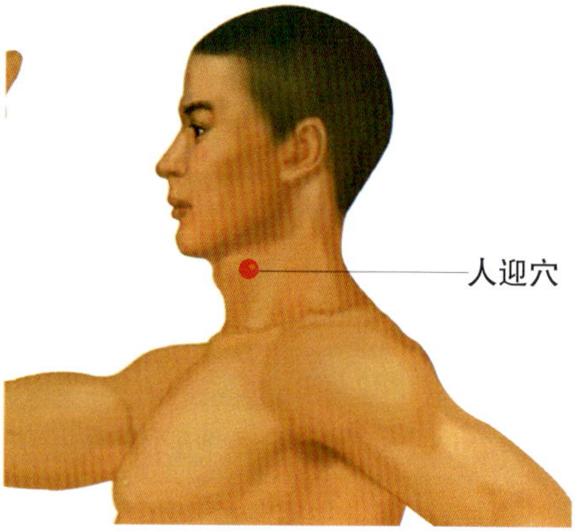

手法： 1. 按摩：以拇指指腹轻轻上下按压人迎穴，左右各1～3分钟；2. 艾灸：艾条温和灸，灸10~15分钟，每日1次；3. 气功：每天坚持练习八段锦。

滑肉门穴—— 润滑脾胃之养生大穴

主治：（1）主治癫狂等疾病。（2）对调理脂、肉、健美减肥有很好的效果。（3）慢性胃肠病、呕吐、胃出血、月经不顺、不孕症、肠套叠、脱肛等病症。长期按压本穴。能有很好的调理保健效能。

位置：滑肉门的位置在肚脐上1寸，横开2寸处取之。

简易取穴法：仰卧或正坐，拇指与小指弯曲，中间三指伸直并拢，手指朝下，以食指第一关节贴于肚脐之上，则无名指第二关节所处位置即是该穴。

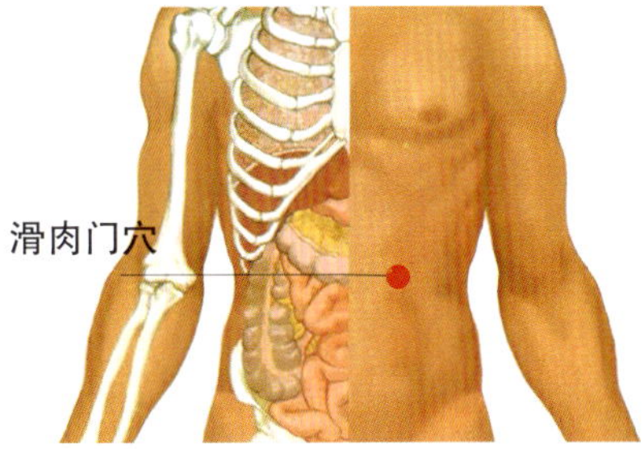

手法：1. 按摩：以食、中、无名三指，指腹垂直下按，再向外拉，出力揉按，早晚各一次，每次揉按1～3分钟；2. 刮痧：面刮法、平面按揉法轻刮50次；3. 瑜伽：每天坚持练习桥式。

天枢穴——调理肠道之养生大穴

主治：（1）天枢穴位置恰好在大肠通过的地方，所以主治便秘、腹泻、肠鸣等病症。（2）对于腹痛、虚损劳弱、伤寒等疾病，也有很好的抑制的作用。（3）对于中暑呕吐、男性生殖器疾病、月经不调、不孕等病症，长期按压此穴，能有很好的调理保健效能。

位置：是足胃经经脉的穴道，要寻找天枢穴是非常简单的一件事，只要先找到肚脐，在肚脐旁开两寸即为该穴所在位置，左右各一。

简易取穴法：仰卧或正坐，双手手背向外，拇指与小指弯曲，中间三指并拢，以食指指腹贴于肚脐，无名指所在之处即是。

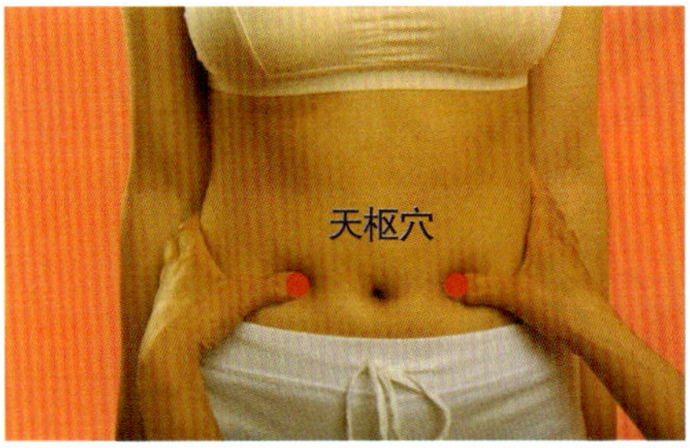

手法：1. 按摩：双手掌心向下，以食指、中指、无名指三个手指头垂直下按并向外揉压，施力点在中指指腹。每天早晚各按一次，每次揉按约1～3分钟；2. 刮痧：推刮法、面刮法重刮60次；3. 拔罐：仰卧，用闪火法将罐吸拔在穴位上，留罐15分钟；4. 瑜伽：每天坚持练习桥式。

足三里穴——利胃健脾之养生大穴

主治：（1）能够理脾胃，调气血、补虚弱，主治一切胃病。（2）特别针对急慢性胃炎、胃溃疡、消化不良、胃痉挛、食欲不振，以及急慢性肠炎（消化系统病症）、便秘、四肢倦怠、麻痹或神经痛等都有疗效。（3）并且对于胸中瘀血、痈瘫、心腹胀满、脚气、眼疾等病症，长期按摩此穴也会有很好的调理保健效能。

位置：位在外膝眼下3寸，胫骨前嵴外，一横指当胫骨前肌上。

简易取穴法：正坐，屈膝90°，手心对髌骨（左手对左腿，右手对右腿），手指朝向下，无名指指端处即是该穴。

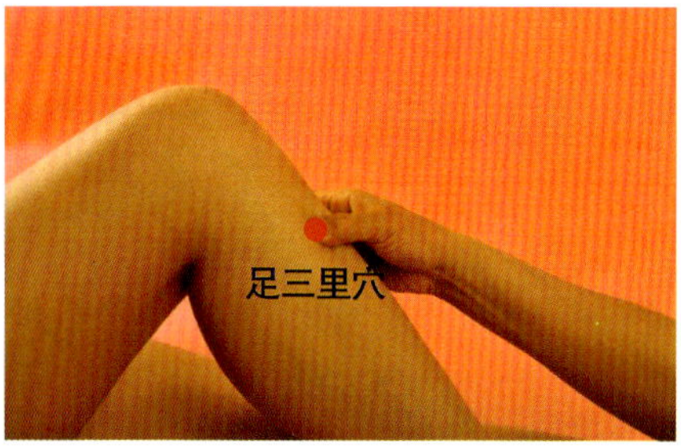

手法：1. 按摩：以拇或中指指腹垂直著力按压，每日早晚各揉按一次，每次1~3分钟；2. 拔罐：选择适宜体位，用闪火法将罐吸拔在穴位上，留罐15分钟；3. 艾灸：艾条温和灸，灸15～20分钟，每日1次或隔日1次；4. 瑜伽：每天坚持练习弓式。

丰隆穴——化痰护胃之养生大穴

主治：（1）此穴是中医针灸最好的化痰穴，能够化痰湿、宁神志，主治痰多、咳嗽，特别有效。（2）并且对于头痛、眩晕、下肢神经痉挛、麻痹，便秘等病症，长期按压也有很好的调理保健效果。

位置：在足外踝上8寸（约在外膝眼与外踝尖的连线中点）处。

简易取穴法：正坐，屈膝，垂足，一手手指放于同侧的侧部，其中中指位于外膝眼到外踝尖连线中点处，则中指所在位置即是该穴。

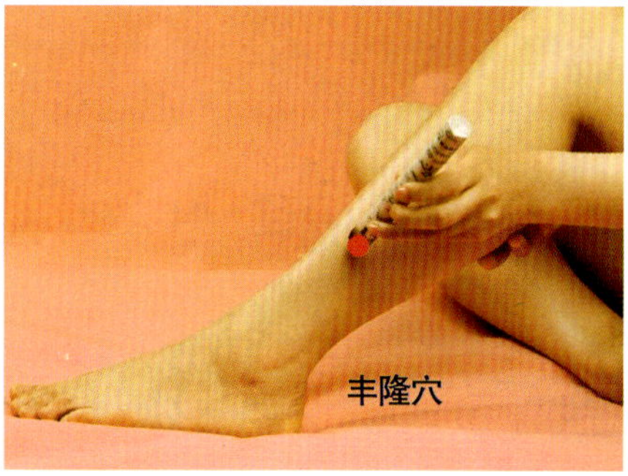

手法：1. 按摩：以食、中、无名三指指腹按压（中指用力），每日早晚各按一次，每次1～3分钟；2. 艾灸：艾条温和灸，灸15～20分钟，每日1次或隔日1次；3. 瑜伽：每天坚持练习弓式。

解溪穴——通络祛火之养生大穴

主治：（1）主治牙疼、烦心、目赤，以其能引上焦（横隔以上）郁热下行而解之。（2）针对头痛、眩晕、腹胀、便秘、脚腕痛、下肢痿痹、肠炎、口痛及跟疾等病症，长期按压能有很好的调理保健效能。（3）现代中医临床中，常利用此穴治疗足下垂、神经性头痛、胃肠炎、踝关节及周围的软组织疾患。

位置： 在足背踝关节横纹中点，两筋之间凹陷处。

简易取穴法： 正坐，抬一足放在自己坐的椅上，用同侧的手掌抚膝盖处，大指在上、四指指腹循胫骨直下至足腕处，在系鞋带处、两筋之间的凹陷即是该穴。

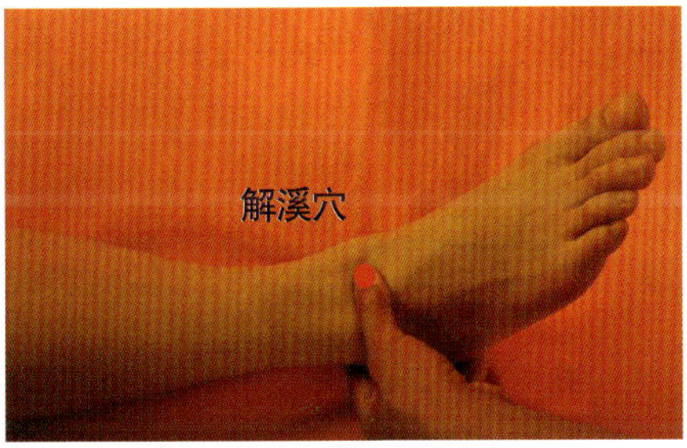

手法： 1. 按摩：以中指指腹向内著力按压穴位，每天早晚各按一次，每次1~3分钟；2. 艾灸：艾条温和灸，灸5～10分钟，隔日1次；3. 气功：每天坚持练习八段锦。

内庭穴——消食导滞之养生大穴

主治：（1）四肢冰冷，喜独处静卧，厌闻人声。（2）对牙齿痛、急性肠胃炎有特效。（3）对流鼻血、口歪、咽喉肿痛、胃痛吐酸、腹胀、泄泻、痢疾、便秘，足背肿痛等症，都有很好的保健调理作用。（4）在现代中医临床中，常利用此穴位治疗急慢性胃炎、急慢性肠炎、齿龈炎、扁桃体炎、趾跖关节痛等。

位置： 足背第2、3趾间缝纹端。

简易取穴法： 正坐屈膝，把脚抬起，放另一腿上，用对侧手之四指置脚掌底托著，手大拇指在脚背，并置于次趾与中趾之间，脚叉缝尽处的陷凹即是。

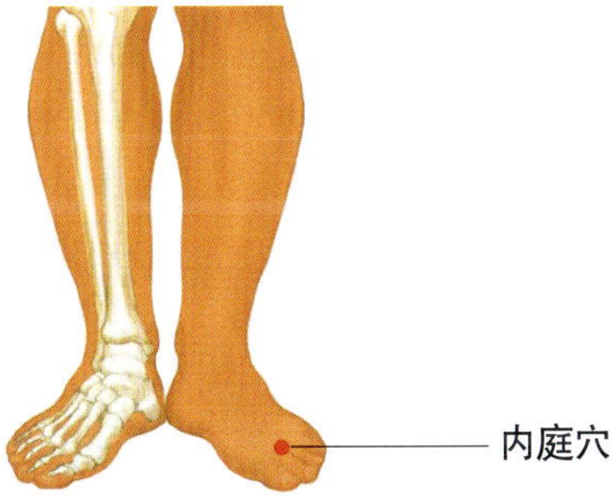

手法： 1. 按摩：弯曲大拇指，用指尖下压揉按穴位，早晚各一次，先左后右，各揉按约1～3分钟；2. 刮痧：推刮法轻刮40次；3. 气功：每天坚持练习八段锦。

厉兑穴——通络安神之养生大穴

主治：（1）能够改善睡眠多梦、睡不安稳等症状。（2）还能治疗口噤不能食、口歪、口肌麻痹及萎缩。（3）腹胀、肝炎、鼻衄、足冷等病症，长期按压此穴会有很好的调理保健效能。

位置： 属足胃经经脉之穴道，在第二趾外侧，趾甲角旁0.1寸处。

简易取穴法： 正坐屈膝，把脚抬起放另一腿上。用对侧手之四指置脚掌底托著，手拇指在脚背。弯曲大拇指，指甲所在第二趾外侧指甲角处即是。

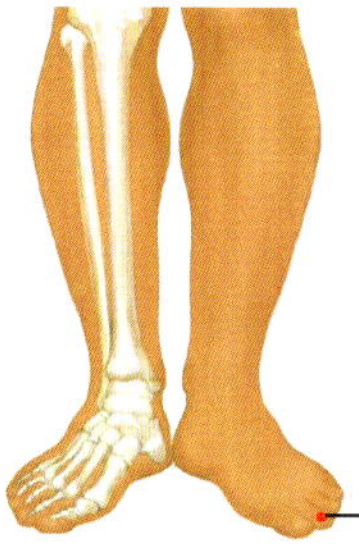

手法： 1. 按摩：以大拇指指甲垂直掐按穴位，每日早晚各掐按1～3分钟，先左后右；2. 刮痧：推刮法轻刮40次；3. 气功：每天坚持练习八段锦。

承泣穴

位置： 位于面部，瞳孔直下，当眼球与眶下缘之间。

主治： 目赤肿痛、流泪、夜盲、眼睑瞤动、口眼㖞斜；配太阳治目赤肿痛，配阳白治口眼㖞斜。

手法： 两手指罗纹面各按于同侧下眼眶中点的边缘，同时向内揉按36～66次。

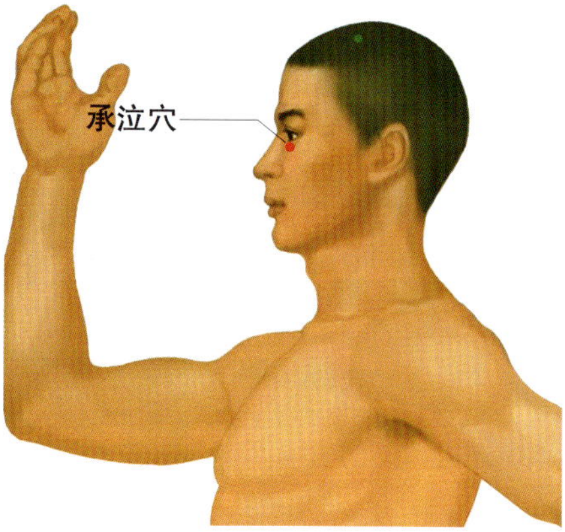

巨髎穴

位置： 位于面部，瞳孔直下，平鼻翼下缘处，当鼻唇沟外侧。

主治： 口眼㖞斜、眼睑瞤动、鼻衄、齿痛、唇颊肿；配合谷治齿痛，配地仓、颊车治口㖞。

手法： 用中指或拇指指端按揉30~50次。

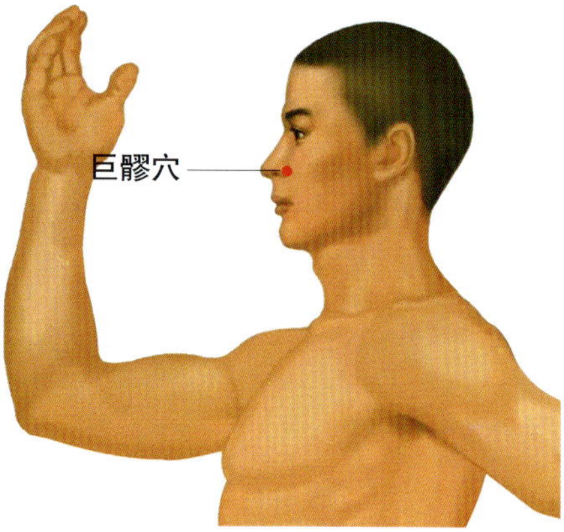

地仓穴

位置： 位于面部，口角外侧，上直对瞳孔。

主治： 流涎、眼睑瞤动；配合颊车、合谷，可以治疗口㖞、流涎。

手法： 口闭合，牙齿微微咬紧，食指罗纹面按于穴位上向内揉按21～36次。

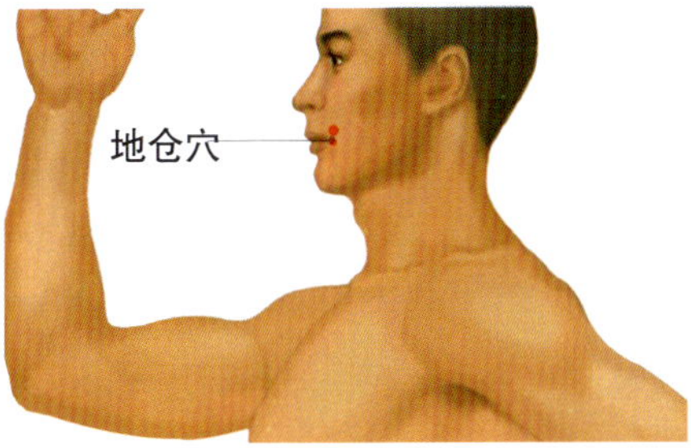

颊车穴

位置： 位于面颊部，下颌角前上方约一横指（中指），当咀嚼时咬肌隆起，按之凹陷处。

主治： 口㖞、齿痛、颊肿、口噤不语；配合地仓治口眼㖞斜。

手法： 中指或食指按穴，向内揉按24～36次。

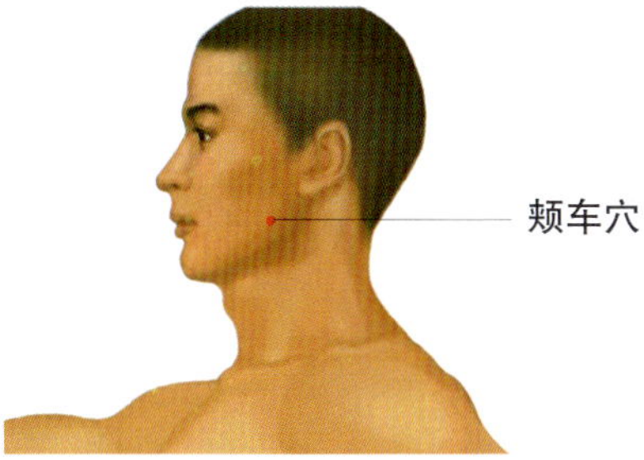

大迎穴

位置： 位于下颌角前方，咬肌附着面部前缘，当面动脉搏动处。

主治： 口㖞、口噤、颊肿、齿痛；配颊车治齿痛。

手法： 用拇指罗纹面或大鱼际按揉30～50次。

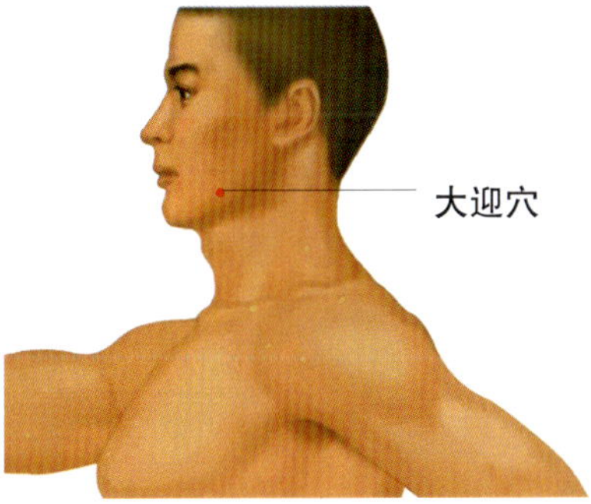

下关穴

位置： 位于面部耳前方，当颧弓与下颌切迹所形成的凹陷中。

主治： 耳聋、耳鸣、聤耳、齿痛、口噤、口眼㖞斜；配合翳风治耳疾。

手法： 用拇指或中指指端按揉或点揉30～50次。

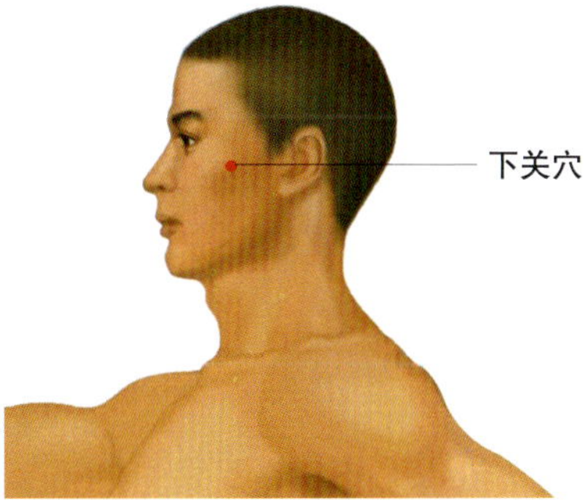

头维穴

位置：位于头侧部，当额角发际上0.5寸，头正中线旁4.5寸。

主治：头痛、目眩、口痛、流泪、眼睑瞤动。

手法：按揉30～50次。

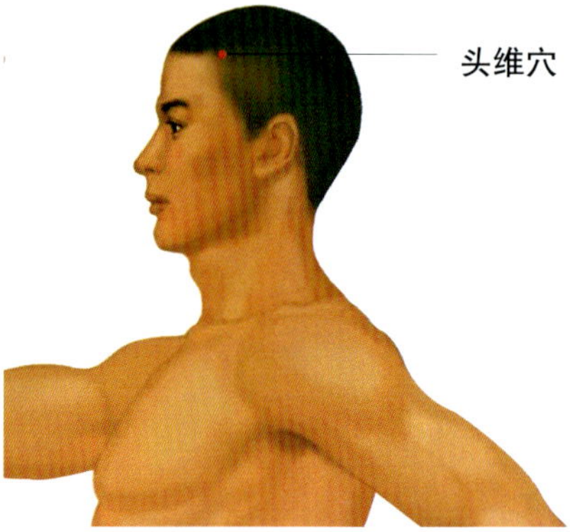

陷谷穴

位置：足背2、3跖趾关节后凹陷处。

主治：面浮身肿、目赤肿痛、肠鸣、腹痛、热病、足背肿痛等。

手法：按揉10～30次。

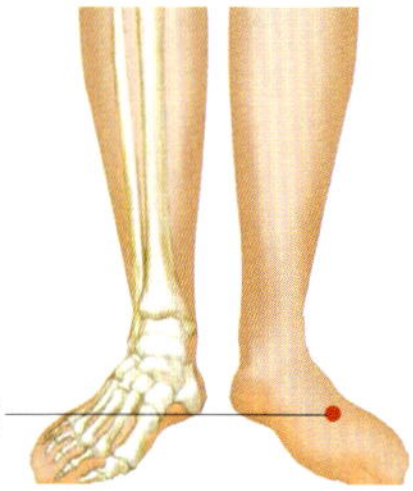

冲阳穴

位置：足背动脉搏动处，两筋之间。

主治：口眼㖞斜、面肿、齿痛、癫痫、胃痛、足软无力等。

手法：点按10～30次，按揉时应避开动脉。

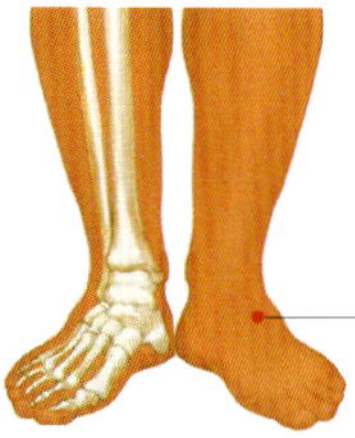

气冲穴

位置：脐下5寸，任脉旁开2寸。

主治：泌尿系统感染、前列腺炎、睾丸炎、痛经、月经不调、功能性子宫出血、不孕症、疝气等。

手法：按揉30～50次。

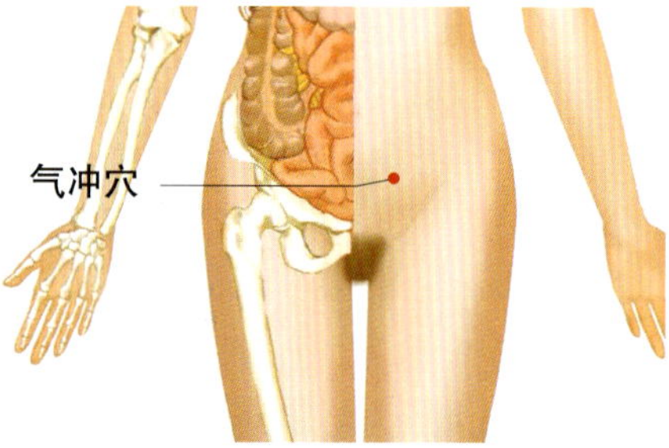

常见病对症治疗

足阳明胃经主治肠胃等消化、神经、呼吸、循环系统和咽喉、头面、口、牙、鼻等器官及本经脉所经过部位之病症。倘若发现自己罹患这类疾病，不妨结合具体穴位，对症治疗。

按摩、针刺足三里穴治疗胃痛

胃痛又称胃脘痛，是临床上常见的一个症状，是以胃脘近心窝处常发生疼痛为主的疾患。历代文献中所称的“心痛”“心下痛”，多指胃痛。胃痛发生的原因不同，调治的方法也各不相同：由忧思恼怒、肝气失调、横逆犯胃所引起，故治法以疏肝、理气为主；由脾不健运、胃失和降而导致，宜用温通、补中等法，以恢复脾胃的功能。

足三里： 在小腿前外侧，当犊鼻下3寸，距胫骨前缘一横指（中指）。

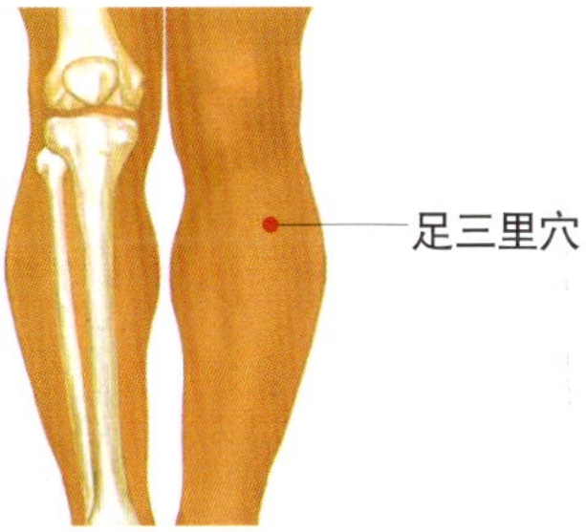

经络疗法

（1）按摩：足三里穴主治胃痛，在外侧膝眼下3寸，胫骨外旁开一横指的地方。俗话说“肚腹三里留”，这里的“三里”就是指“足三里”，每日按摩30～50次。

（2）针刺：不容穴同样主治胃病，可以直刺0.5～0.8寸。寒则点刺出血，热则泻针出气。

按摩、针刺承泣穴治疗近视

近视是眼睛看不清远物、却看得清近物的症状。在屈光静止的前提下，远处的物体不能在视网膜汇聚，而在视网膜之前形成焦点，因而造成视觉变形，导致远方的物体模糊不清。

经络疗法

（1）按摩：承泣穴具有治疗近视、青光眼等疾病的功效，可以用两手指罗纹面各按于同侧下眼眶中点的边缘，同时向内揉按36～66次。

（2）针刺：以左手拇指向上轻推眼球，紧靠眶缘缓慢直刺0.5～1.5寸，不宜提插，以防刺破血管引起血肿。

承泣： 在面部，瞳孔直下，当眼球与眶下缘之间。

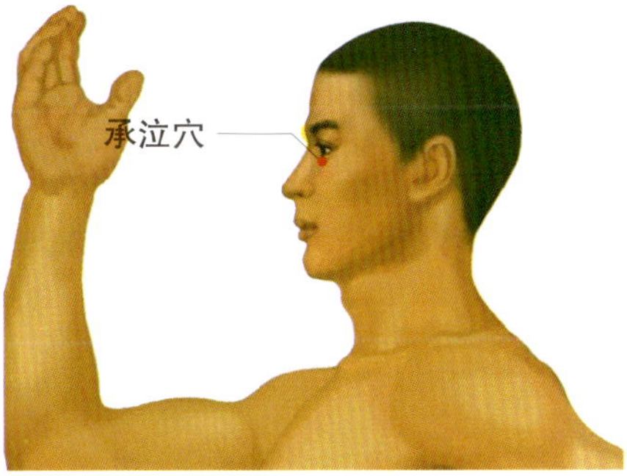

按摩、温灸天枢穴治疗慢性肠炎

慢性肠炎泛指肠道的慢性炎症性疾病，其病因可为细菌、真菌、病毒、原虫等微生物感染，亦可为过敏、变态反应等原因所致。根据临床腹泻量、次数增多、粪便稀薄，甚至水样便，伴有肠鸣，但无里急后重、营养障碍，结合有反复发作史或有慢性肠炎的病因存在，诊断一般并不困难。

天枢：在腹中部，平脐中，距脐中2寸。

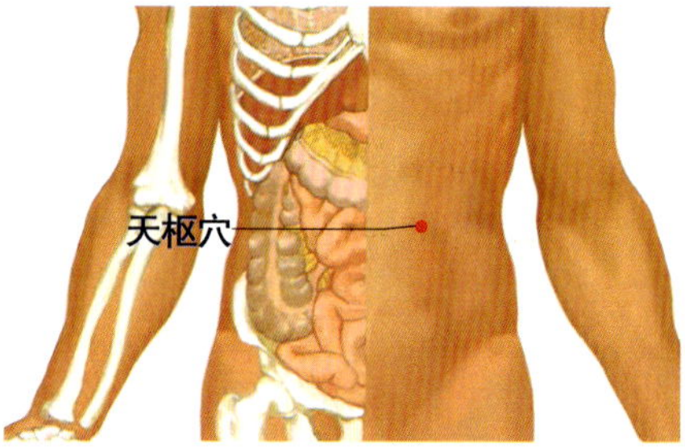

经络疗法

（1）按摩：天枢穴是临床常用穴位，属于足阳明胃经，是手阳明大肠经募穴，其应用以治疗肠胃疾病为主。位于脐旁两寸，恰为人身之中点，如天地交合之际，升降清浊之枢纽。天枢穴有着主治急性、慢性肠炎的作用，可以对其按揉30～50次。

（2）温灸：一般人可以采取温灸方式，但是孕妇不可灸。

按摩、针刺水道穴治疗子宫肌瘤

子宫肌瘤又称子宫平滑肌瘤，是女性生殖器最常见的一种良性肿瘤。中医认为，子宫肌瘤因七情内伤、脏腑功能失调、气滞血瘀而成。现代医学研究发现：肌瘤组织中的雌激素受体量较正常子宫肌组织多。同时，激素代谢受高级神经中枢调控，所以，神经中枢活动对促进本病也可能起很重要的作用。

经络疗法

（1）按摩：水道穴在下腹部。当脐中下3寸，距前正中线2寸。具有治疗疝气、肾炎、尿道感染、子宫肌瘤等疾病的功效。可以对症按摩至微热。

（2）针刺：直刺水道穴1～1.5寸。水道：在下腹部，当脐中下3寸，距前正中线2寸。

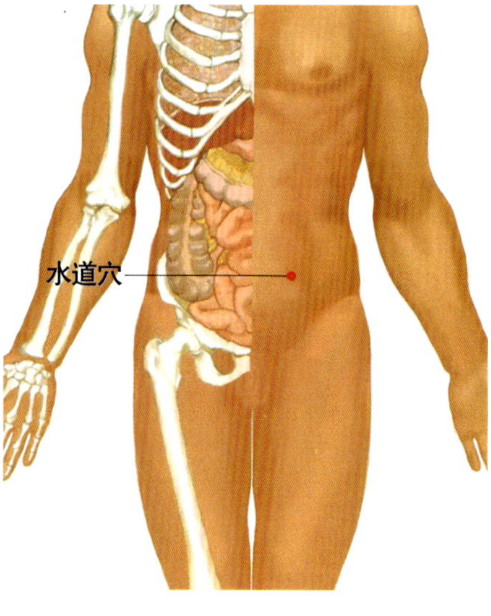

第二节 手阳明大肠经

经络图解

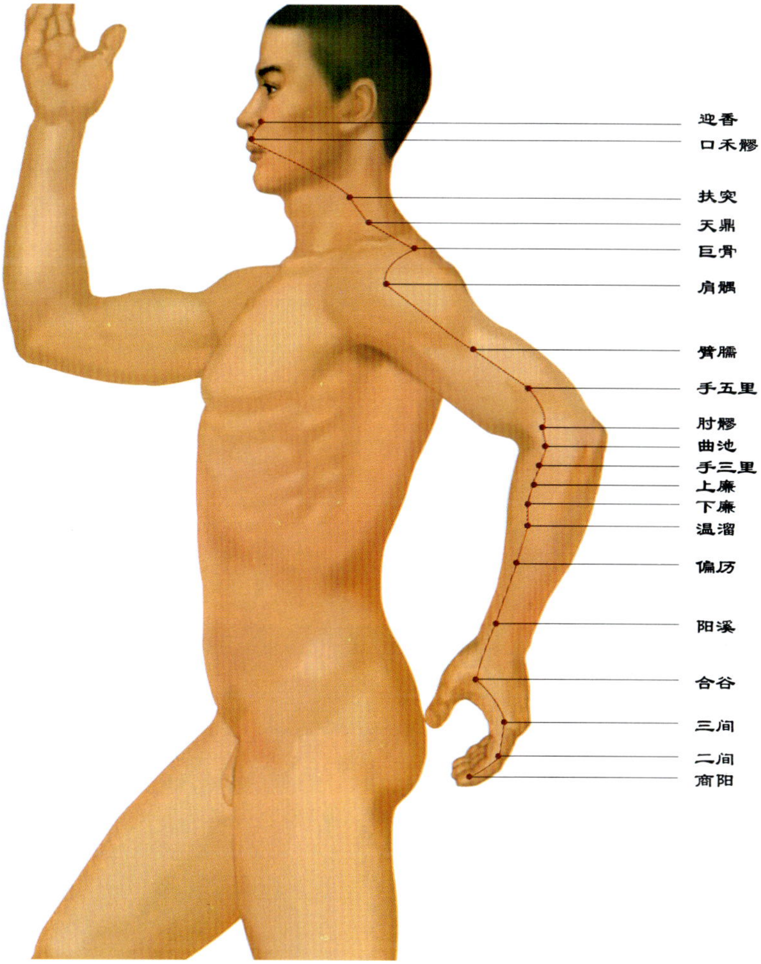

简 介

手阳明大肠经共20个穴位，首穴商阳末穴迎香。5个穴位在颈、面部，其他15个则分布在上肢背面的桡侧。

经脉循行路线

从食指末端商阳穴起，沿着手臂外侧向上臂、肩膀运行，在肩峰分为两路，一路从体表向头、锁骨上窝，再到脸部、鼻子旁边的迎香穴，与足阳明胃经相交；另一路进入体内经过肺到达大肠。

联系脏腑

大肠、肺。

功效与主治

手阳明大肠经可以有效地防治皮肤病，中医讲肺主皮毛，肺与大肠相表里，肺的浊气不能及时排出会直接通过大肠排泄，肺功能弱了，体内毒素便会在大肠经瘀积。所以脸上起痘身上起湿疹这些问题，大肠经可以十分好的调节。大肠经是气血很旺的经络，可以帮助人体增强阳气或把多余的火气去掉。

疏通手阳明大肠经可以治疗口干、鼻塞、衄血、齿痛、颈肿、喉痹、面痒、面瘫、眼珠发黄，肩前、臂及食指痛，以及经脉所到之处热肿或寒冷或发寒颤抖、肠绞痛、肠鸣、泄泻。

疏通方法

按摩、拍打、刮痧、气功、拔罐、艾灸、气功、瑜伽都可以刺激手阳明大肠经上的穴位，达到打通经脉，加强消化系统和呼吸系统的作用。

也可以练习瑜伽中的勇士变化式、侧三角扭转式、拜月式。通过练习可以放松手臂、肩、背，活络手太阴肺经。

食疗打通经脉

蜂蜜土豆汁 配方：新鲜土豆100克，蜂蜜10克。

制法：土豆洗净切块，榨汁，调入蜂蜜，搅拌均匀即可，每次饭前半小时饮用。

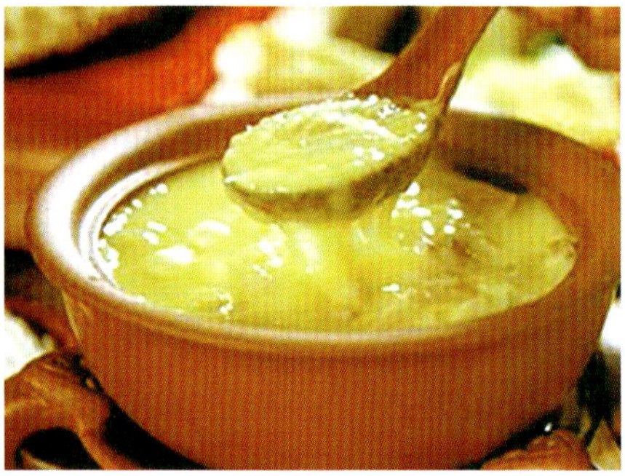

白菜百叶汤 材料：鲜白菜250克，牛百叶120克，生姜3片，麻油适量。

做法：1. 将鲜白菜、生姜洗净，牛百叶洗净切丝。2. 起油锅放入生姜、牛百叶爆一下，加清水适量，武火煮沸后，加入白菜文火煲1小时，鱼露、味精调味食用。

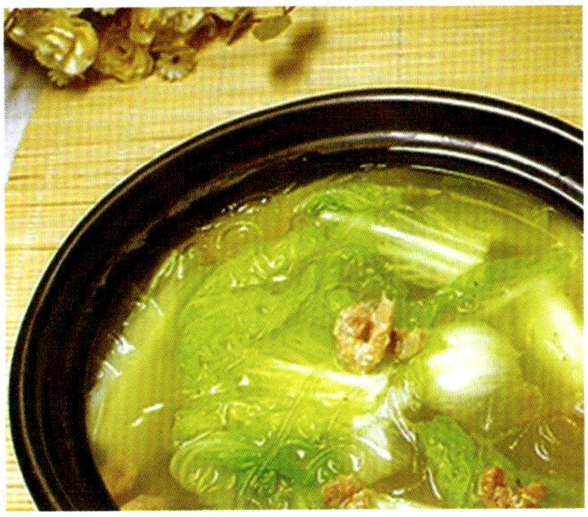

穴位详解

商阳穴——退热止痛之养生大穴

主治：（1）主治胸中气满、喘咳、四肢肿胀、热病汗不出，有特效。（2）咽喉肿痛、牙痛、中风昏迷、手指麻木、耳鸣、耳聋等病症，长期按压此穴，会有很好的调理保健效能。（3）还能治疗颌肿、青盲。（4）现代医学常用此穴来治疗咽炎、急性扁桃体炎、腮腺炎、口腔炎、急性肠胃炎、中风昏迷等。

位置：在食指末节桡侧。距指甲角旁约0.1寸。

简易取穴法：以左手轻握右手食指，右手掌背朝上，屈曲左手大拇指以指甲尖垂直掐按靠拇指侧之穴道即是。

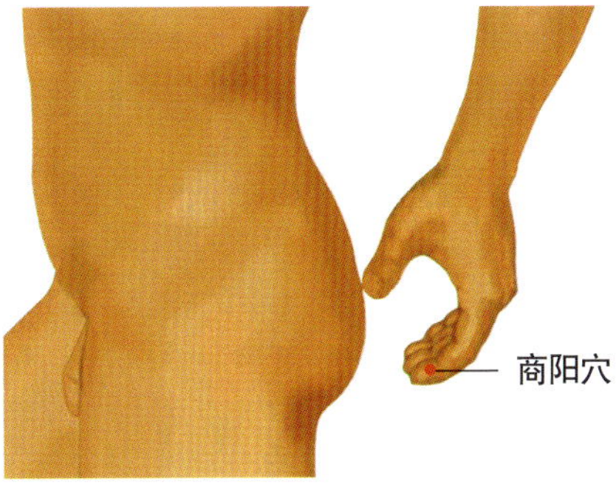

手法：1. 按摩：弯曲大拇指以指甲尖垂直掐按靠拇指侧之穴道，轻轻掐压不需大力，每天左右各掐按约1～3分钟；2. 艾灸：艾条温和灸，灸10～15分钟，隔日1次；3. 气功：每天坚持练习八段锦。

三间穴——泄热通气之养生大穴

主治：（1）对风火牙痛、眼睑痒痛、嗜卧、咽喉肿痛，扁桃腺炎、肠鸣下痢、手指及手背红肿等症，皆可发挥疗效。（2）又因肺与大肠互为表里，如果肺气不畅、津液不能下达，将导致大便秘结，如果大肠实热、腑气不通，亦可能引发呼吸困难。上述状况均可因按摩三间穴而获得改善。（3）此穴对于肩背神经痛、肱神经痛、呼吸困难、口干气喘、热病等病症，长期按压此穴，会有很好的调理保健效能。

位置：微握拳，在食指桡侧、第2掌骨小头后凹陷处，合谷穴前。

简易取穴法：将手平放，稍稍侧立，用另手轻握，弯曲大拇指，用指甲垂直掐按穴位即是。

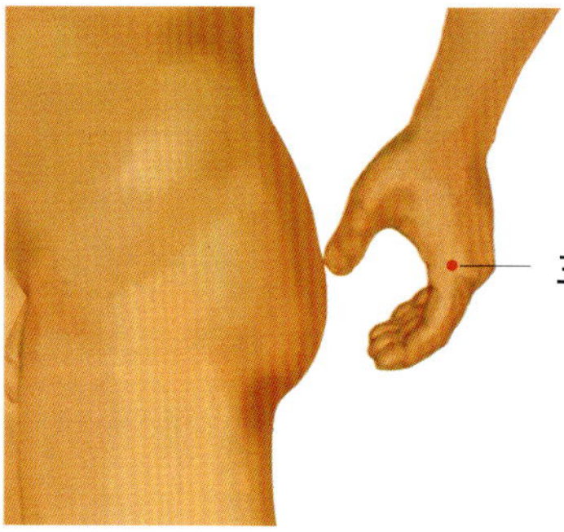

手法：1. 按摩：弯曲大拇指，用指甲垂直掐按穴位，每次左右手各掐按1~3分钟；2. 艾灸：艾条温和灸，灸10～15分钟，每日1次；3. 瑜伽：每天坚持练习侧三角扭转式。

合谷穴——行气活血之养生大穴

主治：（1）合谷穴为全身反应最大刺激点：可以降低血压、镇静神经、调整机能、开关节而利痹疏风，行气血而通经清瘀。（2）总治头面各症，除对于牙齿、眼、喉科有卓著功效外，对于止喘及疔疮也具有特殊疗效。（3）还可以治疗反射性头痛、耳鸣、耳聋，鼻炎、扁桃腺炎、视力模糊、呼吸困难、肩胛神经痛、痰阻塞、窒息、虚脱、失眠、神经衰弱等症。长期按压此穴，会有很好的调理保健效能。

位置：在手背拇指、食指伸张时，当第一，二掌骨之中点，稍偏食指处。

简易取穴法：手轻握空拳，弯曲拇指与食指，两指指尖轻触、立拳，以另手掌轻握拳外，以大拇指指腹、垂直下压即是该穴。

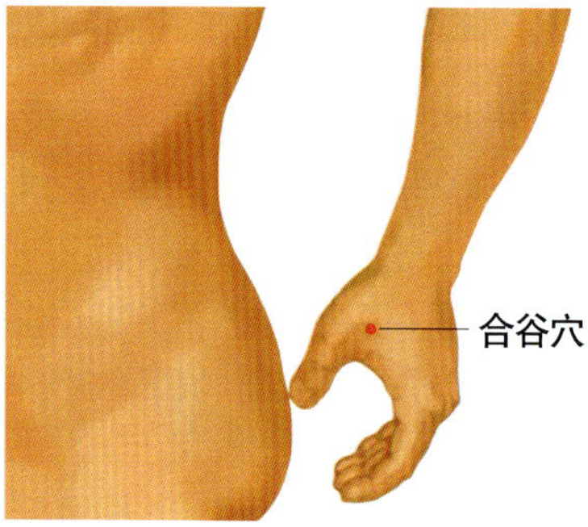

手法：1. 按摩：手掌轻握拳，以大拇指指腹、垂直按压穴位，每次按压左右手各1～3分钟；2. 拍打：一手放松，仰掌，另一只手拍打其穴位处；3. 气功：每天坚持练习八段锦。

阳溪穴——通经清瘀之养生大穴

主治：（1）阳溪穴有疏通气血、通经清瘀的功能。（2）对于头痛、耳鸣、耳聋、扁桃腺炎、牙齿痛、结膜炎等症，皆有调理保健的功效。（3）对于手腕痛、肩臂不举、小儿消化不良等病症，长期按压会有很好的调理保健效果。

位置：手掌侧放，翘起拇指，在手腕背侧，腕横纹两筋间凹陷中。

简易取穴法：将手掌侧放，拇指伸直向上翘起，在腕背桡侧，手腕横纹上侧有一凹陷处，用另一手轻握手背，弯曲大拇指，用指甲垂直下按即是该穴。

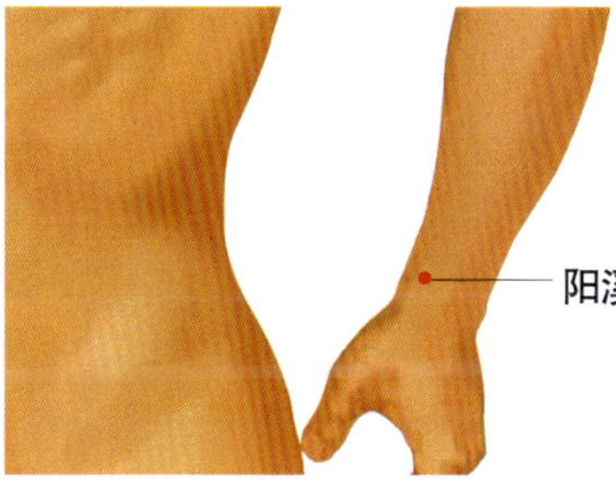

手法：1. 按摩：用一手轻握另一手手背，弯曲大拇指，用指甲垂直掐按穴位，每次左右手各掐按1~3分钟；2. 刮痧：用面刮法或平面按揉法，刮50次；3. 瑜伽：每天坚持练习勇士变化式。

下廉穴——调理肠胃之养生大穴

主治：（1）此处穴位能够吸附并聚集天之天部的浊重之物并使其沉降，可以调理肠胃、通经活络。（2）能够治疗头痛、眩晕、目痛等病症。（3）对运动系统疾病具有一定的疗效，如网球肘、肘关节炎、肘臂痛等。（4）能够治疗消化系统疾病，如腹痛、腹胀、肠鸣音亢进等。

位置：在前臂背面桡侧，当阳溪与曲池连线上，肘横纹下4寸处。

简易取穴法：侧腕屈肘，以手掌按另一手臂，拇指位于肘弯处，小指所在位置即是。

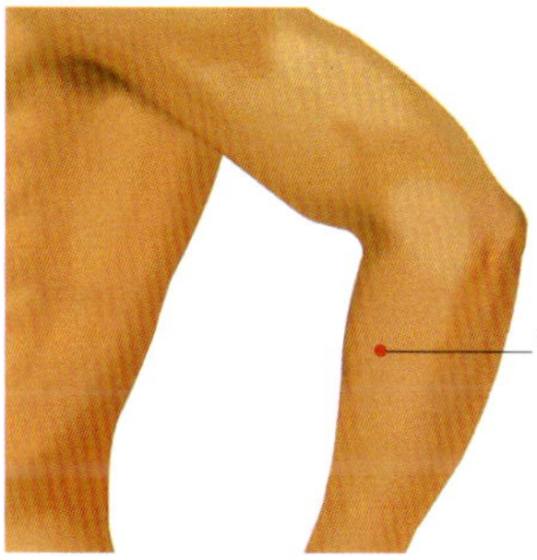

手法：1. 按摩：食指与中指并拢，以指腹垂直按压穴位，每次左右臂各1～3分钟；2. 艾灸：艾条温和灸，灸10～15分钟，每日1次；3. 瑜伽：每天坚持练习侧三角扭转式。

曲池穴——清热利肠之养生大穴

主治：（1）此一穴位是大肠经的经气汇聚深入之处，因此对于大肠功能障碍、肠炎、肚腹绞痛，有很好的保健调理效果。（2）皮肤过敏、奇痒难忍，或是被蚊虫叮咬而红肿之时，需要清热解毒、凉血润燥，曲池穴就是特效穴。（3）对于结膜炎、眼睑炎、荨麻疹、湿疹、齿槽出血、甲状腺肿等疾病，长期按压此穴会有很好的调理保健效果。

位置：屈肘成直角，在肘弯横纹尽头筋骨间凹陷处。

简易取穴法：正坐，轻抬左臂，屈肘，将手肘内弯时用另一手拇指下压此处凹陷处即是。

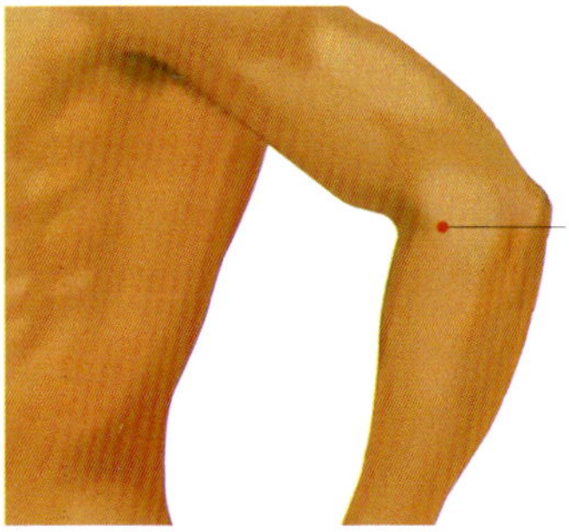

手法：1. 按摩：用一手轻握另一手肘下，弯曲大拇指以指腹垂直掐按穴位。每次按压，先左手后右手，每天早晚各一次，每次掐揉约1～3分钟；2. 刮痧：面刮法、平面按揉法轻刮30次；3. 瑜伽：每天坚持练习拜月式。

肩髃穴——舒筋通络之养生大穴

主治：（1）主治肩胛关节炎（五十肩）有特效。（2）对于中风、偏瘫、高血压、多汗证、提物不得、臂细无力等病症，长期按压此穴，能有很好的调理保健效能。（3）对于瘾疹有很好的治疗作用。

位置：屈肘抬臂齐肩，肩尖下寸许，肩前呈现凹陷处。

简易取穴法：正坐，屈肘抬臂，大约与肩同高，以另一手中指按压肩尖下，肩前呈现凹陷处即是。

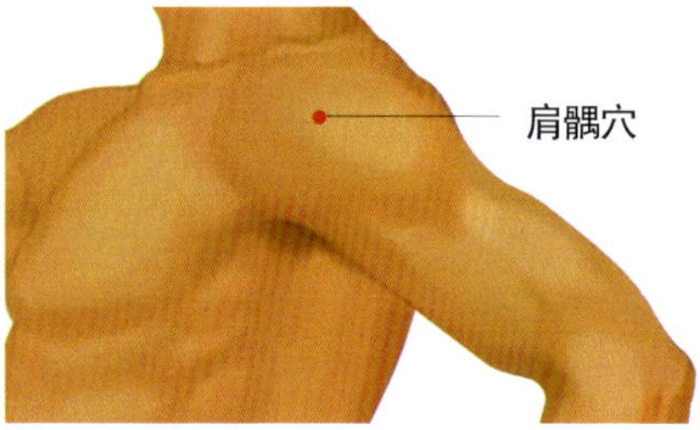

手法：1. 按摩：中指和食指并拢，以指腹垂直按压穴位，两肩按摩方法相同，每日早晚，左右各按揉约1～3分钟；2. 拔罐：右侧卧，用闪火法将罐吸拔在穴位上，留罐10分钟；3. 刮痧：面刮法、平面按揉法轻刮30次；4. 气功：每天坚持练习八段锦。

迎香穴——通窍活络之养生大穴

主治：（1）本穴主治鼻证，消除鼻腔闭塞、嗅能减退、鼻疮、鼻内有息肉。（2）对于颜面神经麻痹、颜面组织炎、喘息、唇肿痛、颜面痒肿等病症，长期按压此穴，能有很好的调理保健功效。

位置：属手大肠经脉的穴道，鼻翼外缘鼻旁0.5寸、法令纹中。

简易取穴法：正坐，双手轻握拳，食指中指并拢，中指指尖贴鼻翼两侧，食指之间所在之处即是。

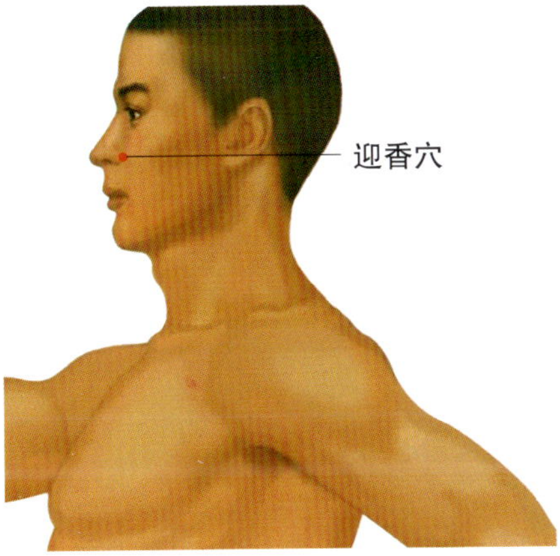

手法：1. 按摩：以食指指腹垂直按压，也可用单手拇指与食指弯曲，直接垂直按压穴位。每次按压两次，1～3分钟；2. 刮痧：面刮法、平面按揉法轻刮30次；3. 气功：每天坚持练习八段锦。

二间穴

位置：位于手食指本节（第二掌指关节）前，桡侧凹陷处。

主治：牙痛、咽喉肿痛、目赤痛、食指关节肿痛。

手法：点按、压揉5～10次。

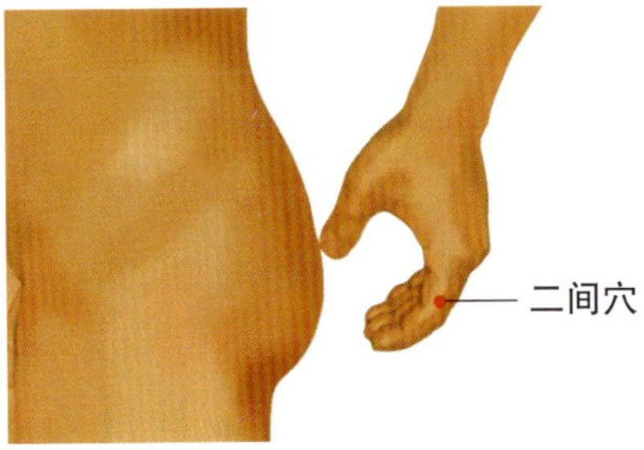

偏历穴

位置：屈肘，在前臂背面桡侧，当阳溪与曲池连线上，腕横纹上3寸。

主治：龋齿、耳聋、面瘫、水肿和手背酸痛等。

手法：压揉、点按5～10次。

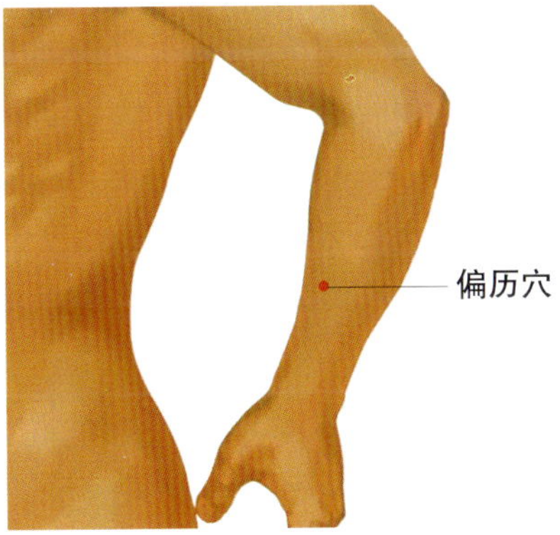

温溜穴

位置：屈肘，在前臂背面桡侧，当阳溪与曲池连线上，腕横纹上5寸。

主治：急性腹痛、肠鸣、肩背酸痛、面瘫、面肿。

手法：按揉5～10次。

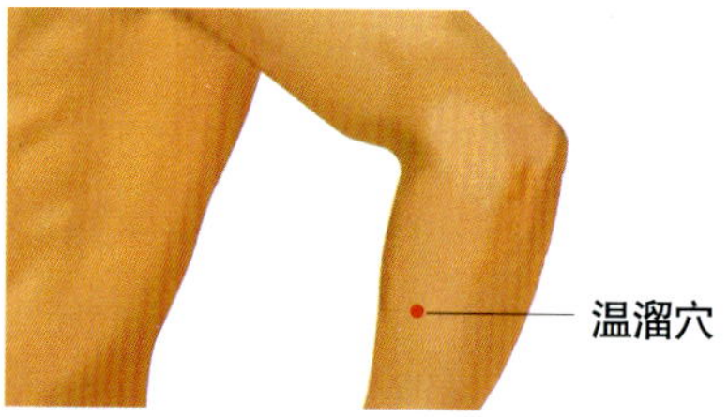

上廉穴

位置：屈肘，在前臂背面桡侧，当阳溪与曲池的连线上，肘横纹下3寸。

主治：半身不遂、肩臂酸痛、手臂麻木、腹痛、肠鸣。

手法：按揉5～10次。

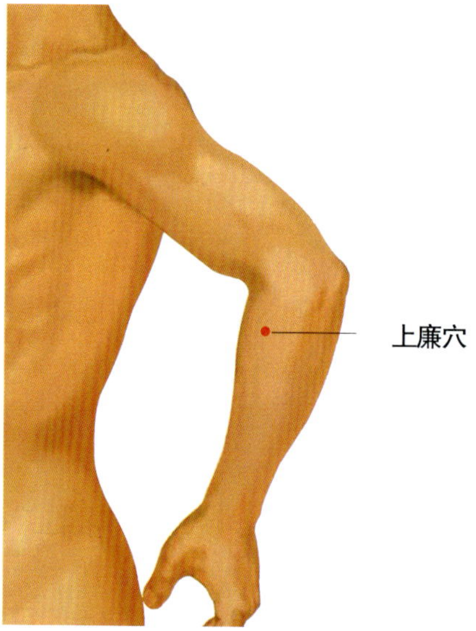

手三里穴

位置：屈肘在前臂背面桡侧，当阳溪与曲池的连线上，肘横纹下2寸。

主治：腹痛、腹泻、上肢不遂，弹拨此穴可消除针刺不当所产生的酸胀感。

手法：可按揉、推拿5～10次。

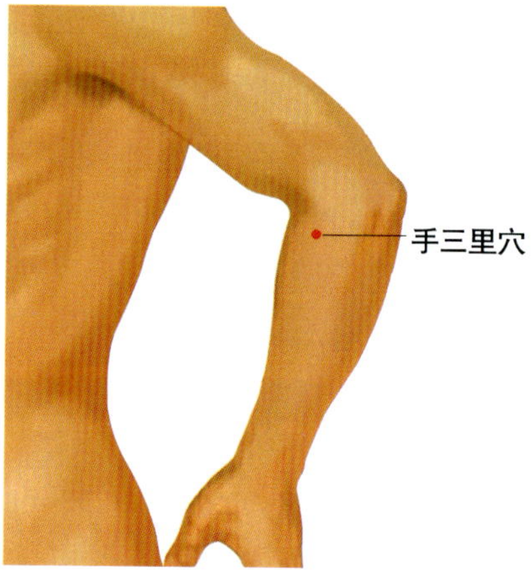

肘髎穴

位置：在臂外侧，屈肘，曲池上方1寸，当肱骨边缘处。

主治：肘臂部酸痛、麻木、挛急。

手法：推拿、按揉5～10次。

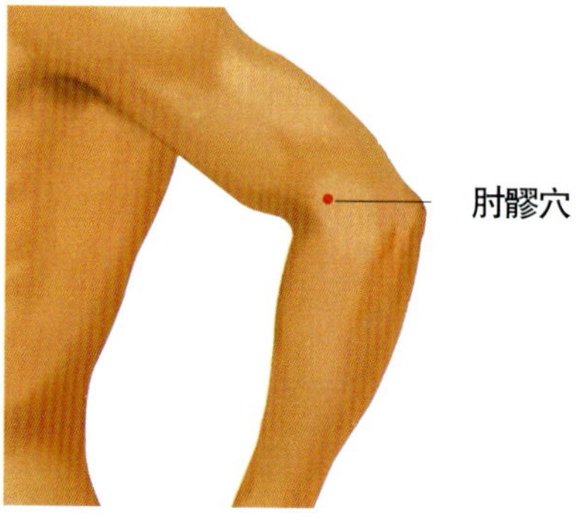

扶突穴

位置：在颈外侧部，胃经人迎

穴的外侧约二横指，当胸锁乳突肌前、后缘之间，与甲状软骨喉结相平处。

主治： 咳嗽、气喘、咽喉肿痛、暴喑、瘿气、瘰疬。

手法： 中指和食指并拢，以指腹按压该穴，每次1～3分钟。

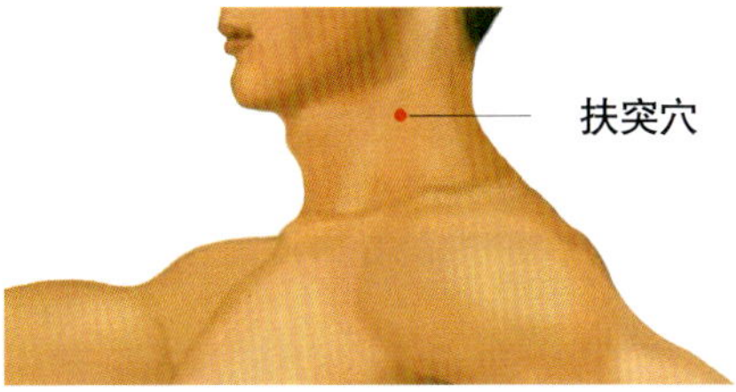

常见病对症治疗

手阳明大肠经络肺，并与胃经有直接联系，因此，该经主治胃、肠、神经方面病症，某些热性病，眼、耳、口、牙、鼻、咽喉等器官以及本经脉所过部位之病症。倘若发现自己罹患这类疾病，不妨结合具体穴位，对症治疗。

按摩、针刺扶突穴治疗哮喘

传统医学认为：肺为气之主，肾为气之根。当哮喘病发作时，肺道不能主气，肾虚不能纳气，则气逆于上，而发于喘急。呼吸严重困难时，会出现起床后若不坐着就无法呼吸、咳嗽及咳痰等情形。脾为生化之源，脾虚生痰，痰阻气道，故见喘咳、气短。因此，哮喘病是肾、肺、脾三虚之症。

扶突： 在颈外侧部，结喉旁，当胸锁乳突肌前、后缘之间。

经络疗法

（1）按摩：扶突穴具有治疗咳嗽、气喘、咽喉肿痛功能，可以用中指和食指并拢，以点按法按压该穴，每次1~3分钟。

（2）针刺：直刺0.5～0.8寸。

按摩、针刺迎香穴治疗鼻出血

鼻出血，是临床常见症状之一，多因鼻腔病变引起，也可由全身疾病引起，偶有因鼻腔邻近部位病变出血经鼻腔流出。鼻出血多数发生于鼻中隔前下部，该处有扩张的血管形成血管丛，称为鼻中隔易出血区，少数病例出血部位在鼻腔后方或其他部位。鼻出血大多数为一侧性，出血量可以很少，亦可为动脉性大量出血，甚至发生休克。

迎香： 在鼻翼外缘中点旁，当鼻唇沟中间。

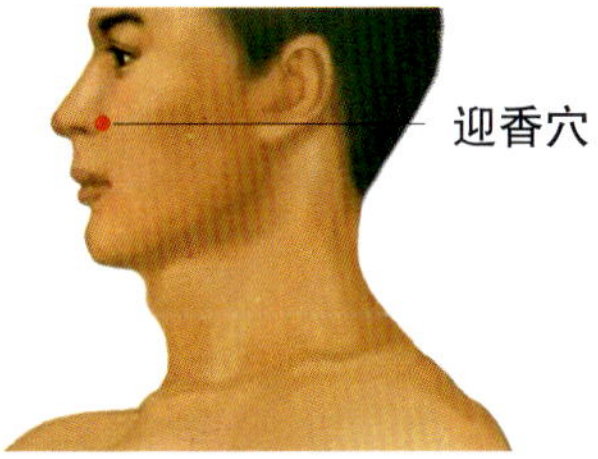

经络疗法

（1）按摩：迎香穴在鼻翼外缘中点。对其每日按揉50～100次。按摩的时候可以配合巨髎穴，效果更佳。巨髎穴在瞳孔直下，鼻唇沟外侧，与鼻翼下缘相平。按摩时将双手食指指腹放于左右穴位，对称地进行按揉。先迎香，后巨髎，每穴5分钟，早晚各1次。还可以把按摩范围扩大，将两手食指或中指的指腹面放在鼻翼的两侧，沿鼻梁向上摩揉，可以到两眉之间，向下可以到鼻翼旁。注意按压要适度，最好由轻渐重。这样每天来回摩擦50次，有预防感冒、宣通鼻窍、防止鼻出血的作用。

（2）针刺：迎香穴斜刺或平刺0.3～0.5寸。

按摩、温灸手三里穴治疗腹泻

腹泻是指排便次数明显超过平日习惯的频率，粪质稀薄，水分增加，每日排便量超过200克，或含未消化食物或脓血、黏液。腹泻常伴有排便的急迫感、肛门不适、失禁等症状。

腹泻不是一种独立的疾病，而是很多疾病的一个共同表现，它同时可伴有呕吐、发热、腹痛、腹胀、黏液便、血便等症状。一般由饮食失调、急性感染、食物中毒所引起。

手三里：在前臂背面桡侧，当阳溪与曲池连线上，肘横纹下2寸处。

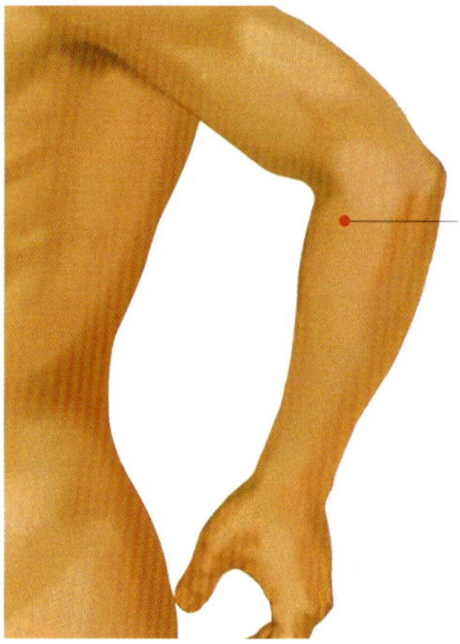

经络疗法

（1）按摩：手三里穴具有主治腹泻、腹痛功效，取此穴位时应让患者采用正坐、侧腕、伸直前臂、屈肘的取穴姿势，该穴位于前臂，手肘弯曲处向前三指处，在阳溪与曲池连线上，用手按疼痛之处。可每日对其按揉、推拿5～10次。

（2）温灸：用温灸方法刺激该穴，陈艾尤佳。

按摩、温灸曲池穴治疗高血压

高血压是指在静息状态下动脉收缩压和/或舒张压增高（≥140/90mmHg），常伴有脂肪和糖代谢紊乱以及心、脑、肾和视网膜等器官功能性或器质性改变，以器官重塑为特征的全身性疾病。据中医理论及民间使用证明：高血压属热证，石膏性大寒，用石膏枕头，以寒克热，能自然调节脑神经和人脑正常温度，使脑血管正常工作，可有效地控制血压升高，长期坚持使用，能将血压逐步降低至正常水平。

曲池： 在肘横纹外侧端，屈肘，当尺泽与肱骨外上髁连线中点。

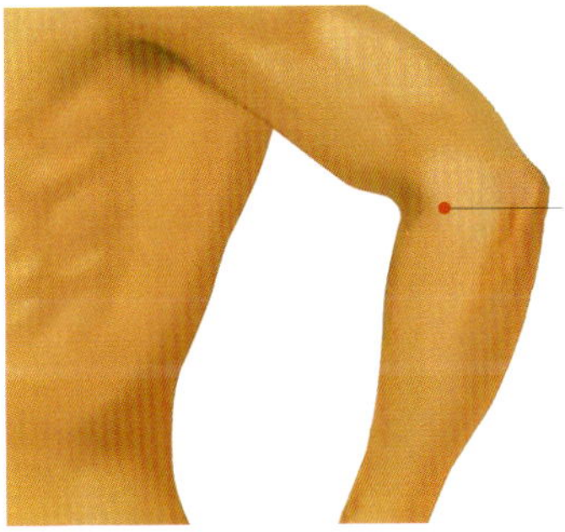

经络疗法

（1）按摩：曲池穴具有主治腹痛、呕吐、癫狂、高血压功效，屈肘成直角，在肘横纹外侧端与肱骨外上髁连线中点。完全屈肘时，当肘横纹外侧端处。可对该穴每日推拿、按揉5～10次。

（2）温灸：可以对曲池穴进行温灸处理，陈艾尤佳，至发热即可。

此外，梳头可促进头部血液循环，疏通经脉。所以，每天早、中、晚各梳头1次，用力适中，头皮各部全部梳理一遍，每次2~3分钟。也可以用手替代，将两掌自前额像梳头样向脑部按摩，至后颈时两掌手指交叉以掌根挤压后颈，有降压的作用。如果配合推发效果就更好一些。具体做法是，两手虎口相对分开放在耳上发际，食指在前，拇指在后，由耳上发际推向头顶，两虎口在头顶上会合时把发上提，反复推发10次，操作时稍用力。

按摩、针刺商阳穴治疗手指麻木

手脚麻木指不觉痛痒、麻木不适。轻者指（趾）端麻木，重者可延伸至整个手掌及足部、四肢，甚至全身。感觉麻木困胀、屈伸不利、运动不灵活，“蚂蚁爬一样”或“针刺样感觉”，部分患者有“袜子”、“袖套”型异常感觉，自觉皮肤变厚一样，感觉迟钝。多因风湿入络，或气虚兼有湿痰、瘀血阻滞所致。造成手指麻木的原因很多，主要表现为上肢神经卡压、颈椎病、中风、更年期综合征等几种类型。

麻木症属气血的病变，以气血亏虚为本，风寒湿邪及痰、瘀为标。麻木病因虽有多端，而其病机皆为气血不能正常运行流通，以至皮肉经脉失养所致。气血不足、寒气阻滞、血脉不通、气血不能濡养经络是麻木症的基础病因。

商阳：在手食指末节桡侧，距指甲角0.1寸。

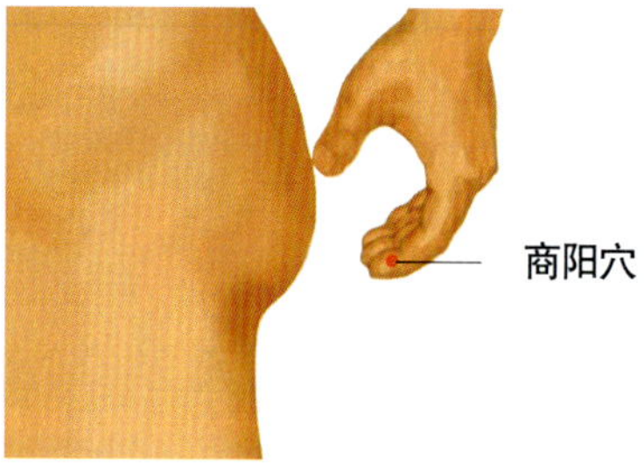

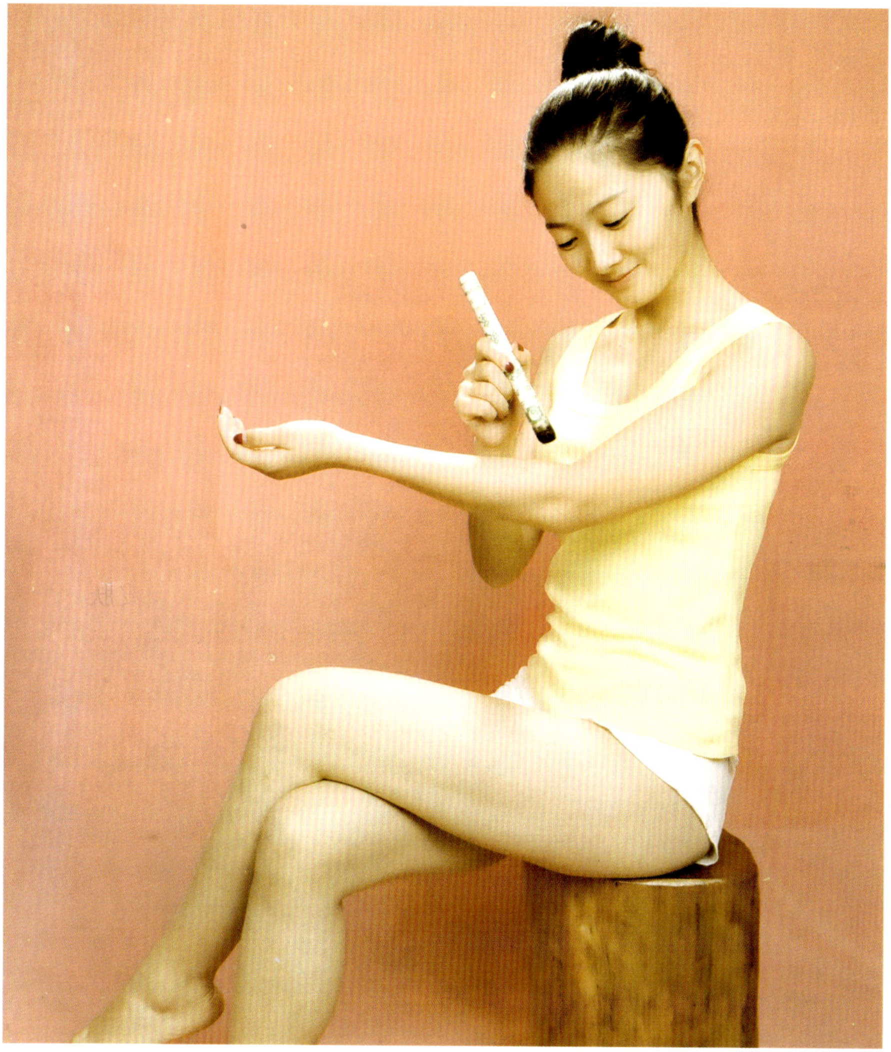

第三节 足少阳胆经

经络图解

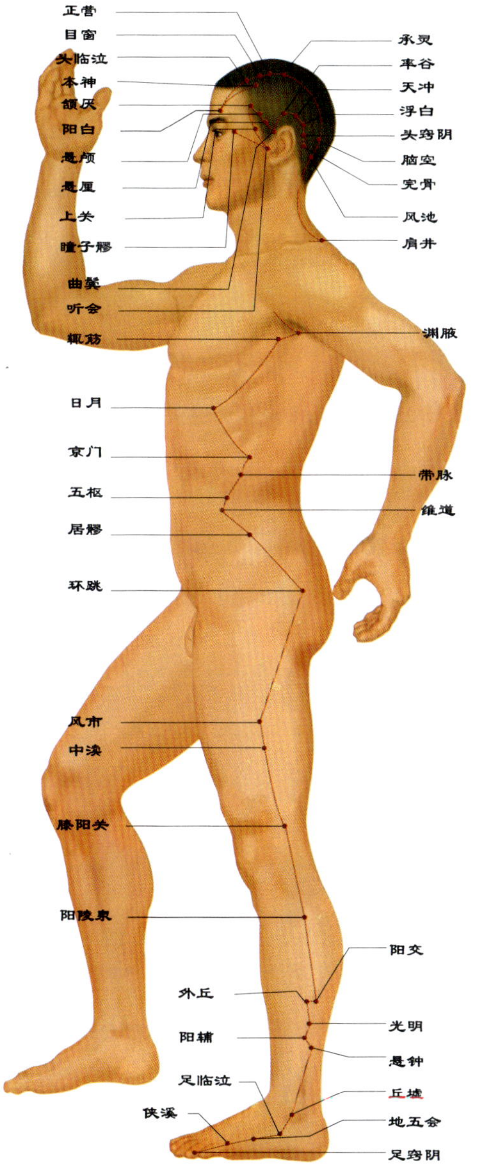

简　介

足少阳胆经共44个穴位，首穴瞳子髎末穴足窍阴，15个穴位分布在下肢的外侧面，29个穴位在臀、侧胸、侧头部。

经脉循行路线

起于眼睛外侧的瞳子髎穴分为2支，体表一支下行到耳后，再折回上行，经额部至眉上，又向后折至风池穴，沿颈下行至肩上，向下经过腰部，沿腿部外侧下行到第四趾外侧。体内一分支从耳后进入体内，向下穿过膈肌，经过肝、胆，交于足厥阴肝经。

联系脏腑

胆、肝。

功效与主治

足少阳胆经主治“胆”方面所发生的病症，本经异常变动就表现为：嘴里发苦，喜嗳气，胸胁痛不能转侧，甚则面部像蒙着微薄的灰尘，身体没有脂润光泽，小腿外侧热，如果足少阳部分的气血阻逆，会有厥冷、麻木、酸痛等症。

主治：偏头痛、颞痛、眼睛外眦痛、缺盆中肿痛、腋下肿、疟疾、半身不遂、失眠、精神疾病、各骨节酸痛、小趾侧的次趾不好运用等。

疏通方法

用按摩、拍打、拔罐、刮痧、艾灸来刺激足少阳胆经上的穴位，可以提升内脏功能和新陈代谢能力，有效治疗偏头痛、肩背痛、感冒、失眠等病症。

练习八段锦也可以有效疏通足少阳胆经。练习瑜伽中的勇士变化式能够锻炼大腿以及小腿的肌肉伸展能力，瑜伽中的桥式能锻炼脚踝与脚背的肌肉。

食疗打通经脉

萝卜炖猪肺：猪肺挑除血丝气泡，洗净，切成小块；白萝卜洗净，切块；杏仁洗净，去皮；将猪肺、白萝卜、杏仁一同放入砂锅中，注入清水600毫升，加入姜丝，烧开后，挑去浮沫，小火炖1小时，放入精盐、味精，淋麻油调匀即可。

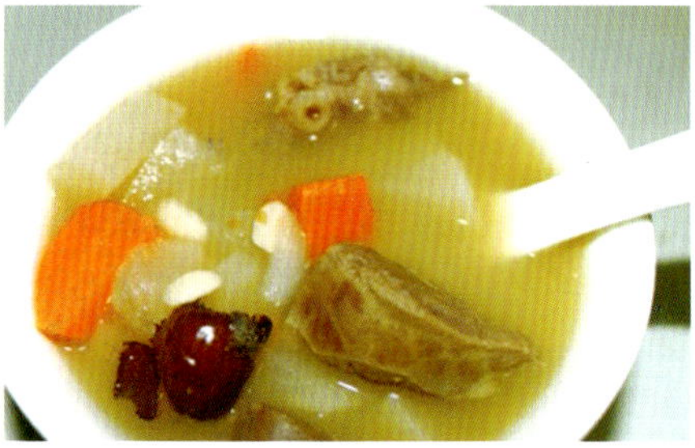

穴位详解

瞳子髎穴——活血明目之养生大穴

主治：（1）对一切眼疾——目

赤、肿痛、角膜炎、屈光不正、青光眼等病症，有特效。（2）对于头痛、三叉神经痛、颜面神经痉挛及麻痹等病症，长期按压会有很好的调理保健效能。

位置： 属足少阳胆经经脉的穴道，在眼外角外侧约5分处。在眼眶骨外缘凹陷中取之。

简易取穴法： 端坐，两手屈肘朝上，手肘弯曲、支撑桌上，五指朝天，掌心向着自己。以两手大拇指置于头部侧边，太阳穴斜下、前方，两大拇指相对用力垂直按穴位即是。

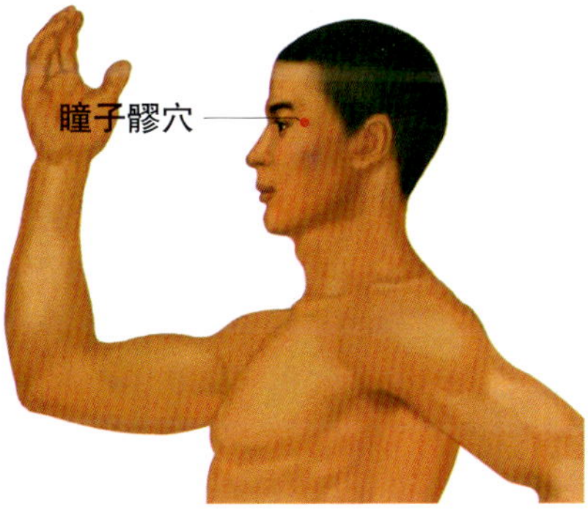

手法： 1. 按摩：两大指相对用力垂直揉按瞳子髎穴，有酸、胀、痛的感觉。每天早晚各揉按一次，每次左右各（或双侧同时）揉按1～3分钟；2. 拍打：四指并拢用掌拍法拍打20下；3. 瑜伽：每天坚持练习侧三角扭转式。

风池穴——醒脑止痛之养生大穴

主治： （1）本穴能清热醒脑，在美容院、理发厅工作人员，大都会在剪发、洗头后，为顾客附带按压此穴，有很好的醒脑、明眼功效。

（2）对感冒、头痛、头晕、中风、热病、颈项强痛、眼病、鼻炎、耳鸣、耳聋、咽喉疾患等病症，长期按压此穴会有很好的调理保健效能。

位置： 属足少阳胆经经脉的穴道，在耳后乳突后下缘，即耳后颞须后脑空下，发际凹陷下。

简易取穴法： 正坐，举臂抬肘，肘约与肩同高，屈肘向头，双手置于耳后，掌心向内，指尖朝上，四指轻扶头（耳上）两侧。大拇指指腹位置的穴位即是。

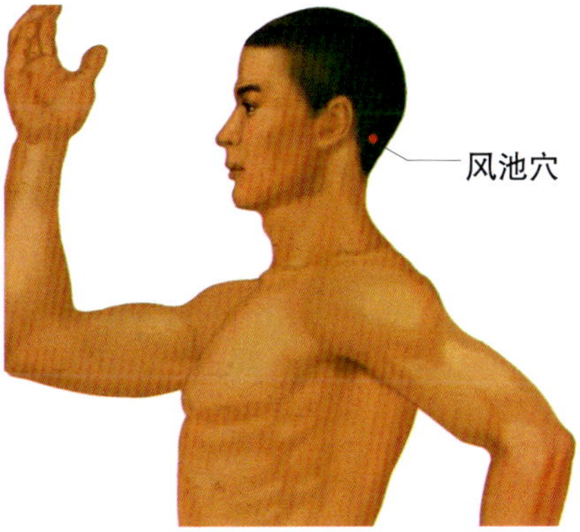

手法： 1. 按摩：用大拇指指腹，由下往上揉按穴位，有酸、

胀、痛的感觉，重按时鼻腔有酸胀感。每天早晚各揉按一次，每次左右各（或双侧同时）揉按1～3分钟；2. 刮痧：面刮法30次左右即可，刮至头皮有发热感为宜；3. 瑜伽：每天坚持练习桥式。

肩井穴——通经行气之养生大穴

主治：（1）五劳七伤、头颈强痛、颈项不得回顾、肩背疼痛等。（2）对乳腺炎、难产、功能性子宫出血、产后子宫出血、神经衰弱、半身不遂、脚气、狐臭等病症，长期按压会有很好的调理保健效能。

位置：属足少阳胆经经脉的穴道，在肩上陷凹中，缺盆（大骨前）上一寸半，以三指按之，当中指下陷处是穴。

简易取穴法：正坐，交抱双手，掌心向下，放在肩上，以中间三指放在肩颈交会处，中指指腹所在位置的穴位即是。

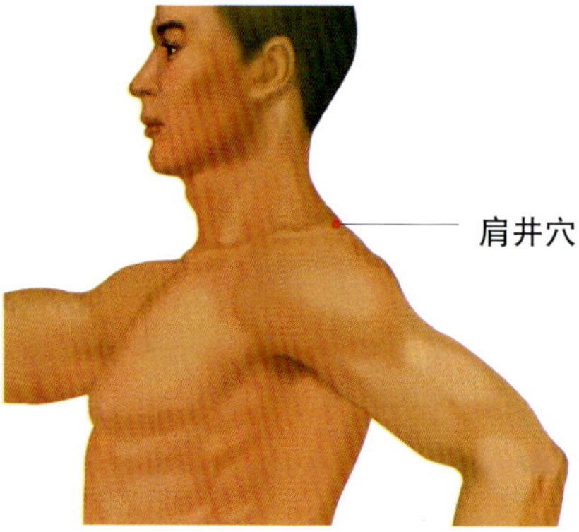

手法：1. 按摩：以中间三指放在肩颈交会处，用中指指腹向下揉按，会有特殊酸麻、胀痛的感觉。每天早晚各按压一次，每次左右各（或双侧同时）按压1～3分钟；2. 拔罐：选择适宜体位，用闪火法将火罐吸拔在穴位上，留罐30分钟；3. 气功：每天坚持练习八段锦。

环跳穴——通络止痛之养生大穴

主治：（1）对腰、背、腿痛，坐骨神经痛等病症特效。（2）对下肢麻痹，腰部、大腿、膝部等处的风疹、脚气等病症，长期按压，会有很好的调理保健效能。

位置：属足少阳胆经经脉的穴道。侧卧，屈上腿，伸下腿，当股骨大转子高点与髓骨裂孔连线的外1/3和内2/3交界点是穴，或并足而立，臀部有陷凹处是。

简易取穴法：自然站立，或侧卧，伸下足，屈上足，同侧手插臀上，四指在前，大拇指指腹所在位置的穴位即是。

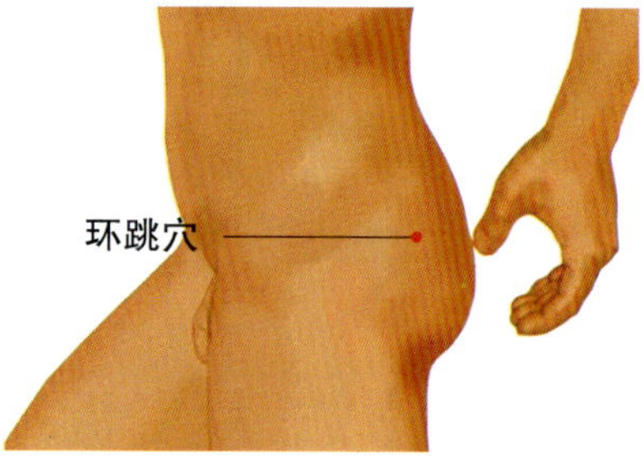

手法：1. 按摩：同侧手插腿臀上，四指在前，用大拇指指腹，稍用力按摩。每次左右各按压3～5分钟。先左后右或先按健侧，再按患侧；2. 刮痧：俯卧，用推刮法轻刮60次；3. 气功：每天坚持练习八段锦。

风市穴——疏筋祛湿之养生大穴

主治：（1）对腿膝酸痛、腰重起坐难等病症有特效。（2）下肢神经麻痹、脚气、股外神经炎、遍身瘙痒、半身不遂等病症，长期按压此穴，能有很好的调理保健效能。

位置：属足胆经经脉的穴道，在膝外两筋间，大腿外侧中线上，直立垂手，两手附着大腿外侧，约当中指指尖所点凹陷处。

简易取穴法：直立，或侧卧，手自然下垂，手掌轻贴大腿中线如立正状。中指指腹所在位置的穴位即是。

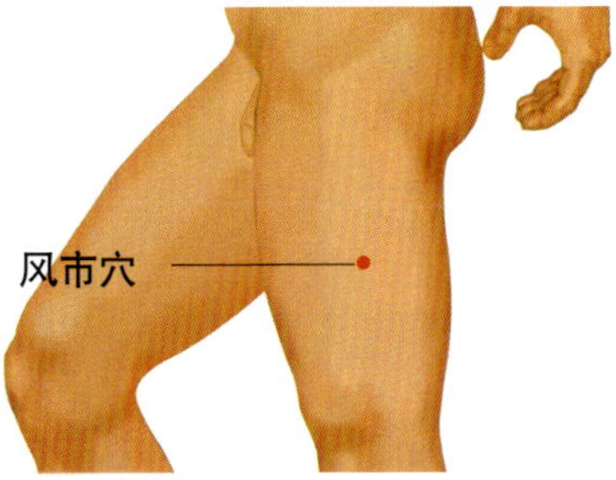

手法：1. 按摩：以中指指腹垂直下压穴位，有酸、胀、麻等感觉。每次左右各按压1～3分钟。先左后右，或两侧同时揉按；2. 拔罐：侧卧，用闪火法将火罐吸拔在穴位上，留罐30分钟；3. 瑜伽：每天坚持练习勇士变化式。

阳陵泉穴——疏泄肝胆之养生大穴

主治：（1）对抽筋、筋骨僵硬、酸痛有特效。（2）也是联合国世界卫生组织认定的调理习惯性便秘的主要穴道之一。（3）利肝胆、清湿热、强筋骨、治疗胃溃疡的特效穴。（4）对肝炎、胆石病、肋间神经痛、肩关节痛、膝关节痛、下肢麻木瘫痪等病症，长期按压此穴，会有很好的调理保健效能。

位置：属足少阳胆经经脉的穴道，在膝下一寸外侧尖骨前的凹陷处。

简易取穴法：正坐，垂足，约成90°，上身稍前俯，用右手手掌轻握左腿膝盖前下方，四指向内，大拇指指腹所在位置的穴位即是。

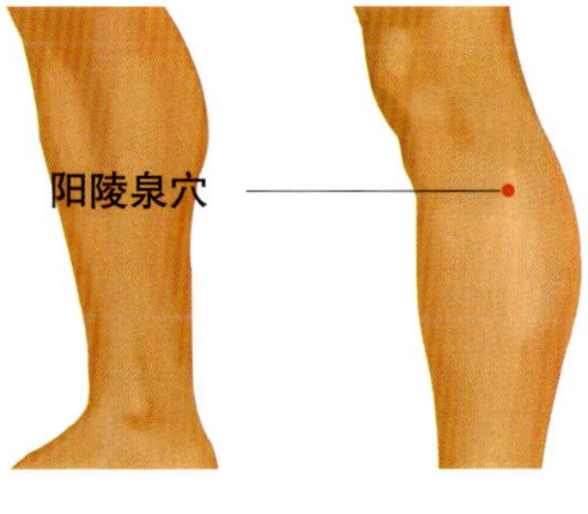

手法： 1. 按摩：弯曲大拇指，指腹垂直揉按穴道，有酸、胀、痛的感觉。每次左右各揉按1～3分钟，先左后右；2. 拍打：用拳拍法拍打30次；3. 瑜伽：每天坚持练习勇士变化式。

足临泣穴——运化气血之养生大穴

主治：（1）此穴位对头痛、目外眦痛、目眩、瘰疬、胁肋痛、疟疾、中风偏瘫、痹痛不仁、足跗肿痛、胆经头痛、腰痛、肌肉痉挛、眼疾、结膜炎、中风、神经官能症等疾病，都具有良好的疗效。（2）经常按摩这个穴位还能治疗女性的乳房疾病，如乳腺炎、乳腺增生、退乳等。

位置： 这个穴位在足背的外侧，第四趾和小趾跖骨的夹缝中。

简易取穴法： 正坐，垂足，抬左足翘置于座椅上，伸左手，轻握左脚趾，四指在下，弯曲大拇指，用指甲垂直轻轻掐按穴位即是。

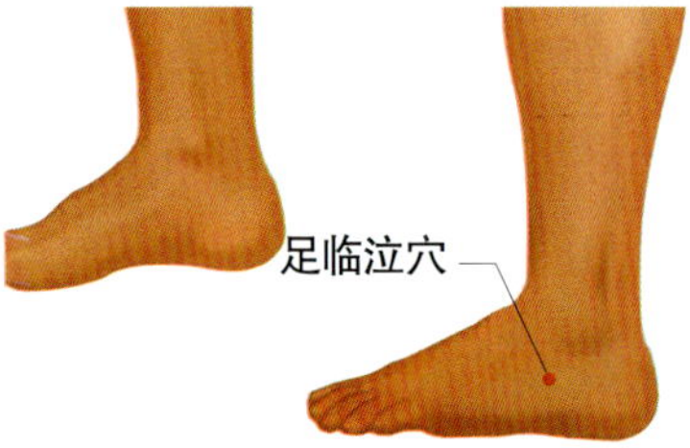

手法： 1. 按摩：用大拇指指腹揉按穴位，有酸、胀、痛的感觉。每次左右各揉按1~3分钟，先左后右；2. 艾灸：艾条温和灸，灸10～15分钟，隔日1次；3. 瑜伽：每天坚持练习桥式。

听会穴

位置： 位于面部，当耳屏间切迹的前方，下颌骨髁突的后缘，张口凹陷处。

主治： 耳鸣、耳聋、流脓、齿痛、下颌脱臼、口眼㖞斜、面痛、头痛。

手法： 用拇指或中指指端按揉50～100次。

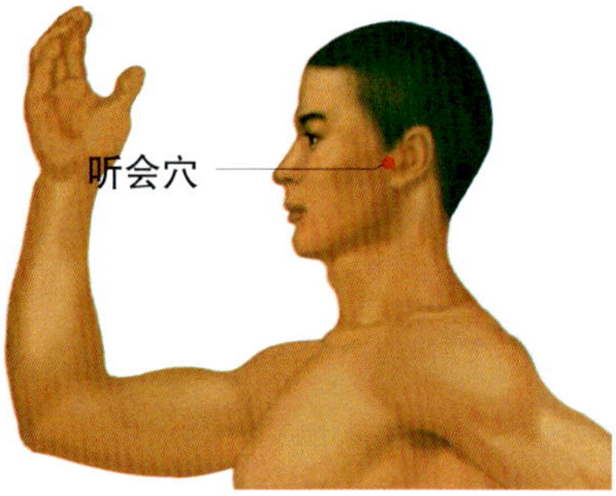

悬厘穴

位置： 位于头部鬓发上，当头维与曲鬓弧形连线的上3/4与下1/4交点处。

主治： 偏头痛、面肿、目外眦痛、耳鸣、上齿痛。

手法：用拇指指端按揉30～60次。

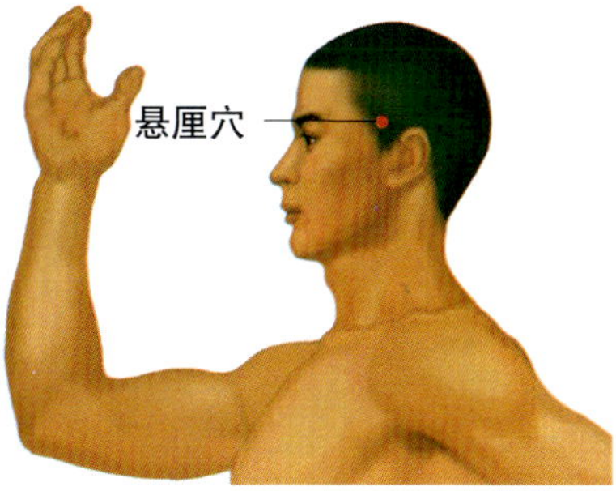

曲鬓穴

位置：位于头部，在耳前鬓角发际后缘垂线与耳尖水平线交点处。

主治：偏头痛、颔颊肿、牙关紧闭、呕吐、齿痛、目赤肿痛。

手法：拇指指端按揉30～50次。

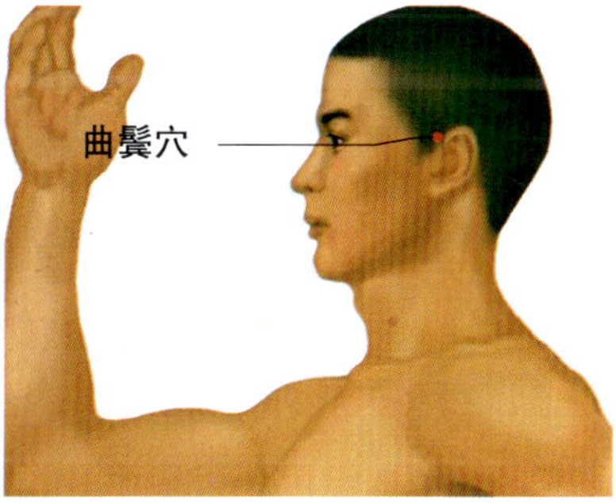

率谷穴

位置：位于头部，当耳尖直上入发际1.5寸，角孙直上方。

主治：头痛、眩晕、呕吐、小儿惊风等。

手法：用拇指指端推擦30～50次。

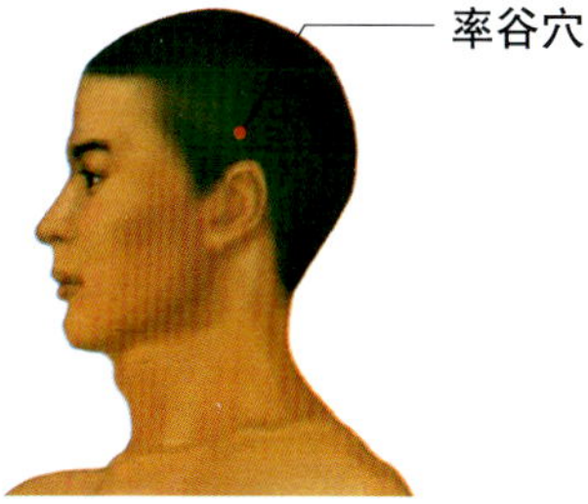

天冲穴

位置：位于头部，当耳根后缘直上入发际2寸，率谷后0.5寸。

主治：头痛、齿龈肿痛、癫痫、惊恐、瘿气。

手法：用拇指指端按揉30～50次。

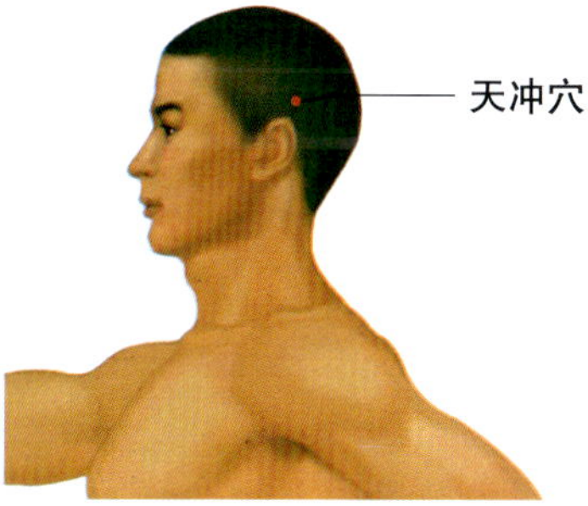

浮白穴

位置：位于头部，当耳后乳突的后上方，天冲与完骨的弧形连线的中1/3与上1/3交点处。

主治：头痛、颈项强痛、耳鸣、耳聋、齿痛、瘰疬、瘿气、臂痛不举、足痿不行。

手法：用拇指指端按揉30～50次。

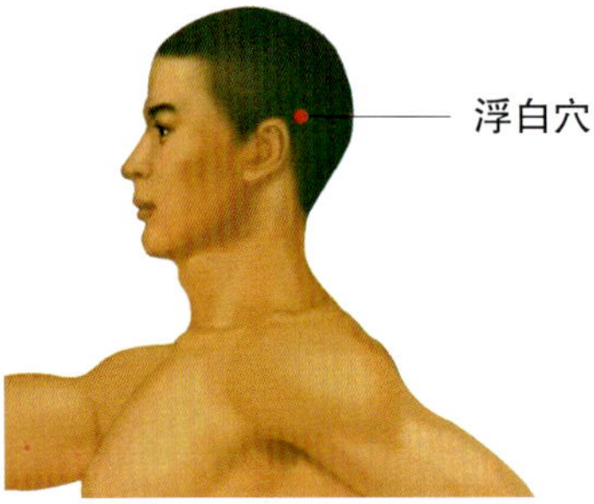

完骨穴

位置： 位于头部，耳后乳突的后下方凹陷处。

主治： 头痛、颈项强痛、颊肿、喉痹、龋齿、口眼㖞斜、癫痫、疟疾。

手法： 用拇指指端或螺纹面按揉30～50次。

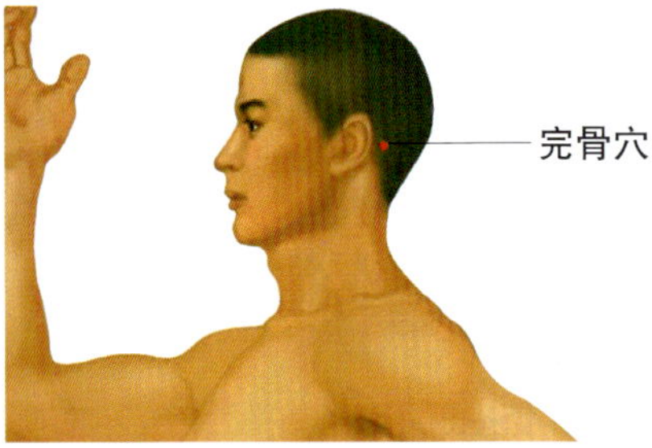

本神穴

位置： 位于头部，前发际上0.5寸，神庭旁开3寸，神庭与头维连线的内2/3与外1/3交点处。

主治： 头痛、目眩、癫痫、小儿惊风、胸胁痛、半身不遂。

手法： 双手中指分别在同侧穴位按摩30～60次。

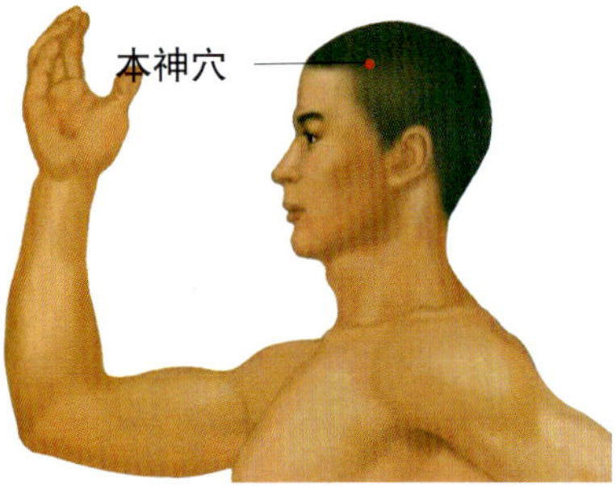

头临泣穴

位置： 位于头部，当瞳孔直上入前发际0.5寸，神庭与头维连线的中点处。

主治： 头痛、目眩、目赤痛、流泪、目翳、鼻塞、鼻渊、耳聋、小儿惊痫、热病；配阳谷、腕骨、申脉治风眩。

手法： 用拇指指端按揉30～50次。

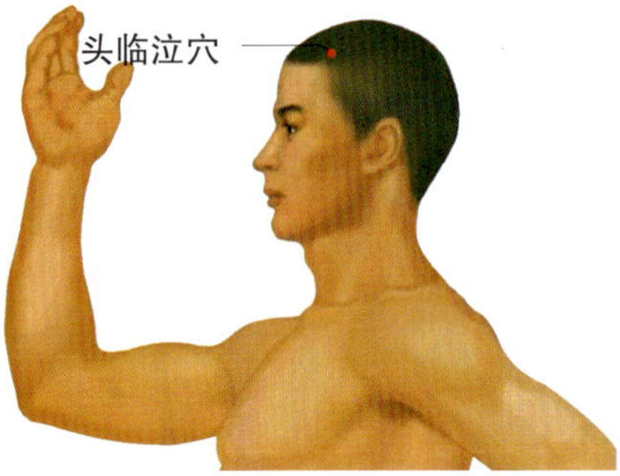

常见病对症治疗

本经主治胸胁、肝胆病症、热性病、神经系统病症和头侧部、眼、耳、咽喉病症以及本经脉所经过部位之病症。倘若发现自己罹患这类疾病，不妨结合具体穴位，对症治疗。

按摩、温灸悬钟穴治疗脚气

脚气，中医称之为“脚弱”。因外感湿邪风毒，或饮食厚味所伤，积湿生热，流注腿脚而致病。其症先见腿脚麻木、酸痛、软弱无力、或挛急、或肿胀、或萎枯、或发热，继而入腹攻心、小腹不仁、呕吐不食、心悸、胸闷、气喘、神志恍惚、语言错乱等。治宜宣壅逐湿为主，或兼祛风清热，调血行气等法。

（1）按摩：悬钟穴具有主治项强、痔疮、脚气的功效。该穴在外踝尖上3寸，腓骨前缘。可对其每日按揉30~50次。

（2）温灸：可以对悬钟进行温灸处理，至发热即可。

悬钟：在小腿外侧，当外踝尖上3寸，腓骨前缘。

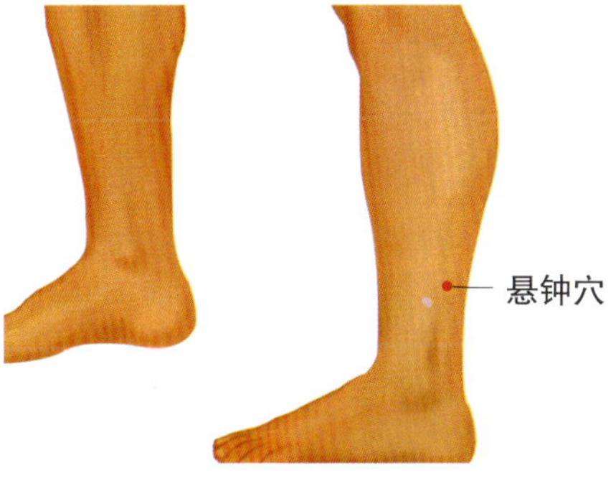

按摩、温灸肩井穴治疗落枕

落枕或称“失枕”，是一种常见病，好发于青壮年，以冬春季多见。落枕的常见发病经过是入睡前并无任何症状，晨起后却感到颈背部明显酸痛，颈部活动受限。落枕病因主要有两个方面：一是感受风寒，如盛夏贪凉，使颈背部气血凝滞，睡眠时受寒，筋络痹阻，以致僵硬疼痛，动作不利。二是肌肉扭伤，如夜间睡眠姿势不良，头颈长时间处于过度偏转的位置；或因睡眠时枕头不合适，使头颈处于过伸或过屈状态，时间较长即可发生静力性损伤，使伤处肌筋强硬不和、气血运行不畅、局部疼痛不适、动作明显受限等。

肩井：在肩上，前直乳中，当大椎与肩峰端连线的中点上。

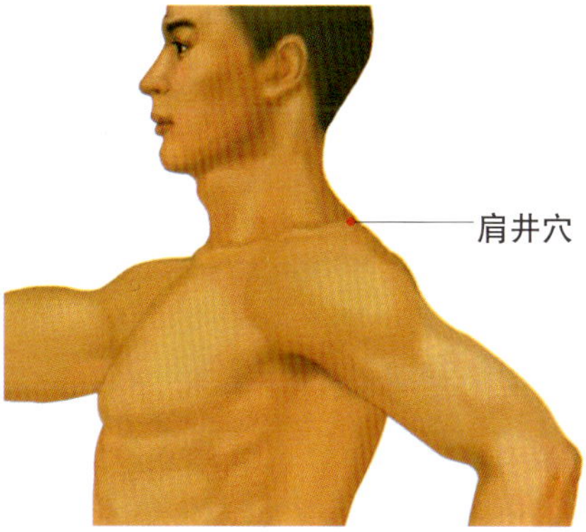

经络疗法

（1）按摩：肩井穴具有主治牙

痛、滞产、落枕等疾病功效，此穴位于人体的肩上，前直乳中，当大椎与肩峰端连线的中点，即乳头正上方与肩线交接处。可以对该穴每日按揉30～50次。

（2）温灸：经络通穴位按摩油，持扶阳罐温灸该穴位，时间为3～5分钟，让罐体的红外线及磁场刺激该穴位即可。

此外，还可以立落枕者身后，用一指轻按颈部，找出最痛点，然后用一拇指从该侧颈上方开始，直到肩背部为止，依次按摩，对最痛点用力按摩，直至感明显酸胀即表示力量已够，如此反复按摩2～3遍，再以空心拳轻叩按摩过的部位，重复2～3遍。

按摩、温灸丘墟穴治疗疟疾

疟疾又名打摆子，是由疟原虫经蚊叮咬传播的传染病。《黄帝内经·素问》中即有《疟论篇》和《刺论篇》等专篇论述疟疾的病因、症状和疗法，并从发作规律上分为“日作”、“间日作”与“三日作”。

临床以周期性寒战、发热、头痛、出汗和贫血、脾大为特征。典型的疟疾一般先有明显的寒战、全身发抖、面色苍白、口唇发绀，寒战持续10分钟至2小时，接着体温迅速上升，常达40℃或更高，面色潮红，皮肤干热，烦躁不安，高热持续2~6小时后，全身大汗淋漓，大汗后体温降至正常或正常以下。

丘墟：在外踝的前下方，当趾长伸肌腱的外侧凹陷处。

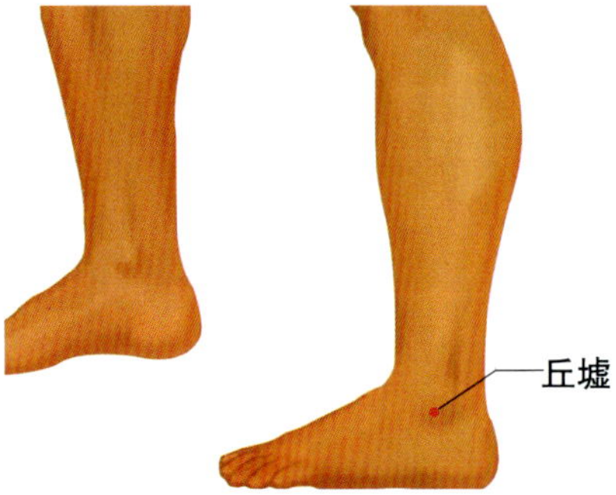

经络疗法

（1）按摩：丘墟穴具有主治胸胁肋痛、疟疾的功效，取穴时，可采用仰卧的姿势，该穴位于足外踝的前下方，当趾长伸肌腱的外侧凹陷处。可以点按该穴10～30次。

（2）温灸：可以对丘墟穴进行温灸处理，至发热即可。

按摩、温灸足窍阴穴治疗胁痛

胁指侧胸部，为腋以下至第十二肋骨部的统称。胁痛是以一侧或两侧胁肋部疼痛为主要表现的病症。胁痛多由肝气郁结、瘀血停着、肝胆湿热、肝阴不足等造成。其病变主要在肝胆。除气滞血瘀、直伤肝胆外，也和脾、胃、肾有关。

胀痛多属气郁，且疼痛呈游走无定；刺痛多属血瘀，而痛有定处；隐痛多属阴虚，其痛绵绵；湿热之胁痛，多以疼痛剧烈，且伴有口苦苔黄。

足窍阴：在第四趾末节外侧，距趾甲角0.1寸。

经络疗法

（1）按摩：足窍阴穴具有主治耳聋、头痛、胁痛的功能。正坐垂足或仰卧位，在第四趾外侧，距趾甲角0.4寸处取穴。可以对该穴用拇指指甲每日掐按5～10次。

（2）温灸：可以对足窍阴穴直接进行温灸，或啄灸或旋灸。

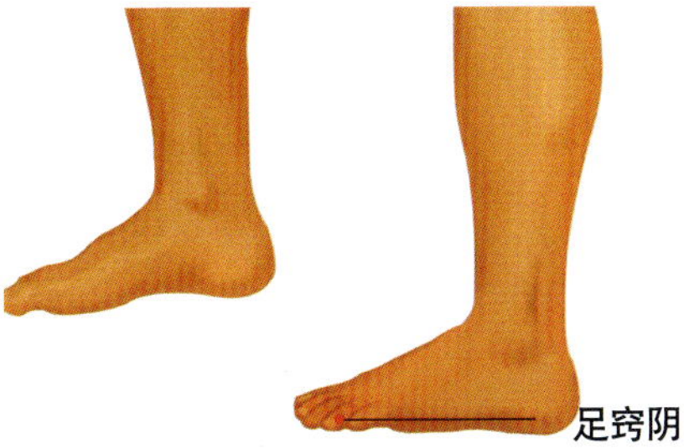

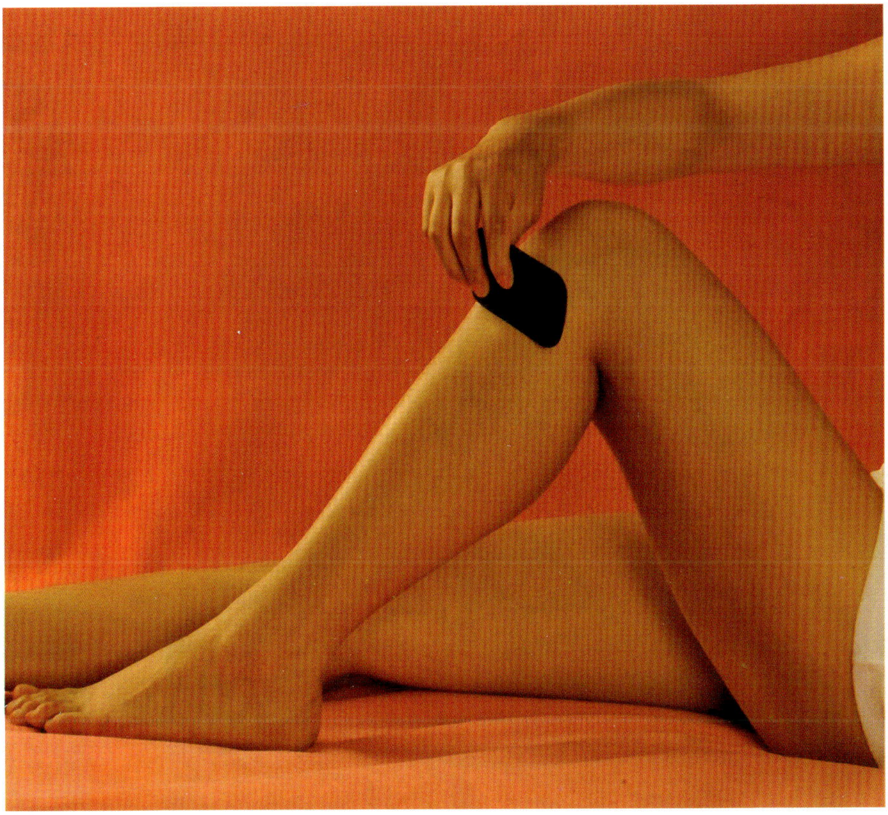

第四节 手少阳三焦经

经络图解

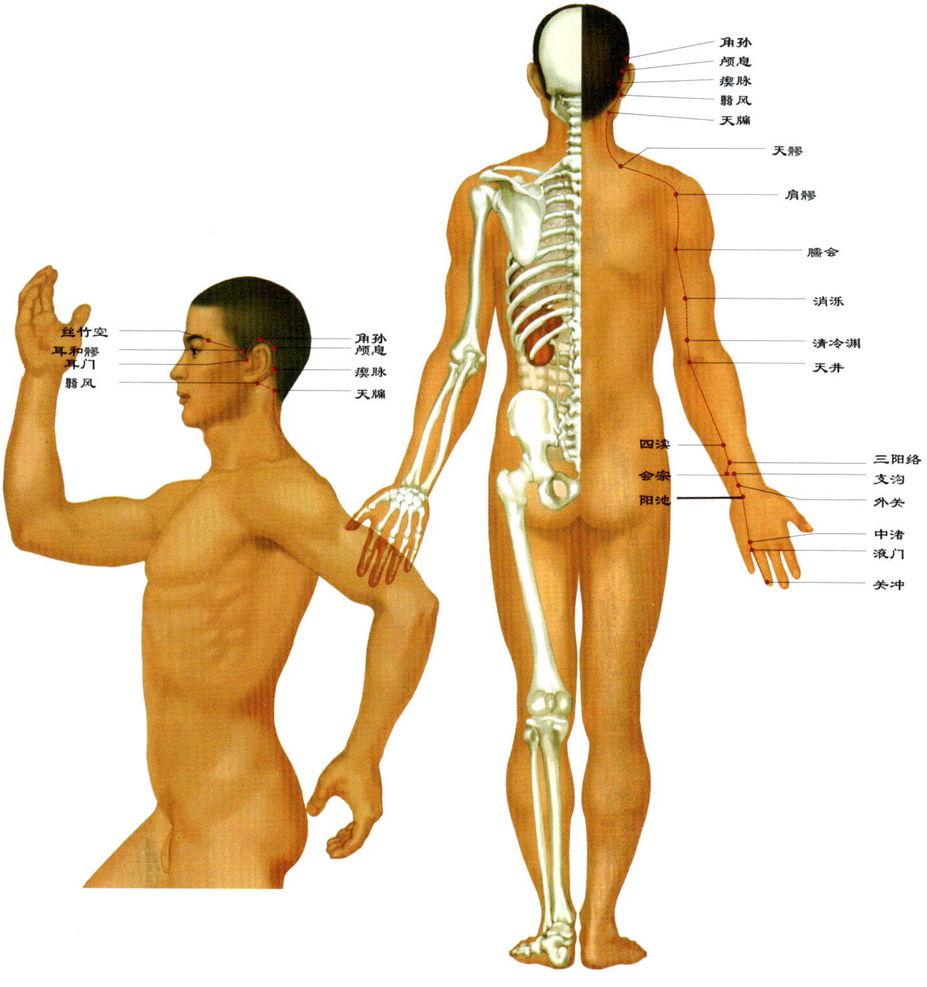

简　介

手少阳三焦经共有23个穴位。首穴关冲末穴丝竹空，13个穴分布在上肢背面，10个穴在颈部、耳翼后缘、眉毛外端。

经脉循行路线

起始于无名指末端的关冲，沿着手臂外侧，向上通过肘尖，沿上臂外侧，向上通过肩部，进入体内在心包处分支。一支往下到达上、中、下三焦；一支从锁骨上窝出体表，绕过耳后，到眉梢，最后止于外侧的丝竹空。从太阳穴处还有一分支，到眼角与足少阳胆经相连。

联系脏腑

三焦、心包、肺。

功效与主治

手少阳三焦经上的穴位主治“气”方面所发生的病症，本经异常变动就表现为：耳聋、耳鸣、咽峡肿、喉咙痛。

手少阳三焦经主治的脏腑病有：胃脘痛、腹胀、呕恶、嗳气、食不下、黄疸、小便不利、烦心、心痛、失眠。经脉病：舌本强，股膝内肿、足大趾不用、身体皆重。

疏通方法

手少阳三焦经是调和脏腑的经脉，平时可以顺着经脉的走向拍打，以强化三焦经，同时还有理气、和胃、散寒的功效。还可以用按摩、拔罐、刮痧、艾灸的方法打通经络，能治疗偏头痛、手臂痛。

练习瑜伽中的拜月式和八段锦可以锻炼手少阳三焦经，预防肩颈僵硬、胸闷。

食疗打通经脉

扁豆炒豆干：豆腐洗净切长薄片，放入油锅炸1分钟，捞出控油，切小块薄片；黄豆泡发，放开水中煮熟；百合清洗干净，放开水中焯一下；扁豆择洗干净，红辣椒去籽去蒂并洗净切片；油锅置上烧热，放入花椒爆香，加入扁豆翻炒至五成熟，加入盐、酱油、黄豆、百合继续翻炒至熟。最后放入豆腐，翻炒均匀入味即可。

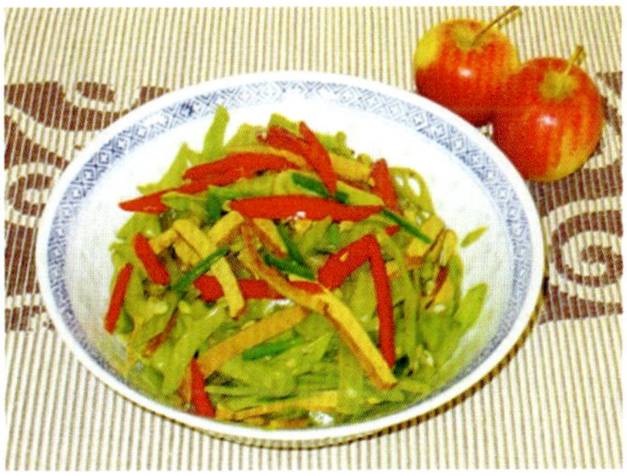

穴位详解

关冲穴——泄热开窍之养生大穴

主治：（1）对治喉炎、口干、

头痛、胸中气噎不嗜食、臂肘痛不可举、目生翳膜、视物不明等症状有特效。（2）结膜炎、耳聋、颊肿、前臂神经痛、五指疼痛、热病等病症，长期按压此穴，能有很好的调理保健效能。

位置：属手少阳三焦经经脉的穴道，穴在手无名指尺侧（外侧）端。指甲角旁约0.1寸。

简易取穴法：正坐，举臂屈肘，掌心朝下，在自己的胸前，用另手四指轻抬四指端，弯曲大拇指，以指甲尖掐按无名指指甲旁穴位即是。

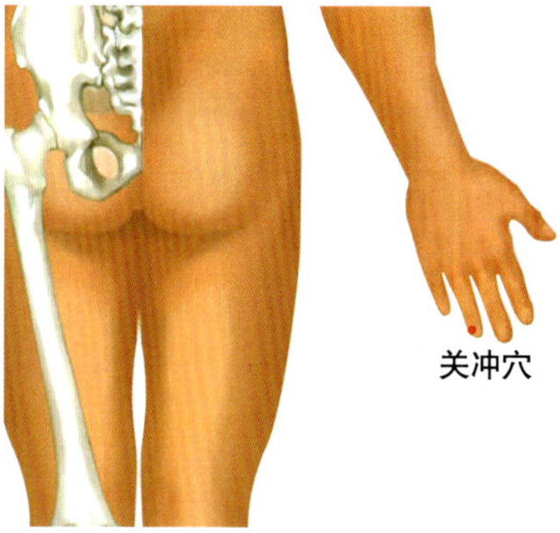

手法：1. 按摩：弯曲大拇指，以指甲尖掐按无名指指甲旁穴位。每天早晚各掐按一次，每次左右各掐按1～3分钟，先左后右；2. 艾灸：艾条温和灸，灸15～20分钟，每日1次；3. 气功：每天坚持练习八段锦。

液门穴——泻火清热之养生大穴

主治：（1）具有清火清热的特殊功能，对头痛、目眩、咽喉肿痛、眼睛赤涩、龋齿等病症有特效。（2）耳聋、耳鸣、手指肿痛、手臂痛等病症，长期按压此穴，会有很好的调理保健效能。

位置：属手三焦经经脉的穴道，在第四、五掌指关节与指蹼之间的中点处。

简易取穴法：正坐，伸手屈肘向自己胸前，掌心向下。轻握拳，用另一手轻扶小指侧掌心处，弯曲大拇指，用指尖或指甲尖垂直掐按穴位即是。

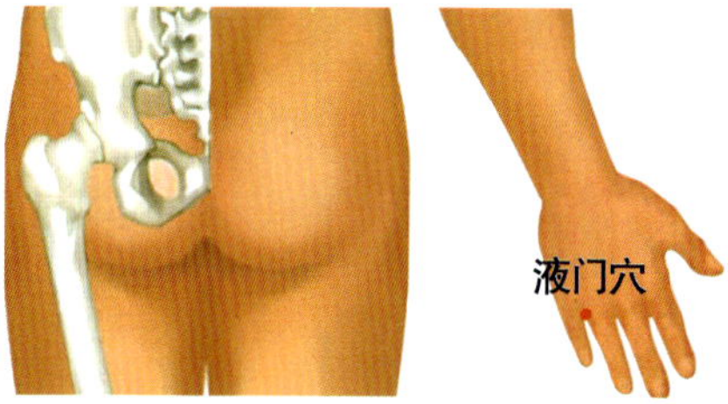

手法：1. 按摩：用拇指指尖或指甲尖垂直掐按穴位，有酸胀的感觉。每天早晚，左右各掐按一次，每次1～3分钟，先左后右；2. 艾灸：艾条温和灸，灸15～20分钟，每日1次；3. 瑜伽：每天坚持练习拜月式。

中渚穴——传递气血之养生大穴

主治：（1）能治疗耳聋、耳

鸣、头痛、头晕、咽喉痛、失眠等。（2）对前额痛，在太阳穴附近有跳痛的感觉，有止痛的效果。（3）对落枕、肩背痛、肋间神经痛、手指不能屈伸等病症，长期按压，会有很好的调理保健效能。

位置：属手少阳三焦经经脉的穴道，在第四、五掌骨小头后方凹陷处，当液门穴后1寸。

简易取穴法：正坐，手平伸，内屈，肘向自己胸前，掌心向内，手背向外。将另一手拇指置于掌心，另外四指并拢置于掌背，食指指尖置于液门穴处，那么无名指指尖所在的位置即是中渚穴。

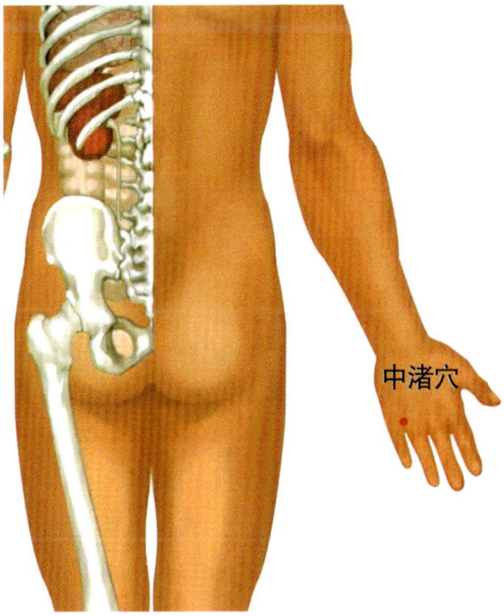

手法：1. 按摩：轻握拳，用另一手大拇指，置掌心，另四指置掌背，弯曲食指，用指刀（指头侧边）垂直揉穴位，有酸、胀、痛的感觉。每天早晚各揉按一次，每次左右各揉按1～3分钟，先左后右；2. 拍打：用掌拍法拍打穴位30次；3. 气功：每天坚持练习八段锦。

阳池穴——生发风气之养生大穴

主治：（1）主治：妊娠呕吐。（2）腕关节及周围软组织风湿等疾患，腕痛无力，肩臂痛不得举。（3）耳鸣、耳聋、眼睛红肿、咽喉肿痛。（4）糖尿病（消渴）、子宫不正（前位或后位）等病症，长期按压本穴会有很好的调理保健效能。

位置：属手三焦经经脉的穴道，在腕背横纹正中凹陷处。

简易取穴法：正坐，手平伸，屈肘向内，翻掌，掌心向下，用另一手轻握手腕处，四指在下，大指在上，弯曲大拇指，以指尖垂直按手腕背横纹中点穴位即是。

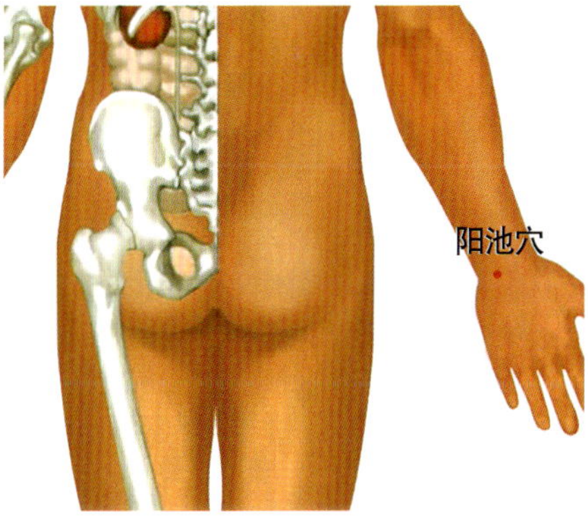

手法： 1. 按摩：弯曲大拇指，以指尖垂直揉按手腕背横纹中点穴位处，有酸、痛的感觉。每天早晚各一次，每次左右各揉按1～3分钟，先左后右；2. 刮痧：用面刮法轻刮20次；3. 瑜伽：每天坚持练习拜月式。

支沟穴——通利三焦之养生大穴

主治：（1）主治便秘。（2）对耳鸣、耳聋、肩臂痛、心绞痛、肋间神经痛、乳汁分泌不足、产后血晕等病症，长期按压此穴道会有很好的调理保健效能。

位置： 为手少阳三焦经经脉的穴道，在手背侧腕横纹直上3寸，两筋骨间凹陷中。

简易取穴法： 正坐，手平伸，屈肘，掌心向自己，肘臂弯曲约成90°。用另一手轻握手腕下，大指在内侧，四指弯曲置于外侧，食指指尖在阳池穴上，那么小指指尖所在位置即是支沟穴。

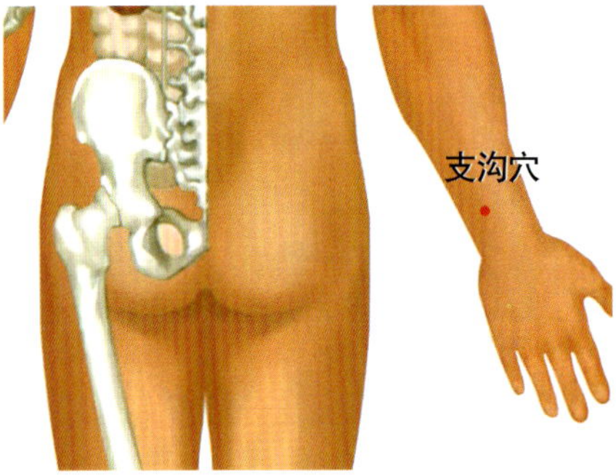

手法： 1. 按摩：一手轻握另一手腕，大指在内侧，四指在手外侧，中指指尖垂直下压，揉按穴位，会有酸、痛的感觉。每天早晚各揉按一次，每次左右各揉按1～3分钟，先左后右；2. 艾灸：艾条温和灸，灸15～20分钟，每日1次；3. 瑜伽：每天坚持练习勇士变化式。

天井穴——清热凉血之养生大穴

主治：（1）能清热凉血，为主治麦粒肿、淋巴结核的特效穴。（2）对肘关节及周围软组织疾患，偏头痛，颈、项、肩、背痛，扁桃腺炎、荨麻疹等病症，长期按压此穴，会有很好的调理保健效果。

位置： 属手少阳三焦经经脉的穴道，垂臂微屈肘，肘尖上一寸凹陷处取之。

简易取穴法： 正坐，手平伸，屈肘，前臂垂直地面，掌心向内。用另一手轻握肘下，四指在下，大拇指在上，用中指（或食指）指尖垂直向上压肘尖下凹陷的穴位即是。

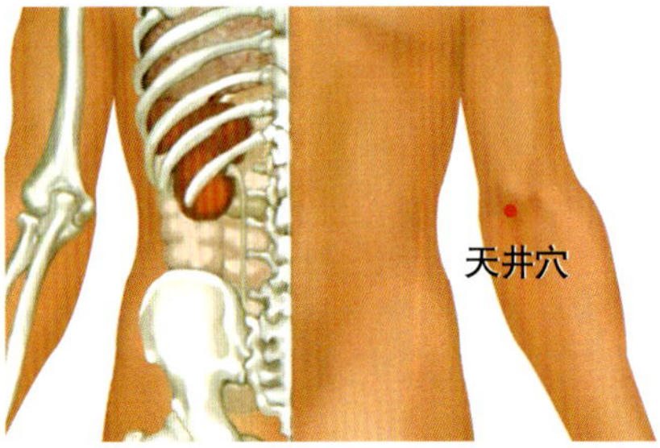

手法：1. 按摩：用一手轻握另一手肘下，弯曲中指（或食指）以指尖垂直向上按摩肘尖下穴位，有酸、胀、麻的感觉。每天早晚各按压一次，每次左右各按压1~3分钟；2. 拍打：用掌拍法拍打穴位30次；3. 气功：每天坚持练习八段锦。

颅息穴——通窍聪耳之养生大穴

主治：（1）按摩这个穴位，具有通窍聪耳、泄热镇惊的作用。（2）按摩这个穴位对于头痛、耳鸣、耳痛、耳聋、耳肿流脓、中耳炎、小儿惊痫、呕吐涎沫等症状，具有明显的缓解和治疗作用。（3）这个穴位还能够治疗呼吸系统的一些疾病，如喘息、哮喘，并对其他如身热、胸肋痛等病症也有调理、改善的作用。

位置：在头部，当角孙与翳风之间，沿耳轮连线的上、中1/3的交点处。

简易取穴法：站立，将食指和中指并拢，平贴于耳后根处，食指指尖所在位置的穴位即是。

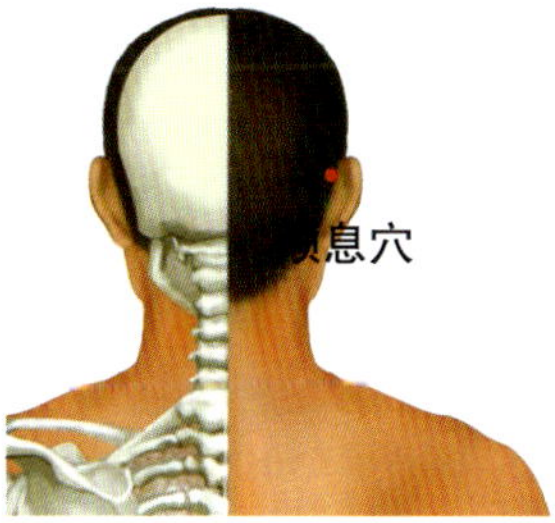

手法：1. 按摩：将食指、中指并拢轻轻贴于耳后根处，顺时针按摩1~3分钟，每天早晚各一次；2. 艾灸：艾条温和灸，灸10 ~ 20分钟，隔日一次；3. 瑜伽：每天坚持练习头膝式。

角孙穴——降浊明目之养生大穴

主治：（1）主治白内障、目生翳膜、齿龈肿痛。（2）咀嚼困难、口腔炎、呕吐等病症，长期按压此穴，会有很好的保健调理功效。

位置：属手三焦经经脉的穴道，在耳轮上角，发际下缘，即耳轮向耳屏对摺时，耳轮上、尖端所指陷凹处，以指按之，口开阖时，指下感觉牵动（开口有孔）。

简易取穴法：正坐，举两手，用大拇指指腹由后向前将耳翼摺屈，并顺势向上滑向耳翼尖所指之处，两中指指尖恰好相连于头顶正中线上，拇指所在位置的穴位即是。

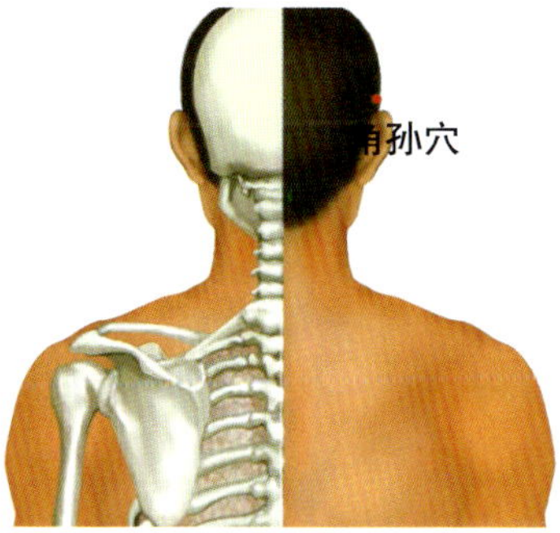

手法： 1. 按摩：用大拇指指腹揉按穴位，有胀痛的感觉。每天早晚各揉按一次，每次左右各（或双侧同时）1～3分钟；2. 艾灸：艾条温和灸，灸15～20分钟，隔日1次；3. 气功：每天坚持练习八段锦。

耳门——聪耳降浊之养生大穴

主治：（1）耳流脓汁、重听、耳鸣、耳道炎。（2）对下颌关节炎、上牙痛等病症，长期按压会有很好的调理保健效能。

位置： 属手少阳三焦经经脉的穴道，在耳屏上切迹前，耳珠上的缺口前，张口凹陷处。

简易取穴法： 正坐，举双手，指尖朝上，掌心向内，轻扶头，四指放在偏头处。大拇指指尖摸至耳珠上缺口前，轻张嘴。大拇指指尖垂直揉按凹陷中穴位即是。

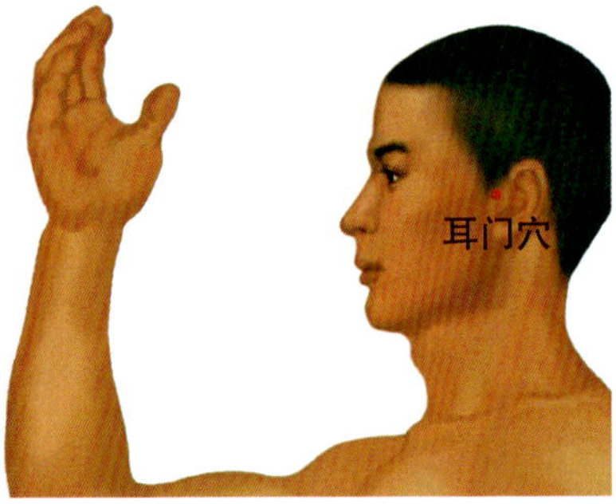

手法： 1. 按摩：大拇指指尖垂直揉按耳门穴，有胀痛的感觉。每天早晚各揉按一次，每次左右两穴各（或双侧同时）揉按1～3分钟；2. 拍打：用掌拍法拍打穴位30次；3. 瑜伽：每天坚持练习侧三角扭转式。

丝竹空穴——明目宁神之养生大穴

主治：（1）各种头痛、头晕、目眩。（2）对眼球充血、视物不明有效。（3）颜面神经麻痹、牙齿疼痛等病症，长期按压此穴道，会有很好的调理保健效能。

位置： 属手少阳三焦经经脉的穴道，在眉梢外端之凹陷中。

简易取穴法： 正坐，举双手，四指指尖朝上，掌心向内，大拇指指腹，向内按两边眉毛外端凹陷之穴位即是。

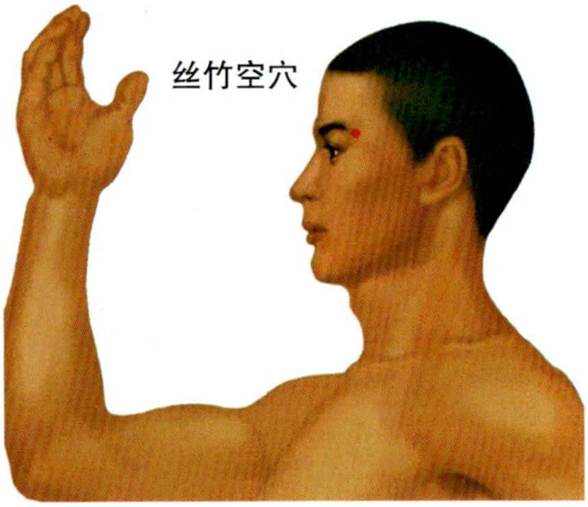

手法： 1. 按摩：拇指指腹，向内揉按两边眉毛外端凹陷之穴位，

有酸、胀、痛的感觉。每天早晚各一次，每次左右各揉按1～3分钟；2. 艾灸：艾条温和灸，灸10～15分钟，隔日一次；3. 气功：每天坚持练习八段锦。

外关穴

位置：位于前臂背侧，当阳池与肘尖的连线上，腕背横纹上2寸，尺骨与桡骨之间。

主治：热病、头痛、颊痛、耳聋、耳鸣、目赤肿痛、胁痛、肩背痛、肘臂屈伸不利、手指疼痛、手颤。

手法：推、掐、按、揉5~10次。

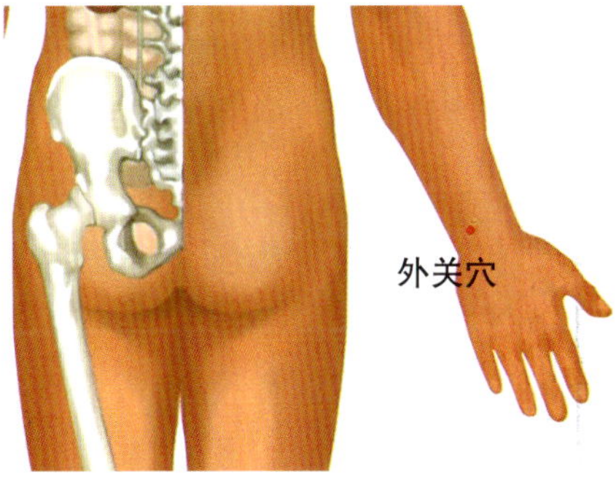

会宗穴

位置：位于前臂背侧，当腕背横纹上3寸，支沟尺侧，尺骨的桡侧缘。

主治：耳聋、痫症、上肢肌肤痛。

手法：推拿、按揉5～10次。

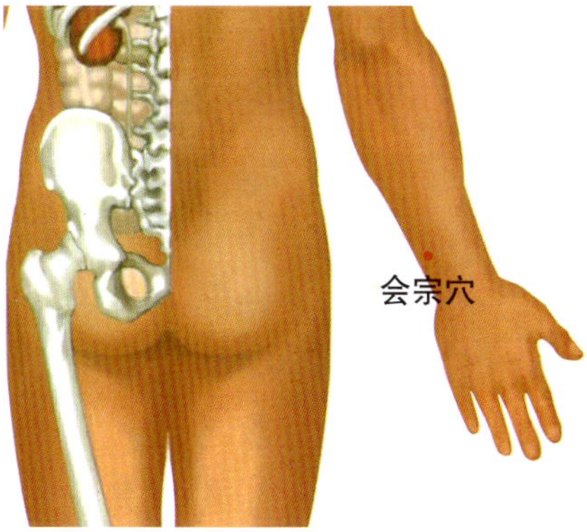

三阳络穴

位置：位于前臂背侧，腕背横纹上4寸，尺骨与桡骨之间。

主治：暴喑、耳聋、手臂痛、龋齿痛。

手法：推拿、按揉5～10次。

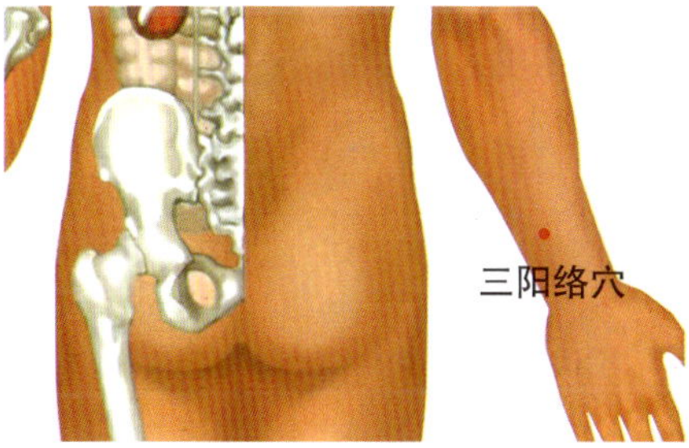

四渎穴

位置：位于前臂背侧，当阳池与肘尖的连线上，肘尖下5寸，尺骨与桡骨之间。

主治：暴喑、暴聋、齿痛、呼吸气短、咽阻如梗、前臂痛。

手法：推拿、按揉5～10次。

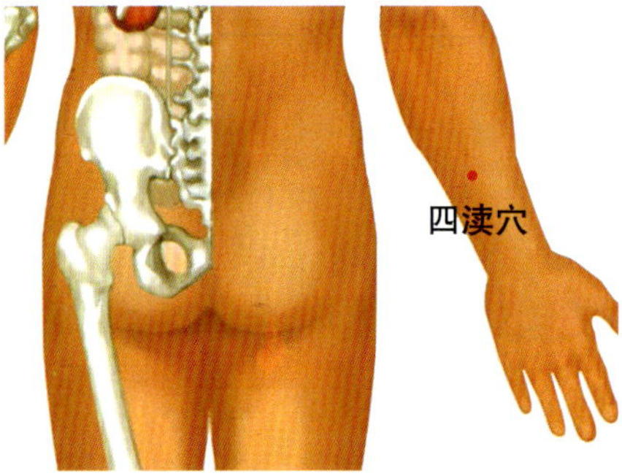

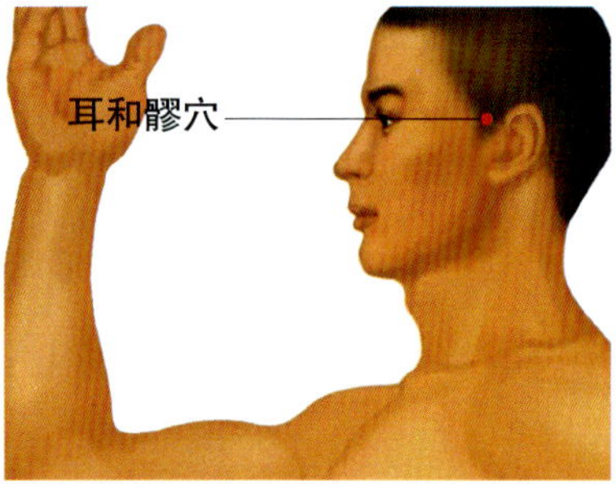

翳风穴

位置：位于耳垂后方，在乳突与下颌角之间的凹陷处。

主治：耳鸣、耳聋、口眼㖞斜、牙关紧闭、颊肿、瘰疬。

手法：用中指指端按揉30～50次。

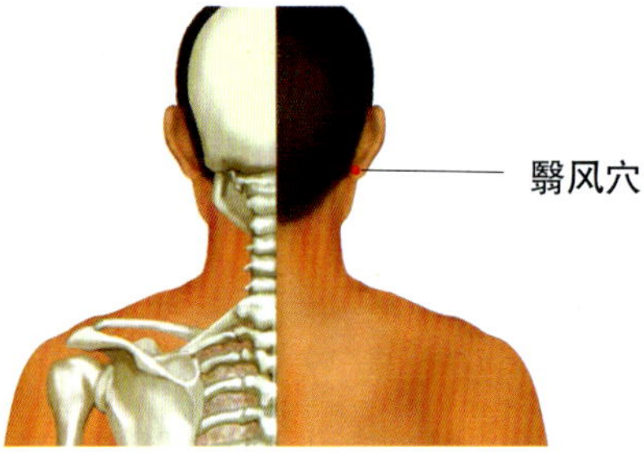

耳和髎穴

位置：位于头侧部，当鬓发后缘，平耳郭根之前方，颞浅动脉的后缘。

主治：头重痛、耳鸣、牙关拘急、颔肿、鼻部肿痛、口渴。

手法：用拇指或中指指端按揉30～50次。

常见病对症治疗

本经主治胸、心、肺、咽喉病症及某些热性病症和本经所经过部位之其他病症。倘若发现自己罹患这类疾病，不妨结合具体穴位，对症治疗。

按摩、针刺角孙穴治疗牙痛

牙痛是指牙齿因各种原因引起的疼痛而言，为口腔疾患中常见的症状之一，遇冷、热、酸、甜等刺激时牙痛发作或加重，属中医的“牙宣”、“骨槽风”范畴。多因平素口腔不洁或过食膏粱厚味、胃腑积热、胃火上冲，或风火邪毒侵犯、伤及牙齿，或肾阴亏损、虚火上炎、灼烁牙龈等引起。

角孙：在头部，折耳郭向前，当耳尖直上入发际处。

经络疗法

（1）按摩：角孙穴具有主治牙痛、视物模糊功效。角孙穴位于人体的头部，折耳郭向前，当耳尖直上入发际处。用拇指或中指指端按揉该穴30～50次，或用拇指桡侧向后直推30～50次。

（2）针刺：平刺该穴0.3～0.5寸即可。

按摩、温灸支沟穴治疗便秘

中医认为，便秘主要由燥热内结、气机郁滞、津液不足和脾肾虚寒所引起。常见症状是排便次数明显减少，每2～3天或更长时间1次，无规律，粪质干硬，常伴有排便困难现象。

支沟：在前臂背侧，当阳池与肘尖的连线上，腕背横纹上2寸，尺骨与桡骨之间。

经络疗法

（1）按摩：支沟穴可以治疗暴喑、便秘等疾病，在前臂背侧，当阳池穴与肘尖的连线上，腕背横纹上3寸；伸臂俯掌，尺骨与桡骨之间，与间使穴相对处取穴。可以对其每日推拿、按揉5～10次。

（2）温灸：可以对支沟穴实施温灸处理，艾炷灸或温针灸3～7壮，艾条温灸5～10分钟。

按摩、温灸会宗穴治疗癫痫

癫痫是大脑神经元突发性异常放电，导致短暂的大脑功能障碍的一种慢性疾病。中医认为，癫痫属痰证。脑为至清至粹至纯之腑，为真气所聚，维系经络，协调内外，以主元神。脑清则神志清明，主持有度；脑为髓海，水谷精微及肾精所藏。清灵之脏腑喜静谧而恶动扰，易虚易实，是故神伤窍闭为其病理基础。清窍被扰，元神失控，神机散乱，则昏仆抽搐；元神失养，脑神乏机，髓海不充，致恍惚不安、目光呆滞等。

会宗：在前臂背侧，当腕背横纹上3寸，支沟尺侧，尺骨的桡侧缘。

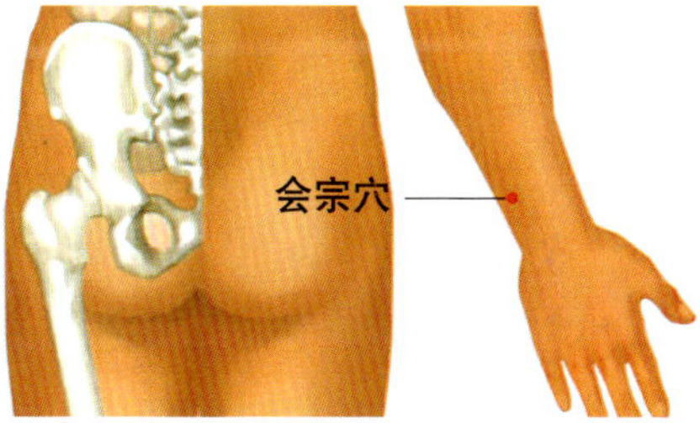

经络疗法

（1）按摩：会宗穴可以治疗耳聋、癫痫等疾病。前臂伸侧面腕背横纹后3寸，尺骨桡侧缘凹陷处，当支沟尺侧旁5分。每日推拿、按揉该穴5～10次。

（2）温灸：可对会宗穴进行温灸处理，艾条温灸5～15分钟。

第五节 足太阳膀胱经

经络图解

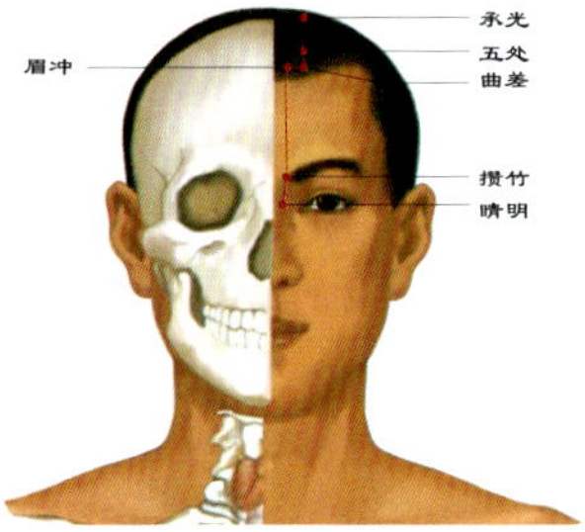

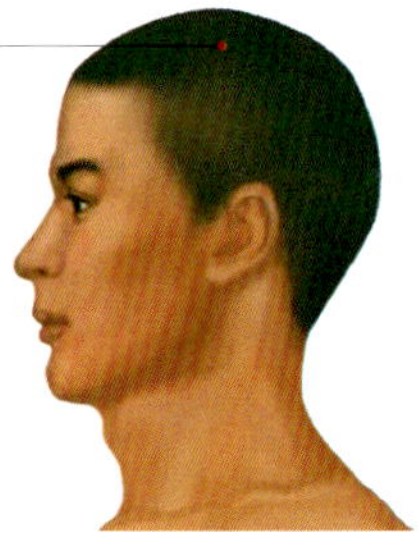

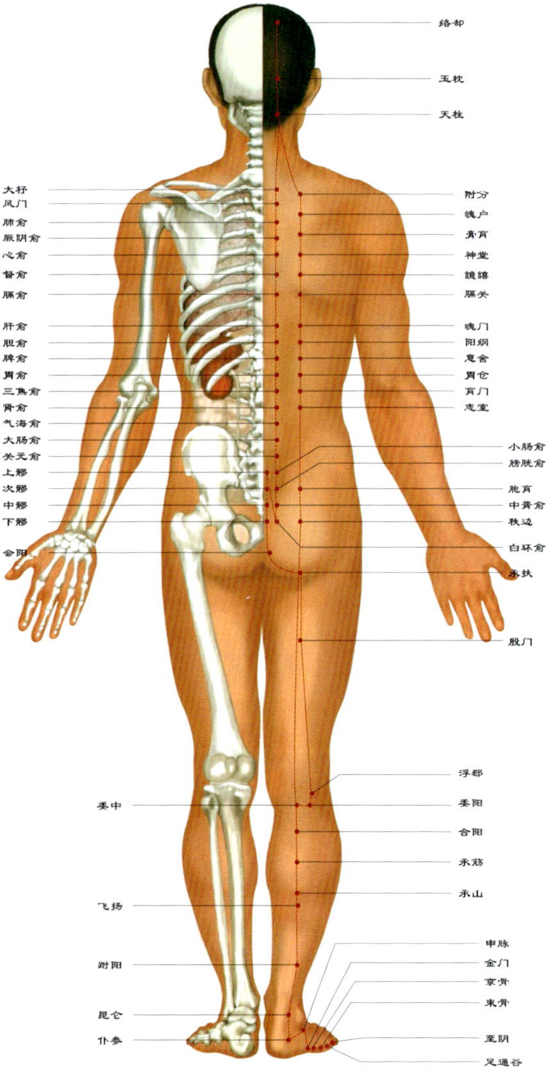

简　介

足太阳膀胱经上共有67个穴位，首穴睛明，末穴至阴，49个穴位分布在头面部、项背部和腰背部，18个穴位分布在下肢后面的正中线上和足的外侧部。

经脉循行路线

循行部位起于眼睛内侧睛明穴，向上经过头部，到达头顶部的百会穴。从后颈椎分为两支，一分支从项部向下、经后背、腰部，再经大腿后侧下行，出走于足外踝后，沿足背外侧缘至小趾外侧端（至阴穴），交于足少阴肾经。另一支进入体内通过肾脏到达膀胱。

联系脏腑

属膀胱，络肾，与心、脑有联系。

功效与主治

足太阳膀胱经是十二经脉中最长的经脉，其异常变动表现为：头重痛，眼睛要脱出，后项像被牵引，脊背痛，腰好像折断，股关节不能弯曲，腘窝好像凝结，腓肠肌像要裂开；还可发生外踝部的气血阻逆，如厥冷、麻木、酸痛等症。

足太阳膀胱经可主治泌尿生殖系统、神经系统、呼吸系统、循环系统、消化系统的病症及本经所过部位的病症。主治：癫痫、头痛、目疾、鼻病、遗尿、小便不利及下肢后侧部位的疼痛等症。

疏通方法

足太阳膀胱经是一条很长的经脉，经穴又大都在体表，因此当人体受到外邪入侵时，经络穴位就很容易有反应。平时可练气功八段锦来增强抵抗力，还可以练习瑜伽中的大树式、手碰脚式、侧三角扭转式等。能锻炼到脚内侧、腿后侧以及手部、背部的肌肉，有助于疏通膀胱经。背痛时还可以练习瑜伽中的头膝式、猫式疏通背部膀胱经各穴。

食疗打通经脉

桃仁墨鱼汤：材料：墨鱼1只、桃仁10克，葱、姜、盐。做法：1. 墨鱼切成段或墨鱼花，桃仁洗净，葱、姜切碎。2. 桃仁放入锅中，加适量水煮20分钟后。3. 再放入墨鱼、葱、姜，待墨鱼煮熟，加盐调味即可。

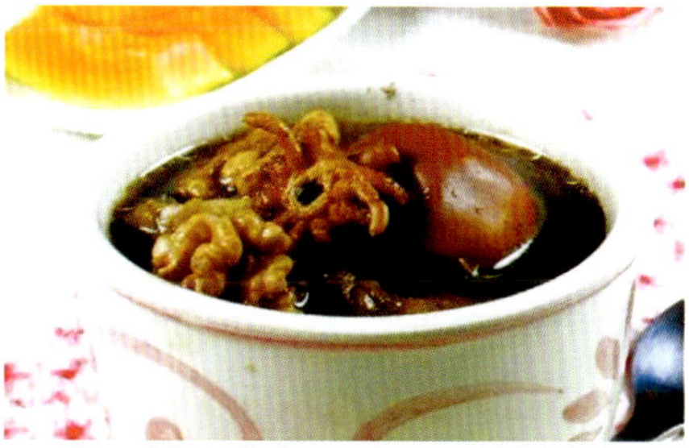

穴位详解

睛明穴——明目通窍之养生大穴

主治：（1）此穴是主治一切眼病的要穴。（2）对急慢性结膜炎、眼睛充血红肿、翼状胬肉（翳）、假性近视、轻度近视、散光、老花眼、夜盲症、早期轻度白内障及迎风流泪等病症，都有很好的保健调理效果。

位置：属足膀胱经经脉之穴道，在目内眼角稍内上方凹陷处，鼻梁旁陷凹处。

简易取穴法：位于面部，目内眦角稍上放凹陷处。

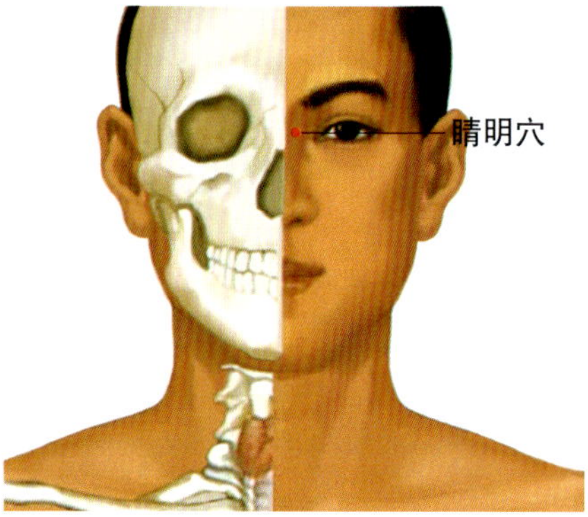

手法：1. 按摩：用大拇指指甲尖轻掐穴位，在骨上轻轻前后刮揉，每次左右各（或双侧同时）刮揉1~3分钟；2. 气功：每天坚持练习八段锦；3. 瑜伽：每天坚持练习侧三角扭转式。

眉冲穴——宁神通窍之养生大穴

主治：（1）按摩眉冲穴，具有宁神通窍、止痛通络的作用。（2）经常按摩眉冲穴，能够有效治疗头痛、眩晕、鼻塞、癫痫等疾病，使症状得到调理和改善。

位置：该处穴位在人体的头部，攒竹穴直上入发际0.5寸处，神庭穴与曲差穴连线之间。

简易取穴法：双手中指伸直，其他手指弯曲，将中指指腹放于眉毛内侧边缘处，沿直线向上推，指腹入发际，则指尖所在之处即是该穴。

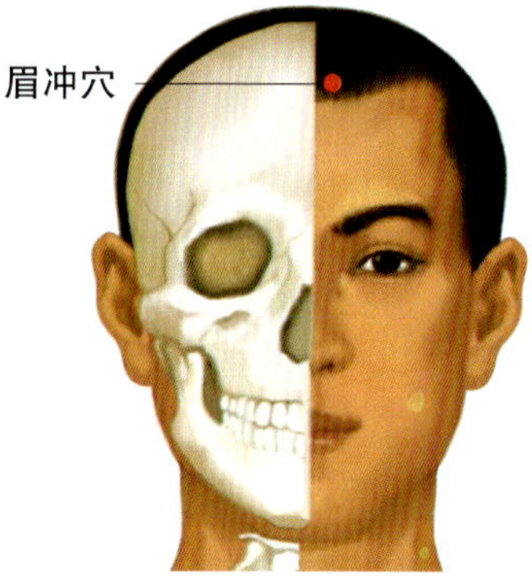

手法：1. 按摩：以中指指腹揉按穴位，每次左右各1～3分钟；2. 艾灸：艾条温和灸，灸5～10分钟，隔日1次；3. 瑜伽：每天坚持练习头膝式。

承光穴——清热通窍之养生大穴

主治：（1）按摩这个穴位，具有清热明目、祛风通窍的作用。（2）按摩这个穴位，对头痛、目眩、鼻塞、热病具有特殊的疗效，能够使疾患的症状得到改善。（3）长期坚持按压这个穴位，还能够对面部神经麻痹、角膜白斑、鼻息肉、鼻炎等疾病，起到明显的治疗和调理作用。

位置：这个穴位在人体头部，当前发际正中直上2.5寸，旁开1.5寸处。

简易取穴法：左手四指并拢，拇指翘起，将小指放于前发际正中处，找出食指指腹所在位置，以此为基点；再把左手中指与食指并拢，中指指腹放于基点处，则食指指尖所在之处即是该穴。依此法找出另一穴位。

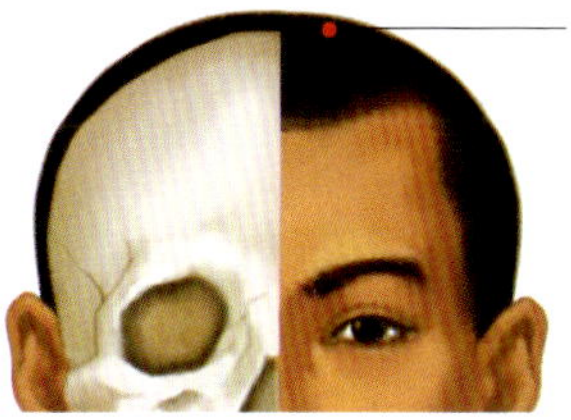

手法：1. 按摩：以食指指腹按压穴位，每次左右各1～3分钟；2. 拍打：用掌拍法拍打穴位20次；3. 气功：每天坚持练习八段锦。

通天穴——通窍止痛之养生大穴

主治：（1）按摩这个穴位，具有清热除湿、通窍止痛的作用。（2）长期坚持按摩这个穴位，对头痛、眩晕、鼻塞、鼻衄、鼻渊具有明显的治疗作用。（3）据报道，曾有患者在小便失禁后．医生按摩患者双侧通天穴，取得了一定的疗效；在临床中还发现，针对一些癫痫病大发作的患者，针刺通天穴，结果使患者的脑电图趋于规则化，使病人的病情得以缓解。

位置：这个穴位在人体的头部，当前发际正中直上4寸，旁开1.5寸处。

简易取穴法：左手五指并拢，将小指放于前发际正中处，找出拇指指尖所在位置，以此为基点；再把左手中指与食指并拢，中指指腹放于基点处，则食指指尖所在之处即是该穴。依此法找出另一穴位。

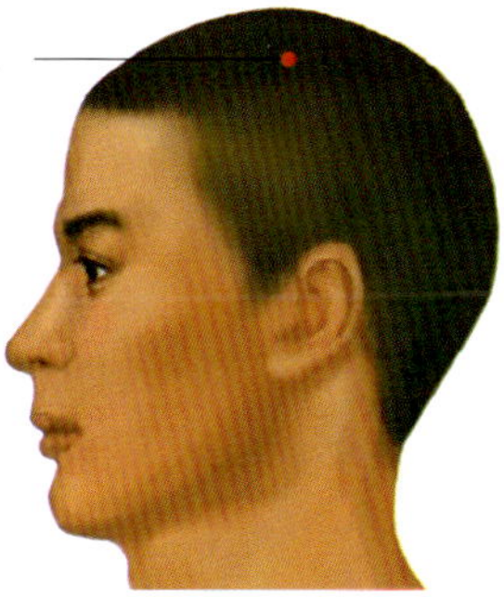

手法：1. 按摩：以大拇指指

腹由下往上轻力揉按，每次左右各（或双侧同时）约1～3分钟；2. 拍打：用掌拍法拍打穴位30次；3. 瑜伽：每天坚持练习猫式。

风门穴——通利肺气之养生大穴

主治：（1）此穴是一切风寒感冒发热、恶寒、咳嗽、支气管炎等疾病的主治要穴。（2）能预防感冒，并且对于头颈痛、胸背痛、荨麻疹、呕逆上气等病症，都有很好的保健调理作用。（3）用艾草温灸本穴半小时，可止剧烈的哮喘。（4）背部长满青春痘或痈疮，本穴有很好的调理保健效果。

位置：在第2胸椎棘突下，旁开1.5寸处，属足太阳膀胱经经脉的穴道。

简易取穴法：正坐头微向前俯，双手举起，掌心向后，并拢食中两指，其他手指弯曲，越过肩伸向背部，将中指指腹置于大椎下第二个凹洼（第二胸椎与第三胸椎间）的的中心，则食指指尖所在之处即是该穴。

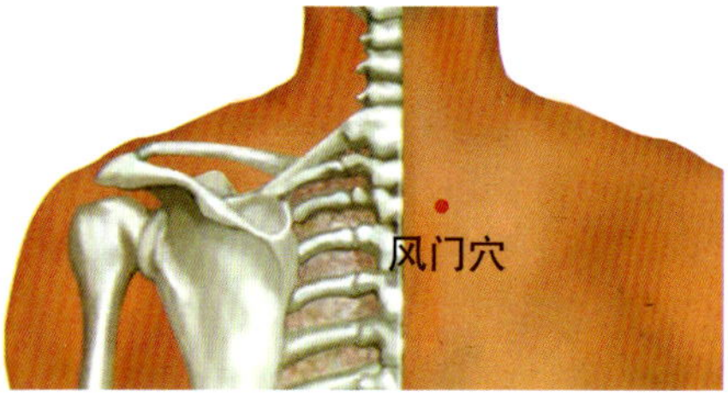

手法：1. 按摩：举手抬肘，用中指指腹揉按穴位，每次左右各（或双侧同时）揉按1～3分钟；2. 拔罐：俯卧，用闪火法将火罐吸拔在穴位上，留罐10分钟；3. 刮痧：面刮法轻刮20次。

会阳穴——温阳益气之养生大穴

主治：（1）按摩这个穴位，具有发散水湿、温阳益气的作用。（2）经常按压这个穴位，对泄泻、便血、痔疮、阳痿、带下都具有很好的疗效。（3）配承山穴治疗痔疮；配曲池穴、血海穴，有祛风除湿、活血止痒的作用，能够治疗阴部皮炎、瘙痒症状；配百会穴、长强穴，有升阳固脱的作用，能够治疗脱肛、痔疮等症状。

位置：这个穴位在人体的骶部，尾骨端旁开0.5寸处。

简易取穴法：正坐，双手向后，手心朝向背部，中指伸直，其他手指弯曲，将中指指腹置于尾骨端两旁。则中指指腹所在位置即是该穴。

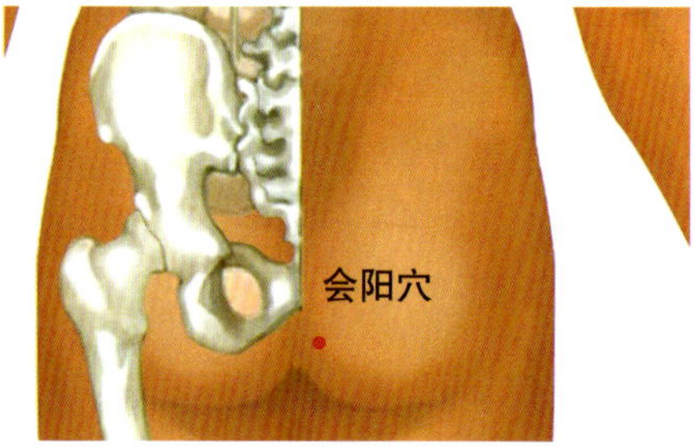

手法： 1. 按摩：用中指指腹揉按穴位，每次左右各揉按1～3分钟；2. 拔罐：俯卧，用闪火法将火罐吸拔在穴位上，留罐20分钟；3. 瑜伽：每天坚持练习头膝式。

承扶穴——润肠活络之养生大穴

主治：（1）按压承扶穴，具有通便消痔、舒筋活络的作用。（2）经常按摩这个穴位，能够收紧臀部，对臀部具有减肥作用。（3）经常按摩这个穴位，对腰腿痛、坐骨神经痛、下肢瘫痪、痔疮、尿闭、便秘、生殖器官疼痛等病症，都具有很好的保健和调理作用。

位置： 这个穴位在人体的大腿后面，左右臀下臀沟的中点。

简易取穴法： 正坐将两手掌心朝上，五指并拢，置放在臀部与大腿交接处，则中指所在之处即是该穴。

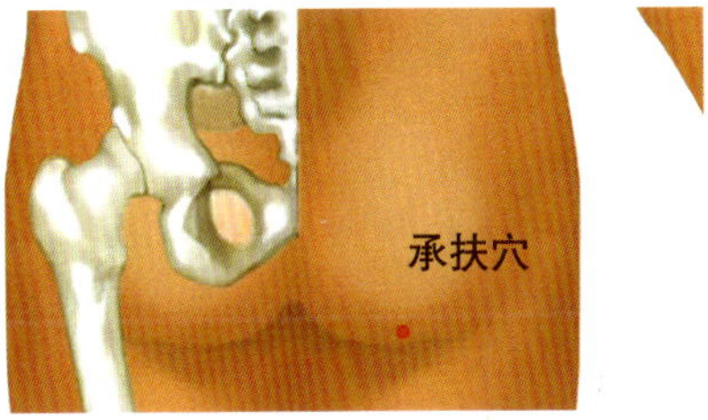

手法： 1. 按摩：用食、中、无名三指指腹向上按摩，每次左右各（或双侧同时）按摩1~3分钟；2. 艾灸：艾条温和灸，灸15~20分钟，每日1次；3. 瑜伽：每天坚持练习猫式。

昆仑穴——散热化气之养生大穴

主治： 对于头痛、项强、目眩、肩痛、腰背痛，坐骨神经痛、关节炎、踝关节及周围软组织疾病、难产胞衣（胎盘）不下、脚气、小儿搐搐等病症，都有很好的保健调理作用。

位置： 属足太阳膀胱经经脉之穴道，于足外踝后5分，跟骨上凹陷处。

简易取穴法： 正坐垂足，将要按摩之脚稍向斜后方移至身体侧边，脚跟抬起。用同侧手、四指在下，掌心朝上扶住脚跟底部。大拇指弯曲，指腹置于外脚踝后的凹陷处，则大拇指所在位置即是。

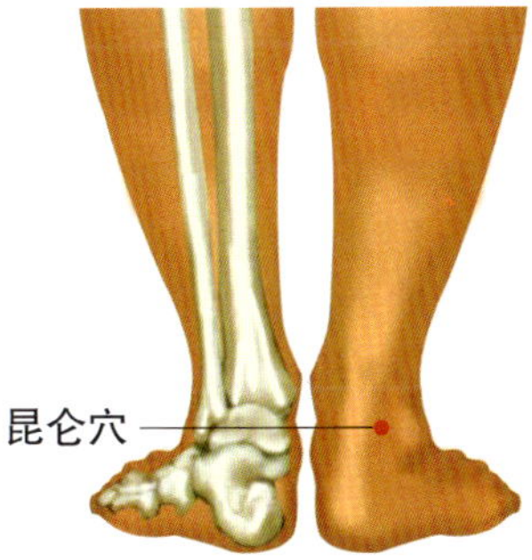

手法： 1. 按摩：大拇指弯曲，用指节由上向下轻轻刮按，每次

左右各（或双侧同时）刮按1～3分钟；2. 拍打：用掌拍法拍打穴位30次；3. 气功：每天坚持练习八段锦。

至阴穴——清火通窍之养生大穴

主治：（1）古时为妇人难产的催产特效穴。（2）并且因为能清心火、泻血热，因此成为皮肤痛痒的特效穴。（3）同时对于头痛、目痛、鼻塞、鼻衄、半身不遂、足关节炎等病症，都有很好的保健调理作用。

位置：属足膀胱经经脉之穴道，在足小趾端外侧，趾甲角旁约0.1寸取之。

简易取穴法：正坐垂足，将要按摩之脚稍向斜后方移至身体侧边。脚跟着地，脚趾斜向外侧翘起。俯身弯腰，同侧手末四指握脚底，掌心朝上，拇指弯曲，置于足小趾端外侧，趾甲角旁，则拇指指尖所在之处即是。

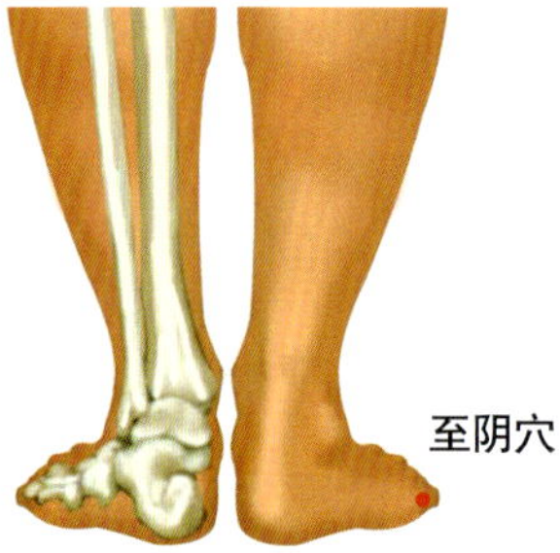

手法：1. 按摩：拇指弯曲，以指甲垂直下压，掐按穴位，每次左右各（或双侧同时）掐按1~3分钟；2. 刮痧：用推刮法轻刮20次；3. 瑜伽：每天坚持练习头膝式。

攒竹穴

位置：位于面部，眉头陷中，眶上切迹处。

主治：眉棱骨痛、目视不明、目赤肿痛、呃逆、腰痛、膈肌痉挛。

手法：两食指或中指罗纹面按于穴位上向内揉按36~66次。

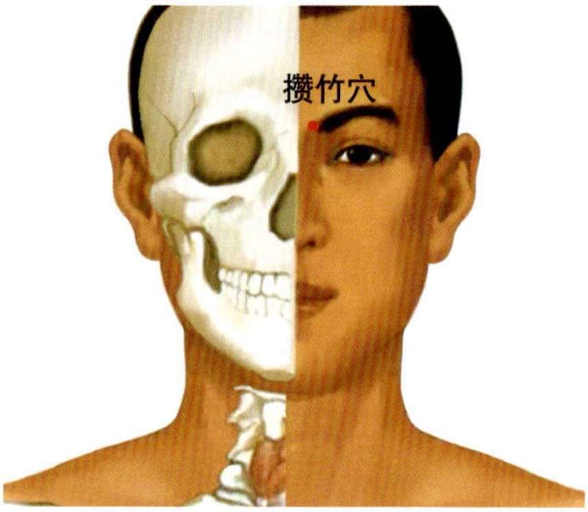

曲差穴

位置：位于头部，当前发际正中直上0.5寸，旁开1.5寸，即神庭与头维连线的内1/3与中1/3交点上。

主治：头痛、鼻塞、鼻衄、目视不明。

手法：用拇指指端按揉50~100

次，或用中指指端叩击30～50次。

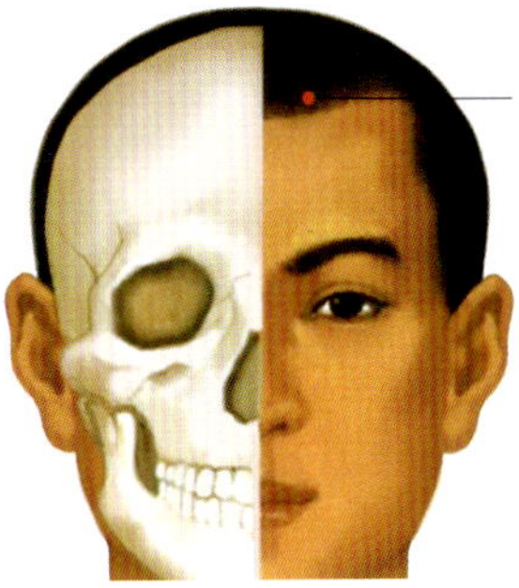

络却穴

位置： 位于头部，当前发际正中直上5.5寸，旁开1.5寸。

主治： 目视不明、中风偏瘫、癫痫、耳鸣。

手法： 用拇指指端按揉50～100次，或用中指指端叩击30～50次。

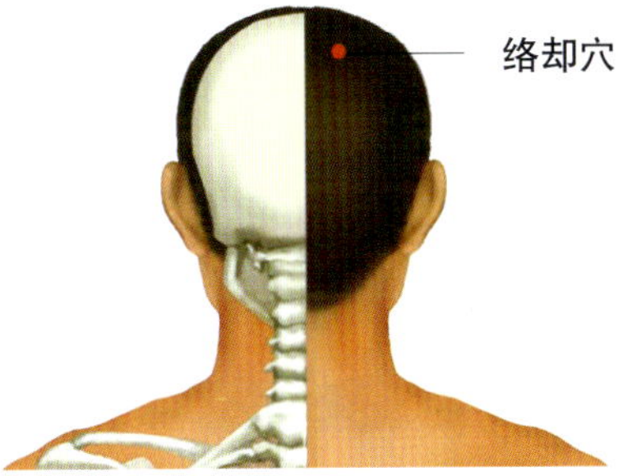

玉枕穴

位置： 位于后头部，当后发际正中直上2.5寸，旁开1.5寸，平枕外粗隆上缘的凹陷处。

主治： 头颈痛、目视不明、鼻塞、脚癣。

手法： 用拇指罗纹面按揉30～50次。

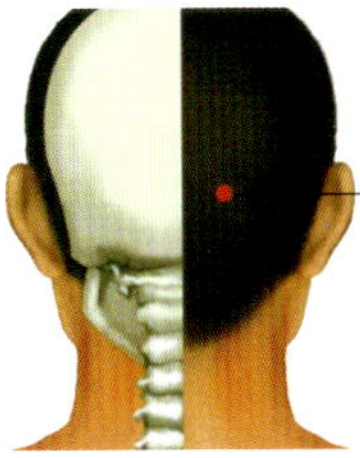

大杼穴

位置： 位于背部，当第一胸椎棘突下，旁开1.5寸。

主治： 各种骨病、发热、咳嗽、头痛、鼻塞。

手法： 按揉30～50次。

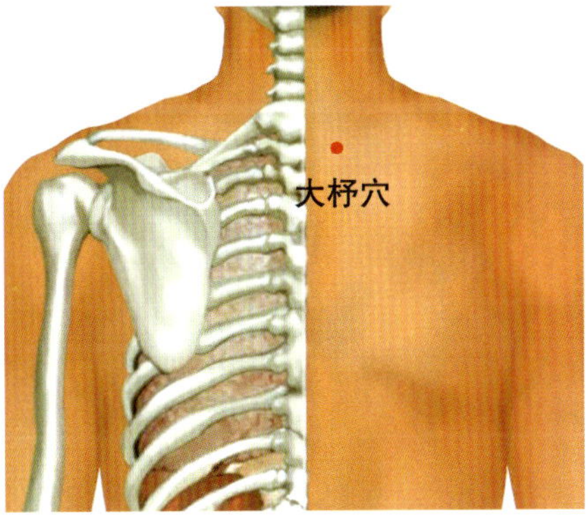

肺俞穴

位置： 位于背部，当第三胸椎棘突下，旁开1.5寸。

主治： 发热、咳嗽、咯血、盗汗、鼻塞、毛发脱落、痘、疹、疮、癣。

手法： 按揉30～50次。

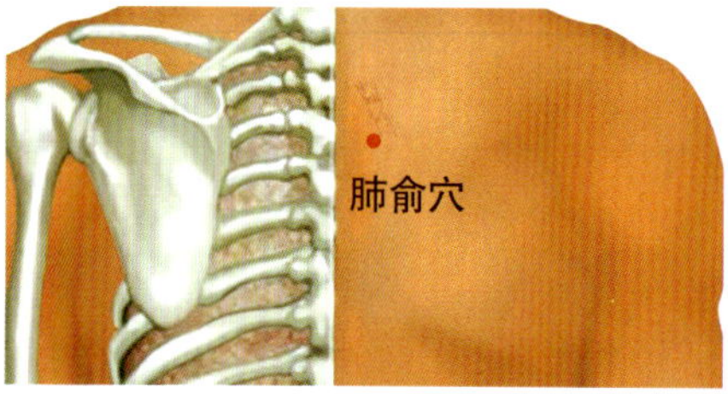

厥阴俞穴

位置：位于背部，当第四胸椎棘突下，旁开1.5寸。

主治：心痛、心悸、咳嗽、胸闷、牙痛。

手法：按揉30～50次。

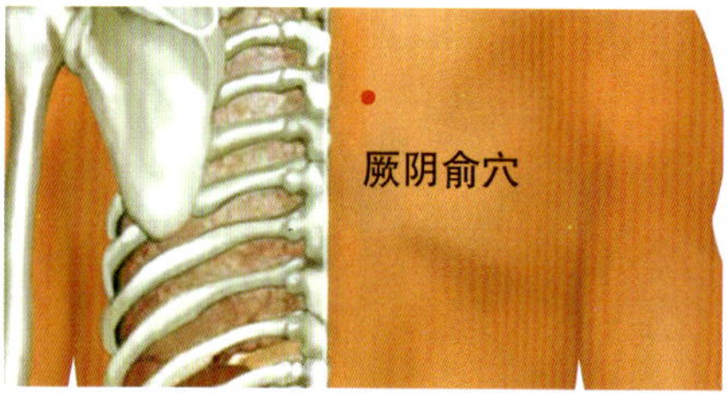

心俞穴

位置：位于背部，当第五胸椎棘突下，旁开1.5寸。

主治：心痛、心悸、胸闷、气短、咳嗽、吐血、失眠、健忘、癫痫、梦遗、盗汗。

手法：按揉30～50次。

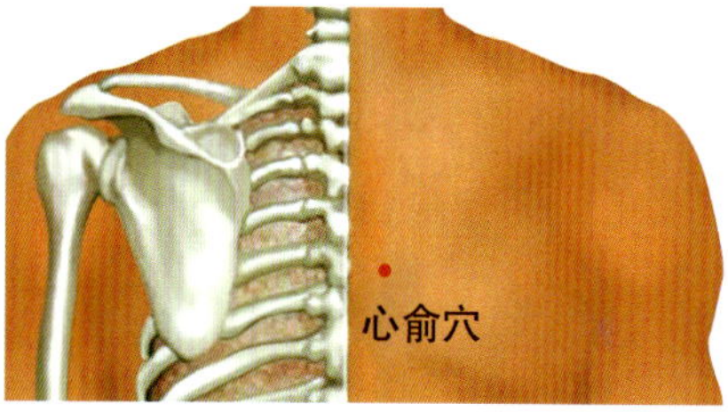

膈俞穴

位置：位于背部，第七胸椎棘突下，旁开1.5寸。

主治：急性胃脘痛、呃逆、噎膈、便血、咳嗽、气喘、吐血、骨蒸盗汗。

手法：按揉30～50次。

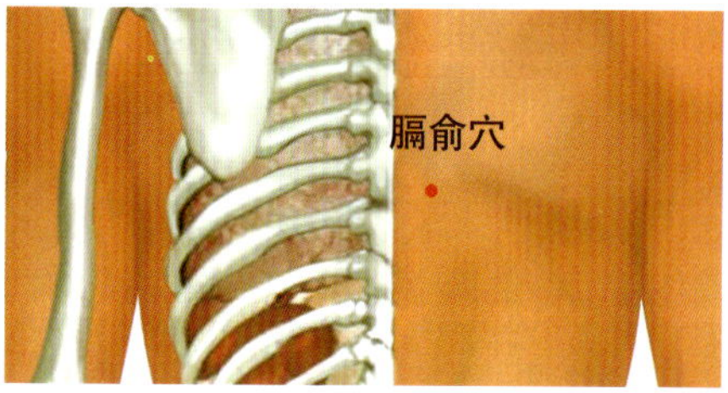

肝俞穴

位置：位于背部，当第九胸椎棘突下，旁开1.5寸。

主治：胁痛、黄疸、目疾、衄血、癫狂、脊背痛。

手法：按揉30～50次。

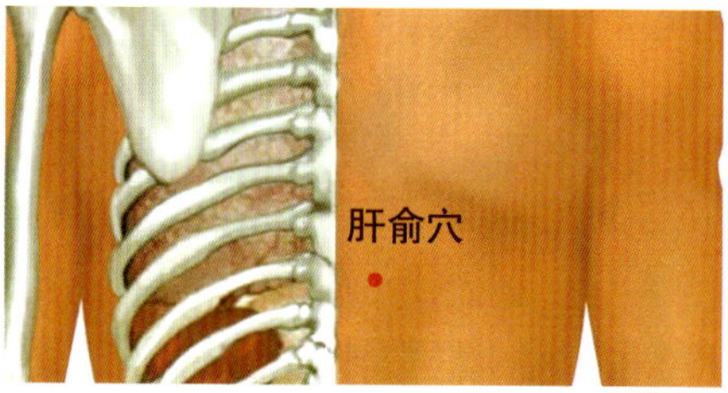

脾俞穴

位置：位于背部，当第十一胸椎棘突下，旁开1.5寸。

主治：腹胀、黄疸、呕吐、泄泻、痢疾、便血、水肿。

手法：按揉30～50次。

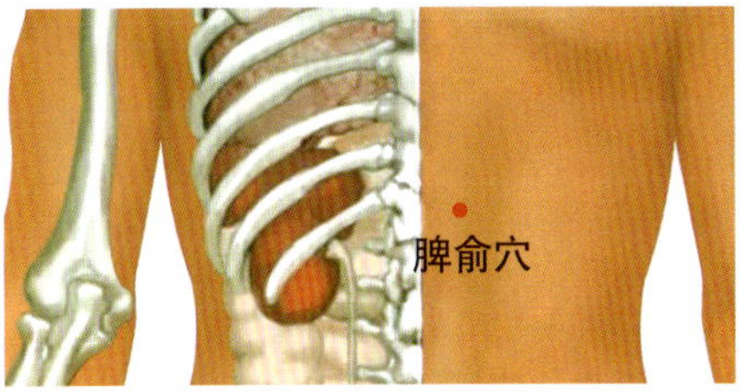

胃俞穴

位置：位于背部，当第十二胸椎棘突下，旁开1.5寸。

主治：胃脘痛、呕吐、腹胀、肠鸣。

手法：按揉30～50次。

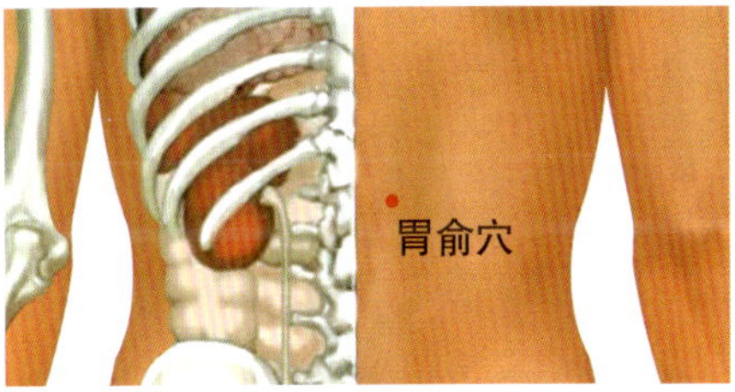

三焦俞穴

位置：位于腰部，当第一腰椎棘突下，旁开1.5寸。

主治：水肿、小便不利、腹胀、肠鸣、泄泻、痢疾、膝关节无力。

手法：按揉30～50次。

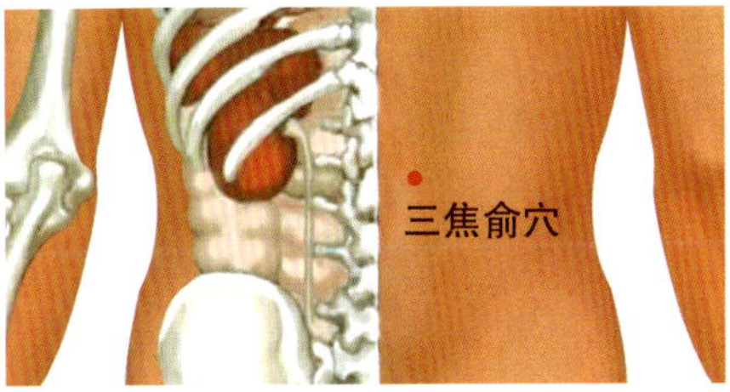

肾俞穴

位置：位于腰部，当第二腰椎棘突下，旁开1.5寸。

主治：遗尿、小便不利、水肿、遗精、阳痿、月经不调、白带、耳聋、耳鸣、咳嗽、气喘、中风偏瘫、腰痛、骨病。

手法：按揉30～50次。

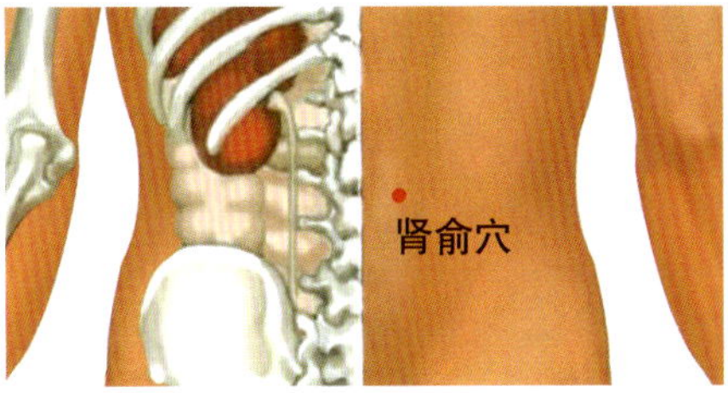

大肠俞穴

位置：位于腰部，当第四腰椎棘突下，旁开1.5寸。

主治：腹胀、泄泻、便秘、痔疮出血、腰痛、荨麻疹。

手法：按揉30～50次。

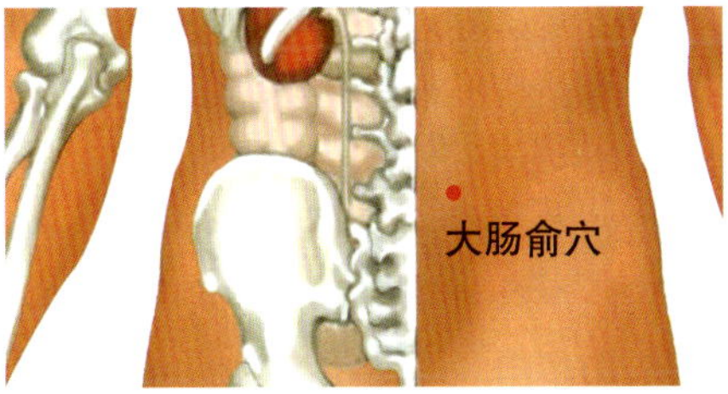

常见病对症治疗

足太阳膀胱经主治泌尿生殖系统、神经精神方面、呼吸系统、循环系统、消化系统病症和热性病以及本经脉所经过部位的其他病症。倘若发现自己罹患这类疾病，不妨结合具体穴位，对症治疗。

按摩、针刺攒竹穴治疗夜盲

中医认为夜盲为主证而称为“高风雀目”。眼睛对弱光敏感度下降，暗适应时间延长，主要表现为白天视觉几乎正常，黄昏时光线渐暗则视物不清。因麻雀等某些鸟类系先天夜盲，故又名“雀目”、“雀盲”、“雀目眼”。

夜盲症为一种遗传性进行性慢性之眼病，多发生于近亲结婚之子女，以10～20岁发病较多，常双眼发病，男性多于女性，一家中可数人同患此病。

攒竹：在面部，当眉头陷中，眶上切迹处。

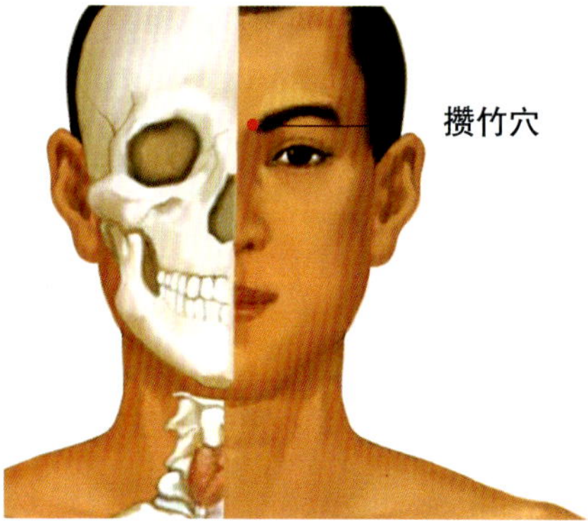

经络疗法

（1）按摩：可用两食指或中指罗纹面，向内揉按36～66次。攒竹穴位于人体的面部，眉毛内侧边缘凹陷处（当眉头陷中，眶上切迹处）即是。

（2）针刺：对攒竹穴平刺0.5～0.8寸。

按摩、针刺膈俞穴治疗盗汗

盗汗是中医的一个病症名，是以入睡后汗出异常，醒后汗泄即止为特征的一种病症。患者一入睡即盗汗出，有的入睡至半夜后盗汗出，有的刚闭上眼睛一会儿即盗汗出。出的汗量，相差悬殊。它一般是由心血不足、阴虚火旺造成的。

轻型盗汗的患者，多数在入睡已深时汗液易出，汗出量较少，醒后则无汗液再度泄出。中型盗汗的患者，多数入睡后不久汗液即可泄出，醒后汗即止。重型盗汗的患者，入睡后不久或刚闭上眼即将入睡时，即有汗液大量涌出，再入睡可再次汗出。出汗量大，汗液常带有淡咸味，或汗出同时混有汗臭。

膈俞：在背部，当第七胸椎棘突下，旁开1.5寸。

经络疗法

（1）按摩：膈俞穴有着主治呕吐、咳嗽、盗汗的功能，该穴位于背部，当第七胸椎棘突下，旁开1.5

寸。可以对其每日按揉30～50次。

（2）针刺：对准膈俞穴，斜刺0.5～0.8寸。

按摩、针刺睛明穴治疗结膜炎

结膜炎是眼科的常见病之一。它是结膜组织在外界和机体自身因素的作用下而发生的炎性反应的统称。中医称之为“天行赤眼”，老百姓则称之为“红眼病”。本病发作时，患者有畏光、流泪、刺痛和有稀薄的分泌物流出症状，同时，有眼睑肿胀、眼结膜血管扩张和出血现象。

睛明：在面部，目内眦角稍上方凹陷处。

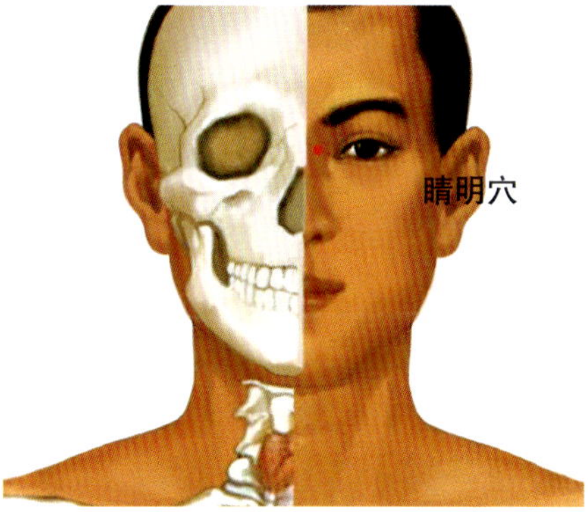

经络疗法

（1）按摩：睛明穴主治近视、夜盲、急慢性结膜炎等疾病，可用拇指指端向眼眶内上方按压10～30次。

（2）针刺：左手缓慢进针，紧靠患者睛明穴眶缘直刺0.5~1寸。不捻转，不提插（或只轻微地捻转和提插）。出针后按压针孔片刻，以防出血。

按摩、针刺胆俞穴治疗胆囊炎

胆囊炎是细菌性感染或化学性刺激（胆汁成分改变）引起的胆囊炎性病变，为胆囊的常见病。中医认为，慢性胆囊炎多为肝胆郁热、疏泄失常所致。当以清利肝胆、疏肝行气、调理气机为治。本病多见于35～55岁的中年人，女性发病较男性为多，尤多见于肥胖且多次妊娠的妇女。

胆俞：在背部，当第10胸椎棘突下，旁开1.5寸。

经络疗法

（1）按摩：胆俞穴主治胆结石、胆囊炎等疾病，该穴位于人体的背部，当第十胸椎棘突下，左右二指宽处。可以每日对胆俞穴按揉30～50次。

（2）针刺：胆俞穴斜刺0.5～0.8寸。

按摩、针刺胃俞穴治疗胃溃疡

溃疡病属于祖国医学的“胃脘痛”、“肝胃气痛”、“心痛”、

“吞酸”等范畴。民间多称为“心口痛”、“胃气痛”、“胃痛”、“饥饱痨”等，以反复发作节律性上腹痛为临床特点，常伴有嗳气、反酸、灼热、嘈杂、恶心、呕吐等症状。

胃俞：在背部，当第十二胸椎棘突下，旁开1.5寸。

经络疗法

（1）按摩：胃俞穴主治消化不良、肝炎、胃溃疡等疾病。胃俞穴位于人体的背部，当第十二胸椎棘突下，左右旁开二指宽处即是，可以按摩该穴30～50次。

（2）针刺：可以斜刺胃俞穴0.5~0.8寸。

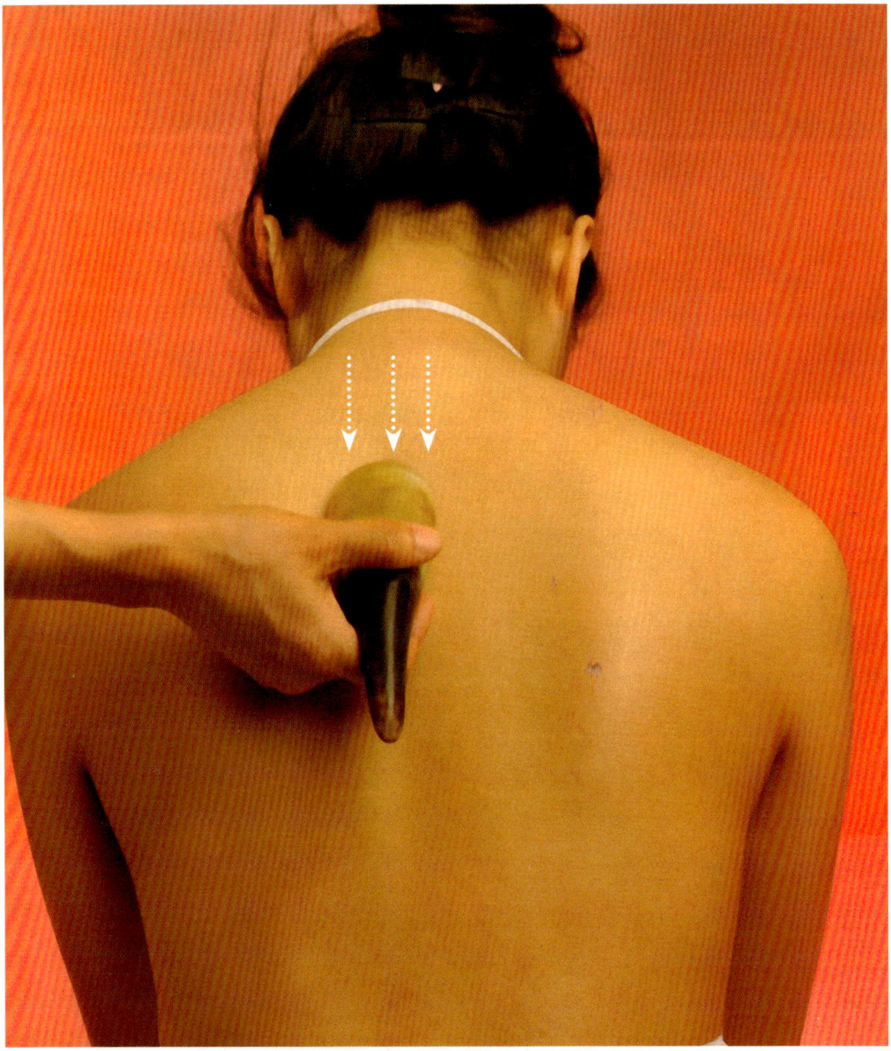

第六节 手太阳小肠经

经络图解

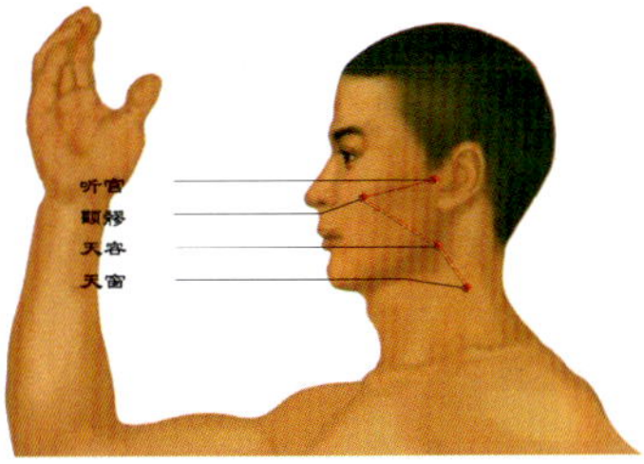

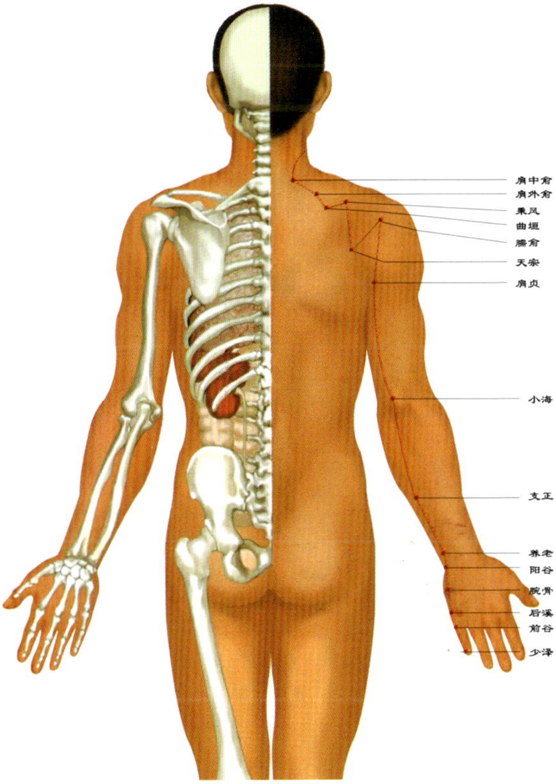

简 介

手太阳小肠经上共有19个穴位，首穴少泽，末穴听宫，8个穴位分布在上肢背面的尺侧，11个穴位在肩、颈、面部。

经脉循行路线

起于小指内侧端的少泽穴，沿手背、上肢外侧后缘，过肘部，到肩关节后面，绕肩胛部，到后背脊骨最高点分成两支，体内线路经过心脏、胃到达小肠。体表路线向上走，沿颈部上行到面颊，进入耳中的听宫穴。另一分支是从面颊部分出，进入眼角，交于足太阳膀胱经。

联系脏腑

心脏、小肠。

功效与主治

手太阳小肠经联系心脏、小肠，促进水分与养分的吸收，因此本经腧穴主治"液"方面所发生的病症，本经异常变动表现为：咽喉痛，颌下肿不能回顾，肩部痛得像牵引，上臂痛得折断。

手太阳小肠经主治耳聋、眼睛昏黄、面颊肿，颈部、颌下、肩胛、上臂、前臂的外侧后边痛。

疏通方法

手太阳小肠经主要分布在手臂到小肠，可以用按摩的方法刺激相关穴位，来治疗相应的病症，也可以配合使用拔罐、艾灸、刮痧的方法疏通经络。

平时可勤练气功八段锦来活络双手上的手太阳小肠经，也可以练习一些锻炼手臂的瑜伽，如勇士变化势、侧三角扭转式、拜月式，其中侧三角扭转式可以锻炼内脏。

食疗打通经脉

胡桃糯米粥： 材料：胡桃150克，糯米80克，糖或盐。做法：1. 胡桃去皮去膜，加适量清水放入打汁机中打碎成汁；2. 糯米淘洗干净，放入锅中，加水小火熬成粥，粥熟后加入胡桃汁、盐或糖稍煮片刻即可。

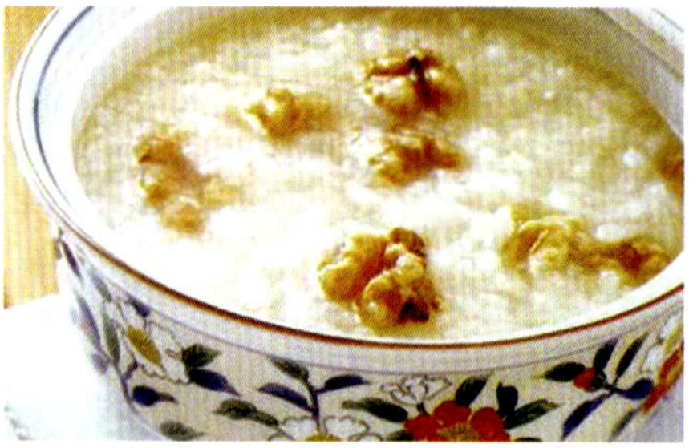

穴位详解

少泽穴——醒神止痛之养生大穴

主治： （1）用指甲掐按此穴

可立即解除喉痛。（2）初中风、暴卒、昏沉、不省人事，亦可用指甲掐按。可使气血流通，有起死回生之效。（3）头痛、目翳、咽喉肿痛、乳腺炎、乳汁分泌不足、短气、肋间神经痛、前臂神经痛、颈项神经痛、耳聋、寒热汗不出等症，长期按掐有很好的保健调理功效。

位置：在小指尺侧（内侧）距指甲角旁一分处取之。

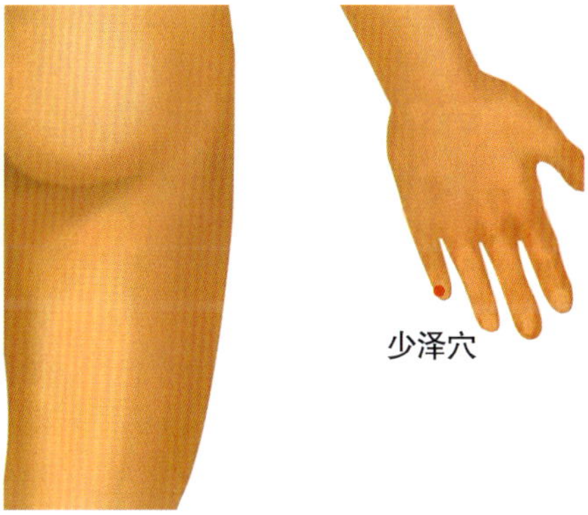

手法：1. 按摩：以另手轻握，弯曲大拇指，以指甲尖端垂直下压，轻轻掐按穴位，每次掐按1～3分钟；2. 艾灸：艾条温和灸，灸15~20分钟，每日1次；3. 瑜伽：每天坚持练习拜月式。

后溪穴——通络活血之养生大穴

主治：（1）能有效治疗闪腰、腰痛、腰部急性扭伤或慢性劳损等。（2）对头痛、项颈不得回顾、目赤、耳聋、咽喉肿痛、手指及臂肘痉挛也具有疗效。（3）对于精神分裂、癔症、肋间神经痛、盗汗、落枕等，在针灸疗病上也有很好的效果。

位置：属小肠经脉的穴道，微握拳，第五指掌关节后外侧，在手掌感情线的横纹尽头，赤白肉际处取之。

简易取穴法：伸臂曲肘向头，上臂与下臂约45°，轻握拳，手掌感情线之尾端在小指下侧边凹起如一火山口状处即是该穴。

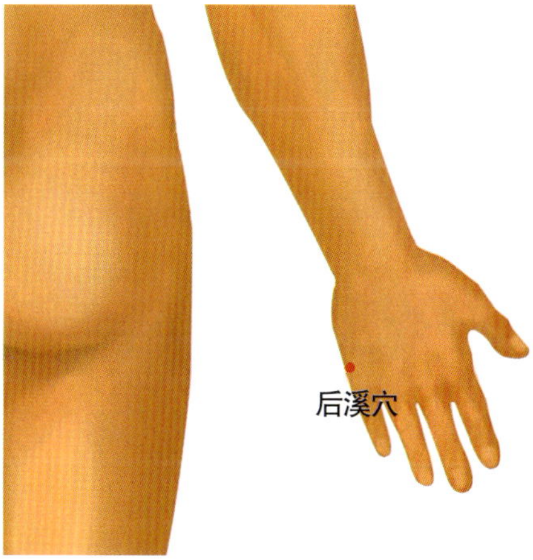

手法：1. 按摩：轻握拳，以一手轻握另一手掌背，弯曲大拇指，垂直向着掌心方向下压穴位，每次掐按1～3分钟；2. 拍打：用掌拍法拍打穴位30次；3. 气功：每天坚持练习八段锦。

阳谷穴——安神活络之养生大穴

主治：（1）此穴具有明目安神、通经活络的作用。（2）经常按压此穴，对精神神经系统的疾病具有一定疗效，如精神病、癫痫、肋间神经痛、尺神经痛等。（3）经常按压此穴，能够治疗五官科的一些疾病，如神经性耳聋、耳鸣、腮腺炎。（4）长期按压此处穴位，对头痛、目眩、热病、腕痛，都具有缓解作用。

位置：此处穴位在人体的手腕尺侧，当尺骨茎突与三角骨之间的凹陷处。

简易取穴法：屈肘，手背朝上，另一手四指轻托手臂，拇指置于小指侧手腕附近的骨头凸出处的前方凹陷处，则拇指所在的穴位即是。

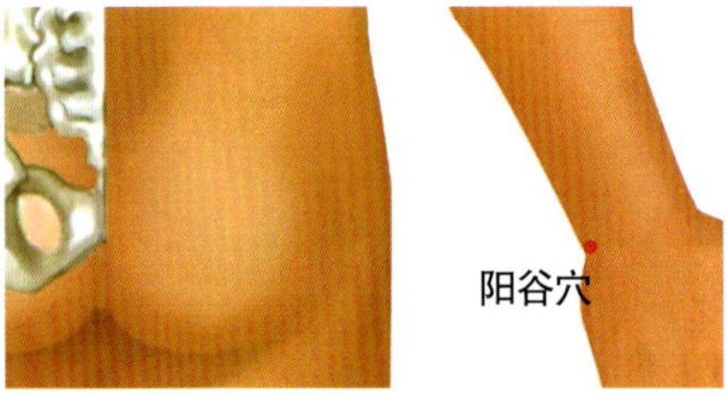

手法：1. 按摩：屈肘侧腕，以拇指指腹按压穴位，并做圈状按摩，每次按压1~3分钟；2. 刮痧：平刮法、平面按揉法轻刮30次；3. 瑜伽：每天坚持练习拜月式。

养老穴——舒筋明目之养生大穴

主治：（1）益养老人身体退化、衰老之各种疾病。（2）对目视不清，肩、背、肘、臂酸痛，呃逆、落枕、腰痛不可转侧等疾病，有很好的保健调理效果。（3）并有舒筋、通络、明目的效能。

位置：屈肘，手掌心向胸，尺骨小骨桡侧缘上方凹陷中。

简易取穴法：掌心向下，用另一手食指按在尺骨小头的最高点上；然后掌心转向胸部，当手指滑入的骨缝中即是该穴。

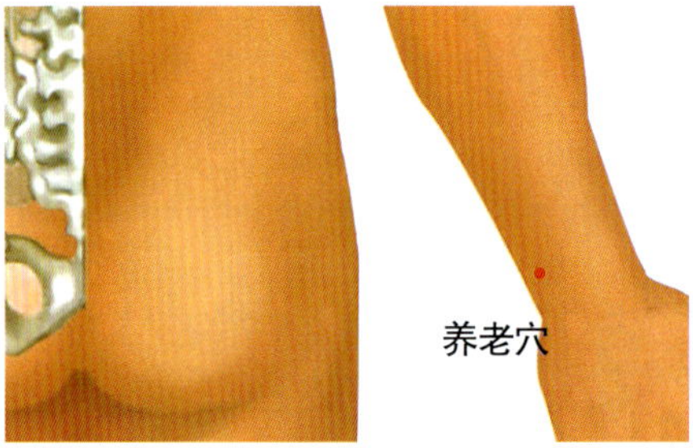

手法：1. 按摩：举臂屈肘，手掌心朝向颜面，以另手食指指尖垂直向下按揉穴位，每次左右各揉按1~3分钟；2. 艾灸：艾条温和灸，灸10~20分钟，隔日1次；3. 瑜伽：每天坚持练习手碰脚式。

小海穴——润肠补气之养生大穴

主治：对于肘臂痛，肩、肱、肘、臂诸处肌肉痉挛，及尺神经痛、眼睑充血、听觉麻痹、寒热齿龈肿、下腹痛、四肢无力等病症，长期按压此穴，都有很好的调理保健效果。

位置： 在尺骨鹰嘴突起之上端，曲肘半寸陷凹处，即肘内侧，大骨外，去肘端半寸处凹陷中。

简易取穴法： 屈肘举臂，在肘横纹平齐之尺鹰嘴与肱骨内上骨果之间，用手弹拨该部位，有麻感可直达小指。

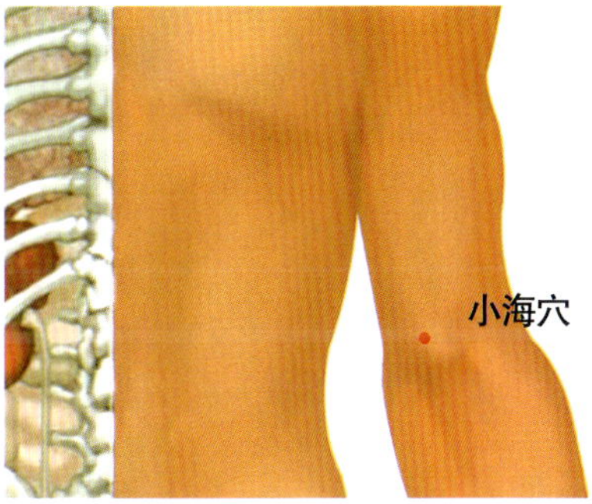

手法： 1. 按摩：以大拇指指腹垂直触压揉按穴位，每次左右各揉按约1～3分钟；2. 拍打：用掌拍法拍打穴位50次；3. 气功：每天坚持练习八段锦。

天宗穴——活血理气之养生大穴

主治：（1）按压此处穴位，具有疏通肩部经络、活血理气的作用。（2）此处穴位，是治疗女性急性乳腺炎、乳腺增生的特效穴位，按摩此穴位，对于乳房疼痛、乳汁分泌不足、胸痛也有明显的疗效。（3）按压此穴位，能够治疗肩胛疼痛、肩背部损伤、上肢不能举等局部疾病。（4）长期揉按此处穴位，还对气喘、颊颌肿等病症具有改善作用。（5）现在临床利用此处穴位治疗肩胛疼痛、肩关节周围炎、慢性支气管炎等。

位置： 在肩胛骨岗下窝的中央，或肩胛岗中点下缘，下一寸处。

简易取穴法： 以对侧手，由颈下过肩，手伸向肩胛骨处，中指指腹所在的肩胛岗下窝的中央处即是该穴。

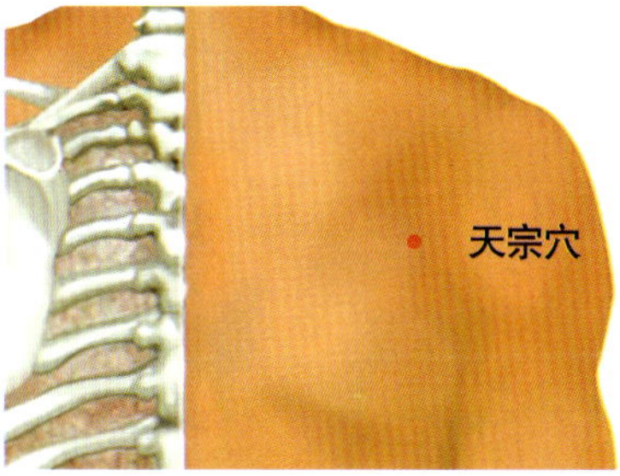

手法： 1. 按摩：以中指指腹按揉，每次先左后右各（或双侧同时）按揉1~3分钟；2. 拔罐：俯卧，用闪火法将火罐吸拔在穴位上，留罐20分钟；3. 拍打：用拳拍法拍打穴位20次；4. 瑜伽：每天坚持练习勇士变化式。

肩中俞穴——活络止痛之养生大穴

主治：（1）长期按压此处穴位，具有解表宣肺的功能。（2）长期坚持按压此处穴位，能够有效治疗一些呼吸系统的疾病，如支气管炎、哮喘、咳嗽等。（3）按摩此处穴位，对视力减退、目视不明、肩背疼痛等症状，具有明显的改善作用。

位置：在人体的背部，当第7颈椎棘突下，旁开2寸。

简易取穴法：双手手心向颜面，沿脖颈处，伸向背部，小指挨着劲项，则中指指腹所在之处即是该穴。

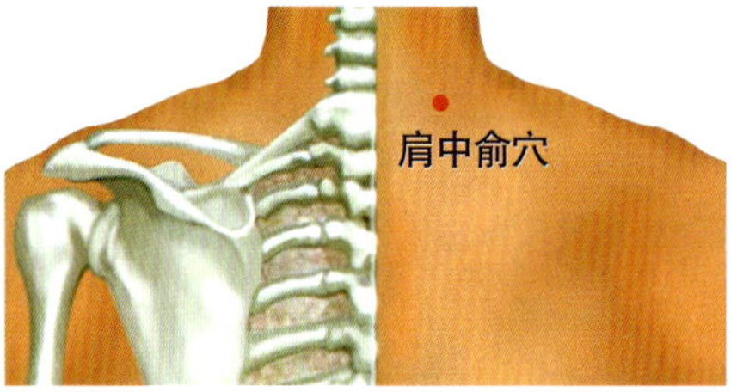

手法：1. 按摩：以中指指腹按压穴位，每次左右各揉按约1～3分钟；2. 刮痧：平刮法、平面按揉法轻刮30次；3. 瑜伽：每天坚持练习侧三角扭转式。

听宫穴——清头聪耳之养生大穴

主治：听宫主治耳朵以及听觉有关之疾病，例如耳鸣、耳聋、中耳炎、外耳道炎，《针灸铜人》记载："治耳聋如物填塞、无所闻等"。（2）同时还可治疗面瘫、齿痛、心腹痛等病症，长期按压此穴有很好的调理保健功效。

位置：属手小肠经经脉之穴道，在耳屏正中前凹陷处，张口得之。

简易取穴法：正坐目视前方，口微张开。举双手，指尖朝上，掌心向前。将大拇指指尖置于耳屏前凹陷正中处，则拇指指尖所在之处即是该穴。

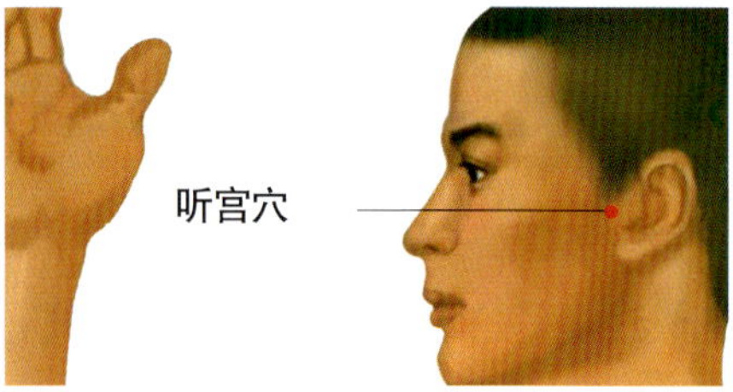

手法：1. 按摩：以大拇指指尖轻轻揉按，每次左右各（或双侧同时）约按揉1～3分钟；2. 艾灸：艾条温和灸，灸10~20分钟，隔日1次；3. 气功：每天坚持练习八段锦。

前谷穴

位置：位于手尺侧，微握拳，在小指本节前的掌指横纹头赤白肉际。

主治： 手指麻木、发热、头痛、耳鸣、小便短赤。

手法： 点压、按揉5～10次。

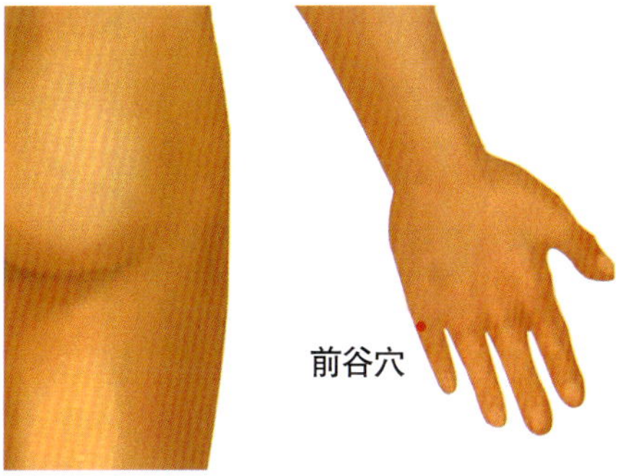

腕骨穴

位置： 位于手掌尺侧，当第五掌骨基底与钩骨之间的凹陷处，赤白肉际。

主治： 黄疸、消渴、腰腿痛、指挛腕痛、无力握物、头项强痛、耳鸣、目翳。

手法： 点压、按揉5～10次。

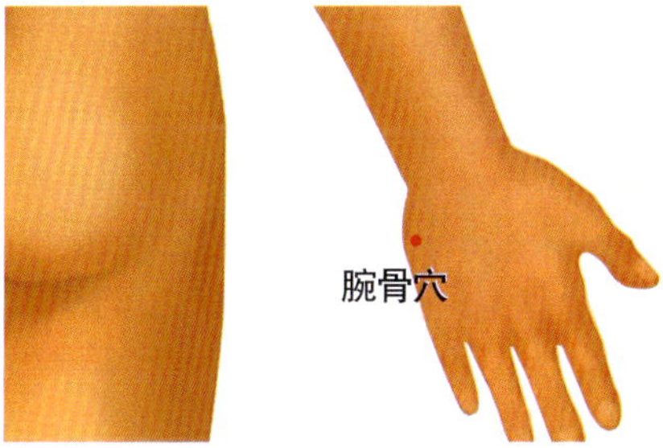

支正穴

位置： 位于前臂背面尺侧，当阳谷与小海的连线上，腕背横纹上5寸。

主治： 关节松弛无力、肘部酸痛不用、皮肤赘生小疣。

手法： 点压、按揉5～10次。

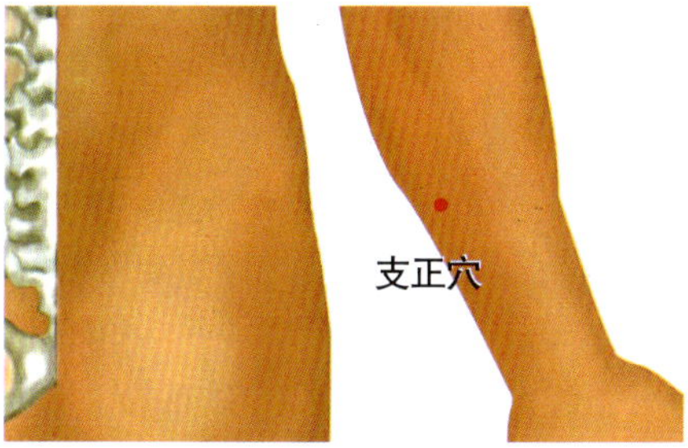

肩贞穴

位置： 位于肩关节后下方，臂内收时，腋后纹头上1寸（指寸）。

主治： 肩臂疼痛、瘰疬、耳鸣。

手法： 以中指指腹轻揉该穴，每次1～3分钟。

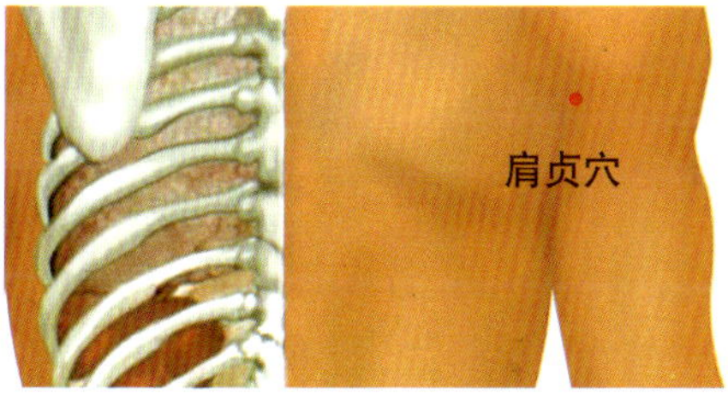

颧髎穴

位置： 位于面部，当目外眦直下，颧骨下缘凹陷处。

主治： 口㖞眼斜、眼睑瞤动、牙痛、颊肿。

手法： 轻揉30～50次。

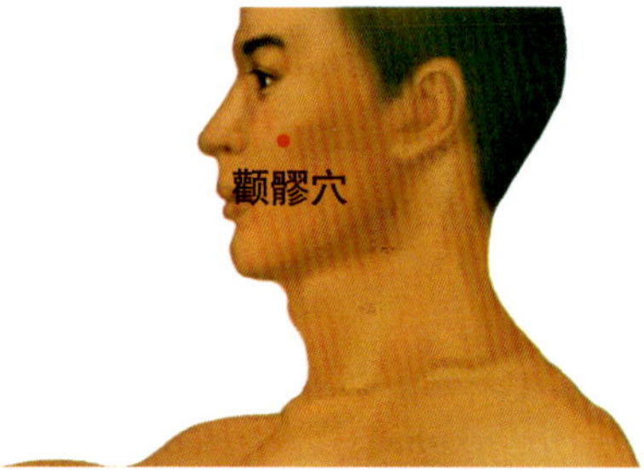

常见病对症治疗

本经主治腹部小肠与胸、心、咽喉病症，某些热性病症，神经方面病症和头、面、颈、眼、耳病症以及本经脉所经过部位之其他病症。倘若发现自己罹患这类疾病，不妨结合具体穴位，对症治疗。

按摩、针刺腕骨穴治疗黄疸

黄疸又称黄胆，俗称黄病，是由于感受湿热疫毒等外邪，导致湿浊阻滞，脾胃肝胆功能失调，胆液不循常道，随血泛溢引起的以目黄、身黄、尿黄为主要临床表现的一种肝胆病症。

腕骨：在手掌尺侧，当第五掌骨基底与钩骨之间的凹陷处，赤白肉际。

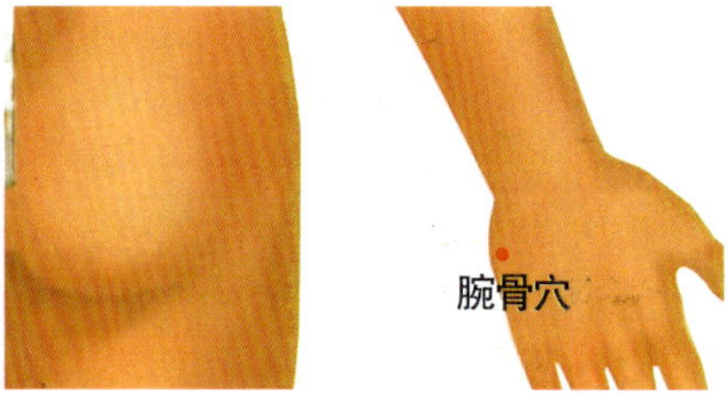

经络疗法

（1）按摩：腕骨穴主治黄疸、耳鸣、疟疾等疾病。沿后溪穴赤白肉际向上推，有高骨挡住，凹陷中即是该穴。可以点按、压揉5～10次。

（2）针刺：直刺腕骨穴0.3～0.5寸。

按摩、针刺颧髎穴治疗口眼㖞斜

口眼㖞斜即面神经麻痹，俗称“面瘫”、“吊线风”。临床症状多表现为：多数患者往往于清晨洗脸、漱口时突然发现一侧面颊动作不灵、嘴巴㖞斜。病侧面部表情肌完全瘫痪者，前额皱纹消失、眼裂扩大、鼻唇沟平坦、口角下垂，露齿时口角向健侧偏斜。

颧髎：位于面部，当目外眦直下，颧骨下缘凹陷处。

经络疗法

（1）按摩：颧髎穴主治口眼㖞斜、牙痛等疾病，该穴位于人体的面部，当目外眦直下，颧骨下缘凹陷处。可按揉该穴30~50次。

（2）针刺：直刺颧髎穴0.3～0.5寸，斜刺或平刺0.5～1寸。

按摩、针刺听宫穴治疗三叉神经痛

三叉神经痛有时也被人称为

“脸痛”，是一种发生在面部三叉神经分布区内反复发作的阵发性剧烈神经疼痛疾病。中医认为：三叉神经痛属“头痛”、“偏头痛”、“面痛”等范畴，古医书中有“首风”、“脑风”、“头风”等名称记载，如《素问·风论》：“首风之状，头面多汗恶风，当先风一日则病甚。”因为颠顶之上，唯风可即，外感风寒之邪，循经上犯颠顶清窍引起本病，精神因素亦可诱发此病。

听宫：在面部，耳屏前，下颌骨髁状突的后方，张口时呈凹陷处。

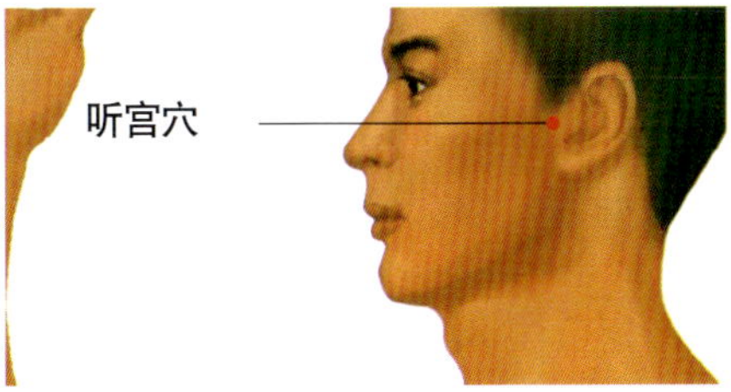

经络疗法

（1）按摩：听宫穴主治头痛、三叉神经痛等疾病。在耳屏中点与颞下颌关节之间。取穴时微张口，耳前凹陷处。可以用大拇指指尖对准该穴轻揉，每次1～3分钟。

（2）针刺：直刺该穴1～1.5寸。

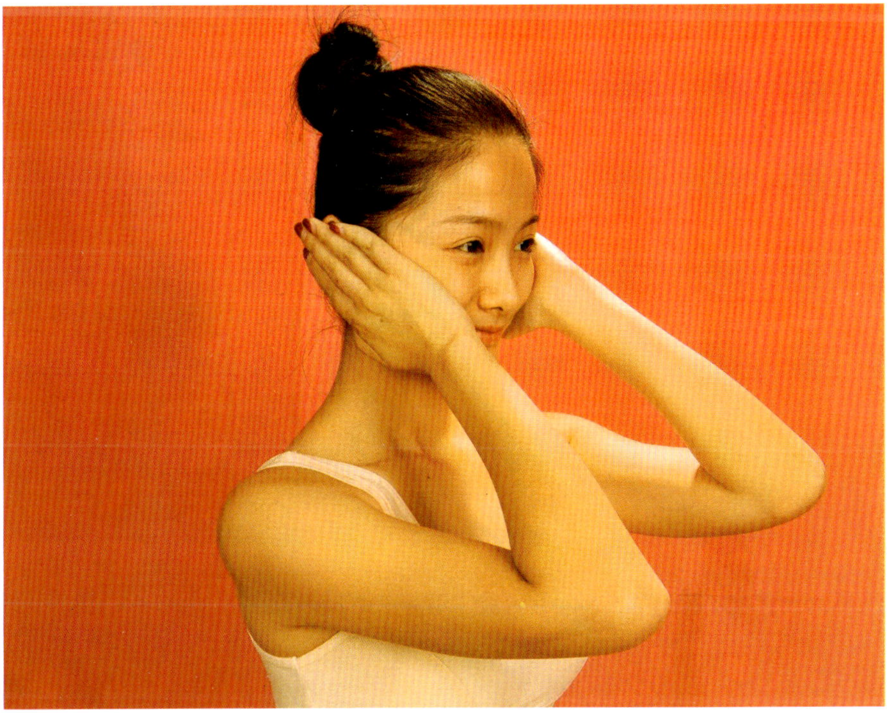

第七节 足太阴脾经

经络图解

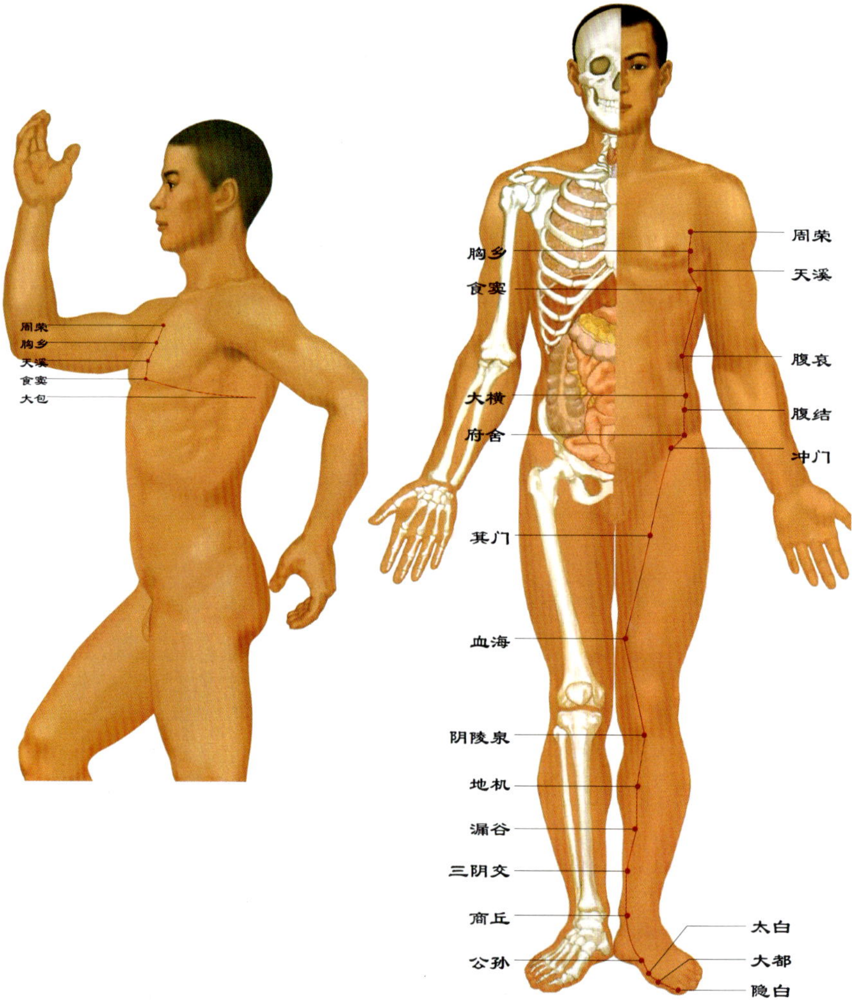

简　介

足太阴脾经上共21个穴位，首穴隐白末穴大包，10个穴位分布在侧胸腹部，而其他11个则分布在下肢内侧面。

经脉循行路线

起于脚大趾内侧端的隐白穴，向上经过内踝的前缘，沿小腿内侧向上，在沿大腿内侧前缘，进入腹部分为2支，体内线走向脾、胃深处，与手少阴心经交汇。体表线运行到腋下后又分成2支，一支止于胸部的大包穴，一支进入体内到达舌部。

联系脏腑

脾、胃和心。

功效与主治

足太阴脾经失调主要与运化功能失调有关。中医认为脾主运化，为后天之本，对于维持消化功能及将食物化为气血起着重要的作用。

足太阴脾经主治腹胀、便溏、下痢、胃脘痛、嗳气、身重无力、舌根强痛、下肢内侧肿胀等。

疏通方法

足太阴脾经的循行线路包括足部、胸部等范围，除了用按摩、拍打来治疗本经病症外，还可以使用刮痧、拔罐、艾灸等方法疏通经络。

练习气功八段锦中的招式可以提升生殖及泌尿系统功能，瑜伽中的大树式可以刺激足太阴脾经上的血海穴同时还能伸展腿部、腹部，弓式能训练腰部与大腿的前侧，活络脾经。

食疗打通经脉

雪梨豌豆炒百合：材料：雪梨1个，鲜百合30克、豌豆荚、南瓜、柠檬。做法：1. 雪梨、南瓜削皮切片，豌豆、鲜百合洗净，柠檬挤汁备用。2. 各种材料过水后捞出，锅中油烧热，放入翻炒片刻，加盐、鸡精等调味，用淀粉勾芡后起锅即可。

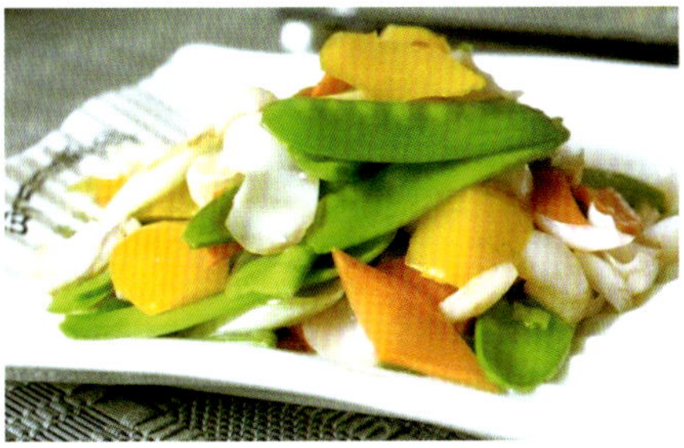

穴位详解

太白穴——健脾利胃之养生大穴

主治：（1）经常按摩、捶打此处穴位，能够治疗各种脾虚，如乏力、困倦、嗜睡、短气等。（2）按揉此穴，对胃痛、腹胀、吐泻、痢疾、肠鸣等，具有良好的治疗效果。（3）按揉此处穴位，还能治疗便秘、脚气、痔疮等。

位置： 位于足内侧缘，当第一跖骨小头后下方凹陷处，即脚的内侧缘靠近足大趾处。

简易取穴法： 正坐，把脚抬起，放置另一大腿上，以另一侧手的大拇指按脚的内侧缘靠近足大趾的凹陷处即是。

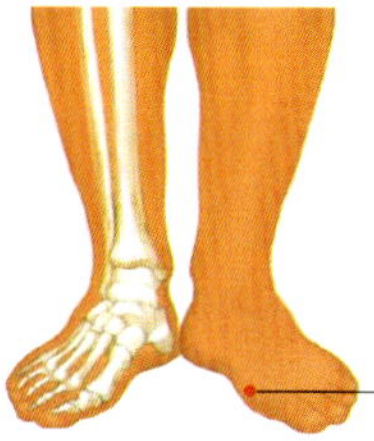

手法： 1. 按摩：以拇指指腹垂直按压穴位，每日早晚各按一次，每次左右各约按压1～3分钟；2. 刮痧：刮法、平面按揉法轻刮30次；3. 气功：每天坚持练习八段锦。

公孙穴——祛痛健脾之养生大穴

主治： （1）本穴位理脾胃、调冲脉，可治胃痛、腹痛、呕吐、腹泻、痢疾。（2）并治生理痛、月经不调、食欲不振等病症。（3）还可治疗失眠、狂症等神志病症。（4）胸闷、腹胀，长期按压此穴能有很好的调理保健效能。

位置： 属足脾经经脉的穴道，位在足内侧第一跖骨基底部前下缘，赤白肉际处。

简易取穴法： 正坐，将左足翘起放在右腿上。将另一侧手的食指与中指并拢，中指位于足内侧大趾的关节后，则食指所在位置即是。

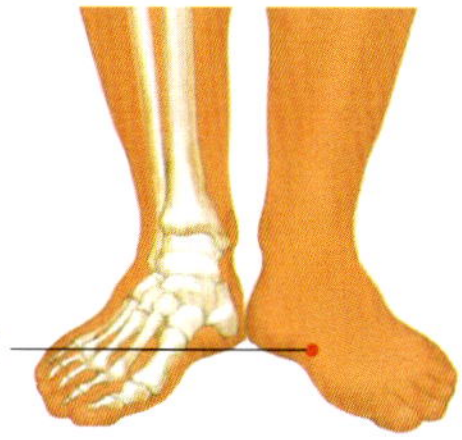

手法： 1. 按摩：以拇指指尖垂直揉按穴位，每天早晚揉按一次，每次揉按左右脚各1～3分钟；2. 艾灸：艾条温和灸，灸5～10分钟，隔日1次；3. 瑜伽：每天坚持练习弓式。

三阴交穴——调经止血之养生大穴

主治： （1）三阴交是妇科主穴，主治一般妇女的疾病，对男女的生殖器官疾病、子宫功能性出血、月经不调，经痛、带下、不孕、遗精、遗尿、阳痿等病症，都有效果。（2）对于腹胀、消化不良、食欲不振、肠绞痛、腹泻、失眠、神经衰弱、全身无力、下肢麻痹、神经痛、脚气病等，都有很好的保健调理作用。（3）本穴对于去头皮屑有很好的效果，这是因为三阴交有健脾养血的作用。

位置：属足脾经经脉的穴道，在脚内踝尖直上3寸（4横指宽），胫骨内侧面的后缘凹陷处。

简易取穴法：正坐，抬脚置另一腿上，以另一侧手除拇指外的四指并拢伸直，并将小指置于足内踝上缘处，则食指下，踝尖正上方胫骨边缘凹陷处即是该穴。

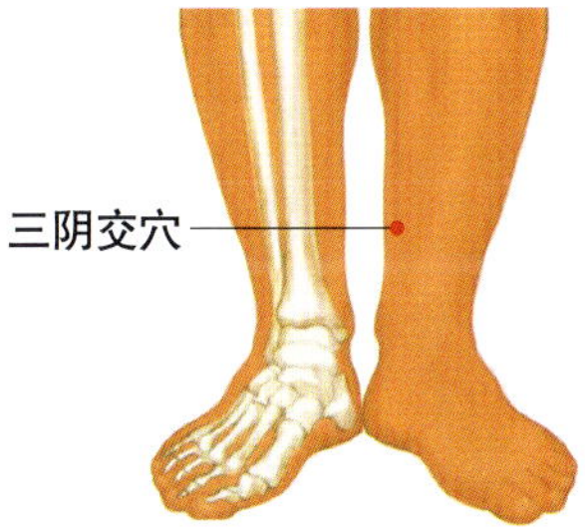

手法：1. 按摩：以大拇指指尖垂直按压穴位，每天早晚各一次，每次左右足各揉按1～3分钟；2. 拔罐：选择适宜体位，用闪火法将罐吸拔在穴位上，留罐15分钟；3. 瑜伽：每天坚持练习弓式；4. 艾条：艾条温和灸，灸5～10分钟。

阴陵泉穴——健脾化湿之养生大穴

主治：（1）阴陵泉为脾经经气聚集之穴，五行属水，与水经的肾和膀胱关系密切，能健脾化湿，因此对通利小便（癃闭）治脐下水肿有特效。（2）对腹胀、腹绞痛、肠炎、痢疾、膝痛等病症有效。（3）对尿潴留、尿失禁、尿路感染、月经不调，有很好的调理保健效能。

位置：属足脾经经脉的穴道，在胫骨内侧髁下缘凹陷处取之。

简易取穴法：正坐，将一脚翘起，置放于另腿膝上。另一侧手轻握膝下处，拇指指尖所在的膝下内侧凹陷处即是。

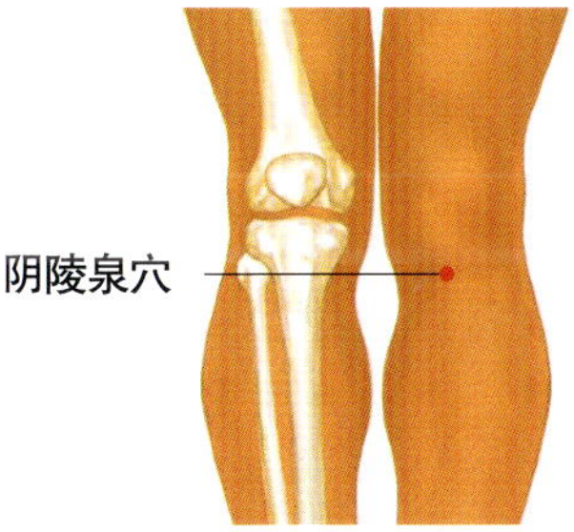

手法：1. 按摩：另手轻握膝下处，屈曲大拇指，以指尖由下向上出力揉按，每天早晚各一次，每次左右穴位各揉按1～3分钟；2. 拔罐：选择适宜体位，用闪火法将罐吸拔在穴位上，留罐15分钟；3. 气功：每天坚持练习八段锦。

血海穴——健脾养血之养生大穴

主治：（1）能清血利湿主治一

切血病及月经不调、崩漏（月经过多）、经闭等症。（2）对于荨麻疹、湿疹、丹毒、痈疮、膝痛等，都有很好的保健调理作用。

位置：属足脾经经脉穴道，在膝膑上2寸内侧之白肉际。

简易取穴法：正坐，翘左足置放在右腿膝上，将右手拇指以外的四指并拢，小指尖置于膝盖骨内侧的上角，则食指指肚所在位置即是该穴。

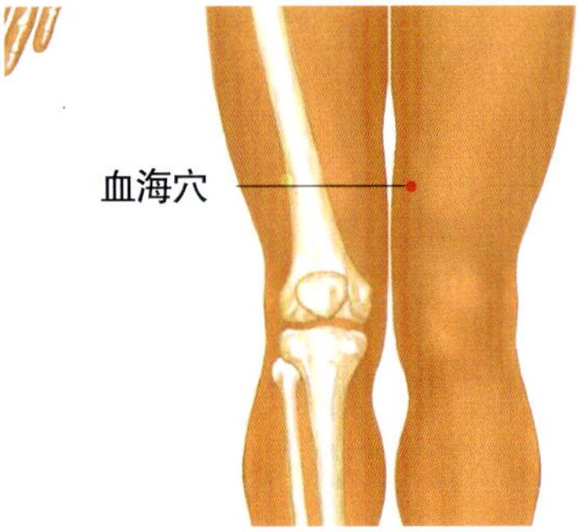

手法：1. 按摩：四指在膝上，拇指在膝盖内侧之上方，屈曲大拇指，用大拇指指尖按揉穴位，每天早晚各一次，每次左右脚穴位各按压3～5分钟；2. 艾灸：艾条温和灸，灸10～20分钟，每日1次；3. 瑜伽：每天坚持练习大树式。

府舍穴——润脾祛燥之养生大穴

主治：（1）此穴位具有润脾燥、生脾气的作用。（2）经常按揉此穴，能够缓解腹痛、疝气等症状。

位置：位于人体下腹部，当脐中下4寸，冲门穴上方0.7寸，距前正中线4寸。

简易取穴法：正坐或仰卧，右手五指并拢，将拇指放于肚脐处，找出肚脐正下方小指边缘之处，以此为基点，再将右手手指向下，拇指放于此点处，则小指边缘之处即是此穴。以此法找出左边穴位。

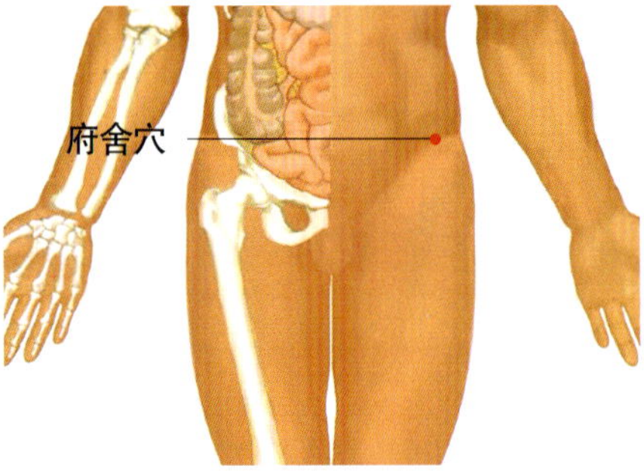

手法：1. 按摩：食中两指伸直并拢，其余手指弯曲，以指腹揉按穴位，每天早晚各一次，每次左右穴位各按压1～3分钟；2. 刮痧：刮法、平面按揉法轻刮30次；3. 瑜伽：每天坚持练习大树式。

周荣穴——生发脾气之养生大穴

主治：（1）此处穴位具有止咳平喘、生发脾气的作用。（2）按揉此穴，对咳嗽、气逆、胸肋胀满具有明显的疗效。

位置：这处穴位在人体的胸外侧部，当第2肋间隙，距前正中线6寸。

简易取穴法：仰卧或正坐，将右手食、中、无名三指伸直并拢，指尖朝左，将食指放在左胸窝上，锁骨外端下，则无名指所在之处即是。

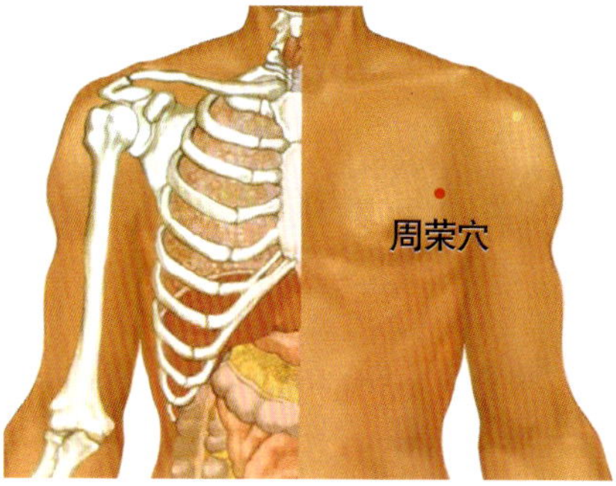

手法：1. 按摩：食、中、无名三指并拢，以指腹揉按穴位，每天早晚各一次，每次揉按1～3分钟；2. 拔罐：仰卧，用闪火法将火罐吸拔在穴位上，留罐20分钟；3. 气功：每天坚持练习八段锦。

大包穴——通络健脾之养生大穴

主治：（1）主治全身疲乏、四肢无力，颇有功效。（2）对于肺炎、气喘、胸膜炎、胸胁痛等，都有很好的保健调理作用。

位置：属足脾经经脉的穴道，腋窝下、腋中线直下6寸处（相当于自己的中指尖到手腕横纹的长度）。

简易取穴法：正坐或仰卧，右手五指并拢，指尖朝上，将中指指尖放于左腋窝下中线处，则手腕横线中点所对之处即是该穴。

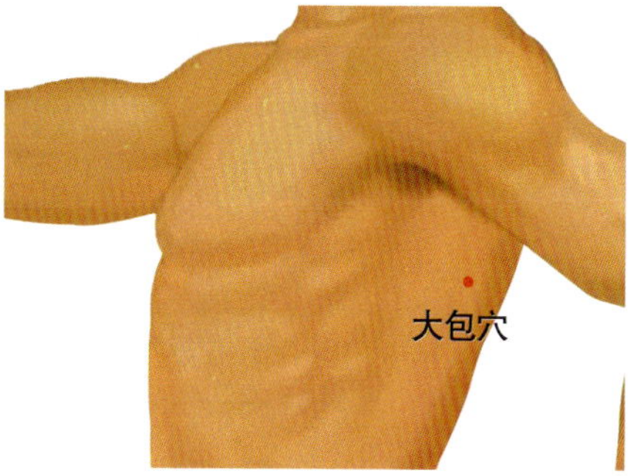

手法：1. 按摩：双手互抱胸前，用中指指尖揉按，每天早晚各一次，每次揉按1～3分钟；2. 艾灸：艾条温和灸，灸10～20分钟，每日1次；3. 瑜伽：每天坚持练习拜月式。

隐白穴

位置：位于足大趾内侧趾甲角旁0.1寸。

主治：月经过多、崩漏、便血、尿血、吐血等慢性出血及癫狂、多梦、烦心善悲、惊风（慢）、腹满、腹胀、暴泄、善呕、心痛、胸满、咳逆、喘息。

手法：掐揉10～30次，也可以浅刺0.1寸。

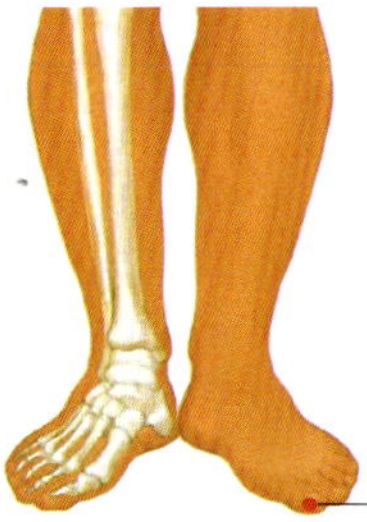

主治：腹胀、肠鸣、腹泻、便秘、饮食不化、咳嗽、黄疸、怠惰嗜卧、癫狂、善笑、小儿癫痫、痔疾、足踝痛。

手法：按揉10~30次，也可以直刺0.5～0.8寸。

大都穴

位置：位于足大趾内侧，第一跖趾关节前下方，赤白肉际处。

主治：腹胀、胃痛、食不化、呕吐、腹泻、便秘、热病、无汗、体重肢肿、厥心痛、不得卧、心烦。

手法：掐揉10～30次，也可以直刺0.3~0.5寸。

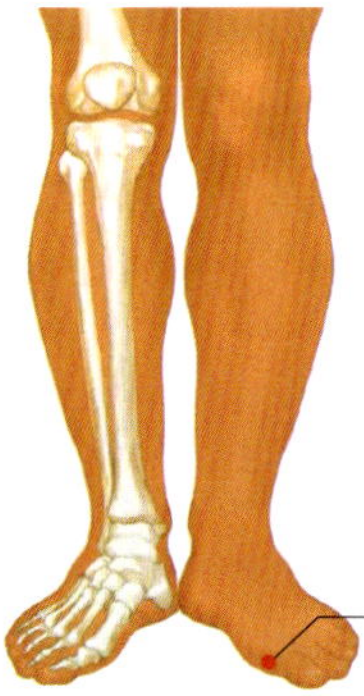

商丘穴

位置：位于内踝前下方凹陷中，当舟骨结节与内踝尖连线的中点处。

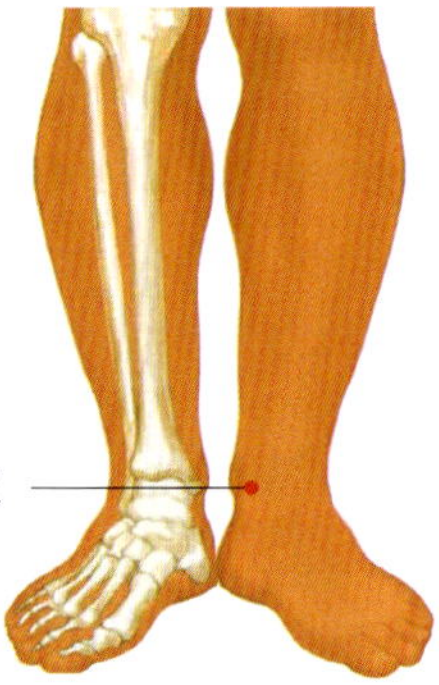

漏谷穴

位置：位于内踝尖与阴陵泉的连线上，内踝尖上6寸，当胫骨内侧面后缘。

主治：腹胀、肠鸣、偏坠、小便不利、遗精、女人崩漏、赤白带下、下肢痿痹、腿膝厥冷。

手法：按揉10~30次，也可以选择直刺1～1.5寸。

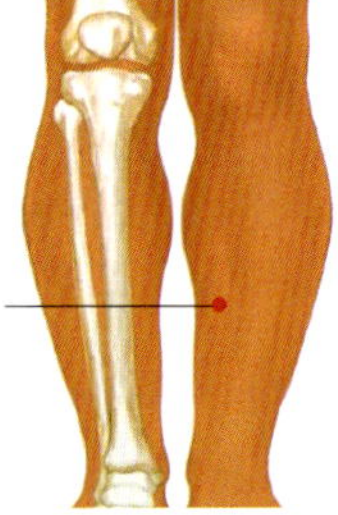

地机穴

位置：位于内踝尖与阴陵泉穴的连线上，阴陵泉穴下3寸。

主治：痛经、崩漏、月经不调、女子症瘕、腹胀、腹痛、食欲不振、腹泻、痢疾、小便不利、水肿。

手法：按揉10~30次，也可以选择直刺1~1.5寸。

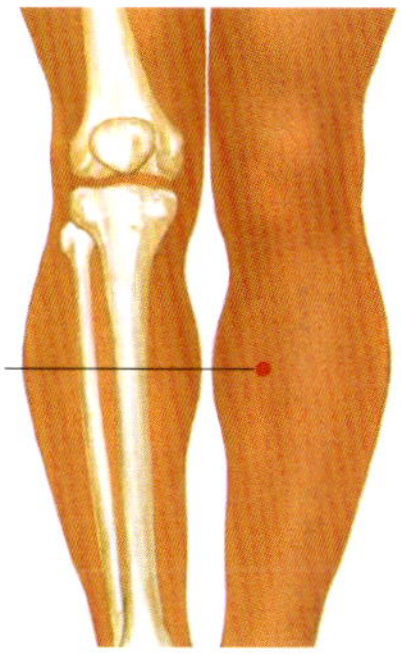

冲门穴

位置：位于腹股沟外侧，距耻骨联合上缘中点3.5寸，当髂外动脉搏动处的外侧。

主治：腹痛、疝气、痔痛、小便不利、胎气上冲、崩漏、带下。

手法：按揉30～50次，也可以选择避开动脉，直刺0.5~1寸。

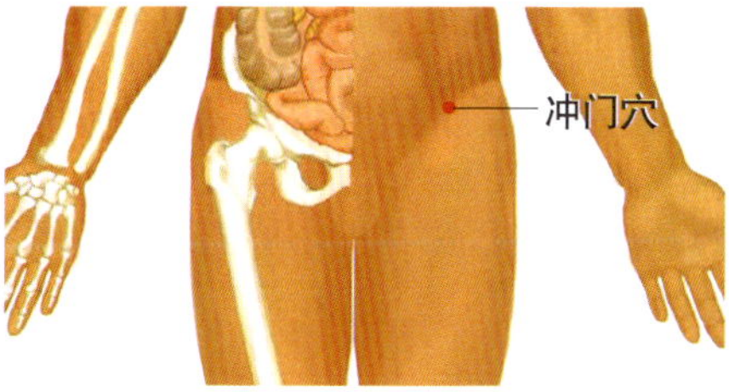

常见病对症治疗

本经一侧21穴（左右两侧共42穴），其中11穴分布于下肢内侧面的前端，10穴分布于侧胸腹部。主治脾、胃、妇科、前阴病等消化系统病症，泌尿生殖系统病症以及本经脉所经过部位之其他病症。倘若发现自己罹患这类疾病，不妨结合具体穴位，对症治疗。

按摩、针刺周荣穴治疗咳嗽

咳嗽是人体清除呼吸道内的分泌物或异物的保护性呼吸反射动作。咳嗽的形成和反复发病，常是许多复杂因素综合作用的结果。咳嗽是呼吸系统疾病的主要症状，如咳嗽无痰或痰量很少为干咳，常见于急性咽喉炎、支气管炎的初期；急性骤然发生的咳嗽，多见于支气管内异物；长期慢性咳嗽，多见于慢性支气管炎、肺结核等。

周荣：在胸外侧部，当第二肋间隙，距前正中线6寸。

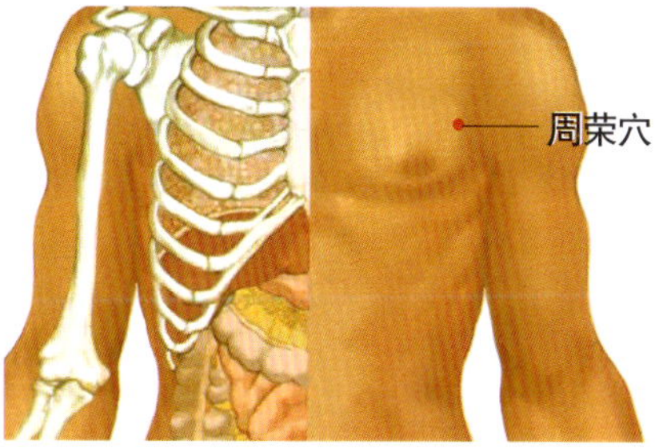

经络疗法

（1）按摩：周荣穴主治咳嗽、胸胁胀痛等疾病。该穴位于人体的胸外侧部，当第二肋间隙，距前正中线6寸。可以针对该穴，按揉30～50次。（2）针刺：选准周荣穴，斜刺或向外平刺0.5~0.8寸。

按摩、针刺食窦穴治疗胃炎

胃炎是胃黏膜炎症的统称，为常见病，可分为急性和慢性两类。从中医角度来看，慢性胃炎必然伴随脾虚，甚至会导致肾虚，对于只有脾胃虚弱的情况可以使用附子理中汤，除掉湿邪，等脾脏功能恢复起来之后，可以改用小建中汤对胃炎进行治疗，此种治疗方法以补益为主，兼有祛邪，病邪消失之后会感觉全身更加健康。

食窦：在胸外侧部，当第五肋间隙，距前正中线6寸。

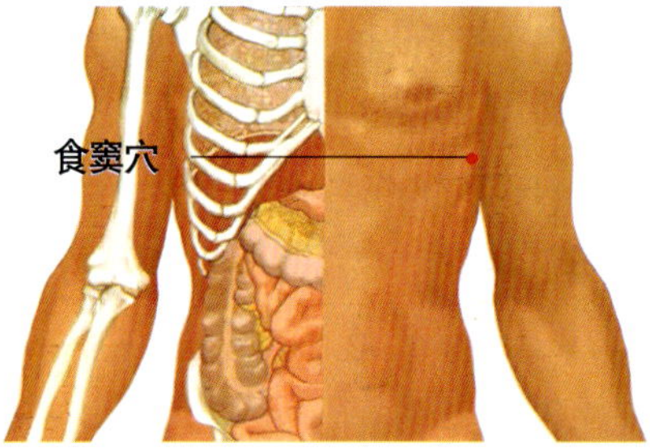

经络疗法

（1）按摩：食窦穴主治胃炎、肝炎、气管炎等疾病。可以针对该穴，按揉30~50次。（2）针刺：选准食窦穴，斜刺或向外平刺0.5~0.8寸，深部为肺脏，不可深刺。

按摩、针刺府舍穴治疗疝气

疝气，即人体组织或器官一部分离开了原来的部位，通过人体间隙、缺损或薄弱部位进入另一部位。俗称“小肠串气”，有脐疝、腹股沟直疝、斜疝、切口疝、手术复发疝、白线疝、股疝等。疝气的症状最主要的是在腹股沟区，可以看到或摸到肿块。中医认为，导致疝气的根本原因是气血不畅。

府舍：在下腹部，当脐中下4寸，冲门穴上方0.7寸，距前正中线4寸。

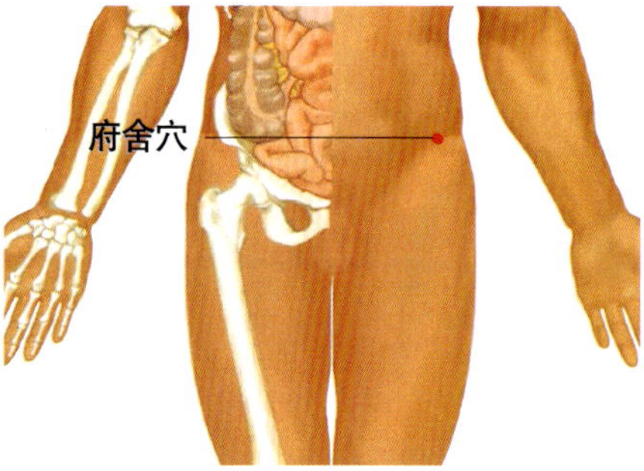

经络疗法

（1）按摩：府舍穴主治腹痛、便秘、疝气等疾病。府舍穴位于人体的下腹部，当脐中下4寸，冲门穴上方0.7寸，距前正中线4寸。按揉该穴30~50次。（2）针刺：选准府舍穴，直刺1 ~ 1.5寸。

按摩、针刺冲门穴治疗崩漏

崩漏是指妇女非周期性子宫出血，其发病急骤，暴下如注，大量出血者为“崩”；病势缓，出血量少，淋漓不绝者为“漏”，故临床多以崩漏并称。崩与漏虽出血情况不同，但在发病过程中两者常互相转化，如崩血量渐少，可能转化为漏，漏势发展又可能变为崩。究其发生原因，多由情志抑郁、操劳过度、产后或流产后起居饮食不慎、房事不节等引起冲任二脉功能失调而致。

冲门：在腹股沟外侧，距耻骨联合上缘中点3.5寸，当髂外动脉搏动处的外侧。

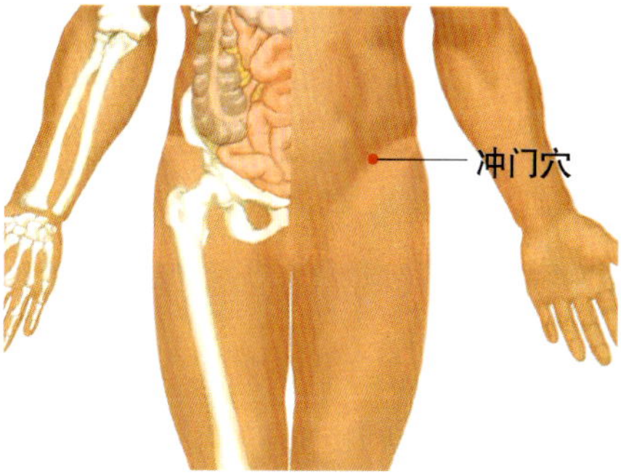

经络疗法

（1）按摩：冲门穴主治腹痛、疝气、带下、崩漏疾病。冲门穴位于人体的腹股沟外侧，距耻骨联合上缘中点3.5寸，当髂外动脉搏动处的外侧。可以按揉该穴30 ~ 50次。（2）针刺：避开动脉，直刺0.5~1寸。

按摩、针刺三阴交穴治疗遗精

不因性交而精液自行泄出，中医将精液自遗现象称遗精或失精。遗精现象的发生，病因很多，主要有心理因素、环境影响、纵欲手淫、过度疲劳、炎症刺激所致。

三阴交：在小腿内侧，当足内踝尖上3寸，胫骨内侧缘后方。

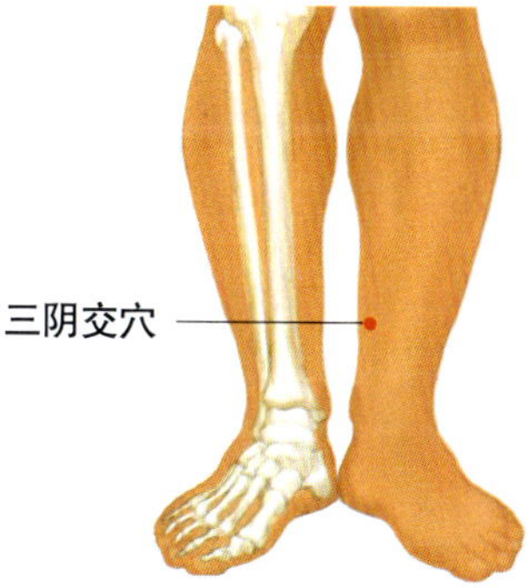

经络疗法

（1）按摩：三阴交主治带下、月经不调、泄泻、遗精、阳痿等疾病。在小腿内侧，当足内踝尖上3寸，胫骨内侧缘后方；正坐屈膝成直角取穴，可对该穴按揉10~50次。（2）针刺：选准三阴交，直刺1 ~ 1.5寸。

第八节 手太阴肺经

经络图解

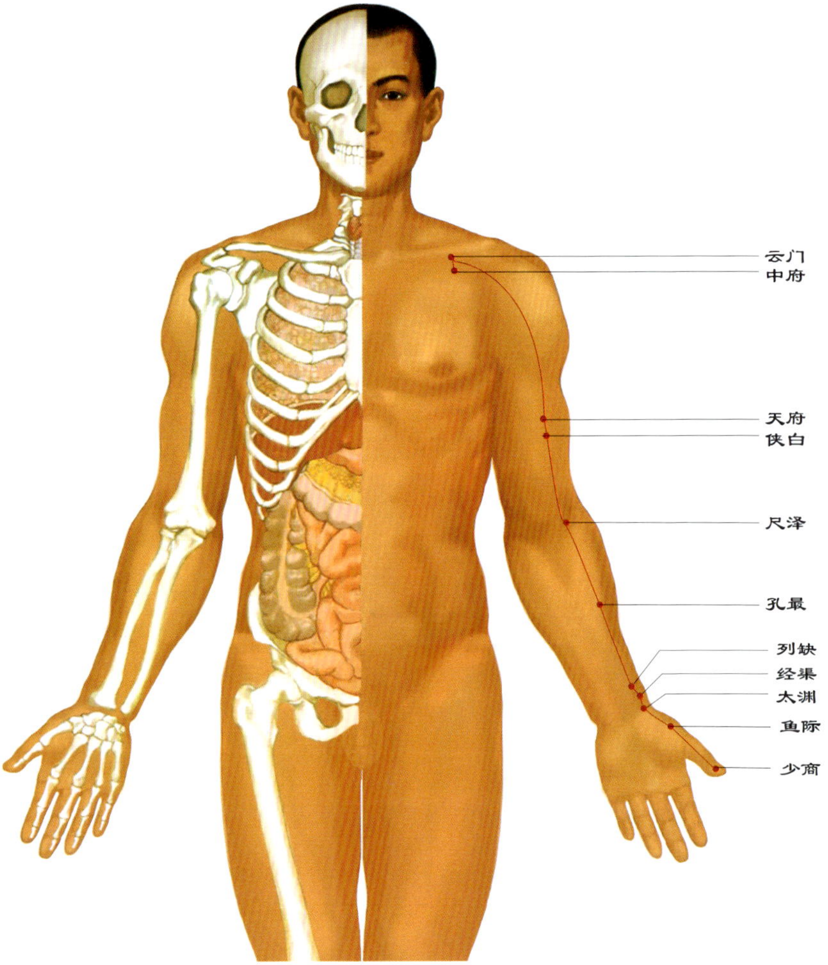

简　介

手太阴肺经上共有11个穴位，首穴中府、末穴少商，其中2个穴位是在前胸上部，其他9个分布在上肢掌面桡侧。

经脉循行路线

起于脑，从胸部往下经大肠、肺及咽喉，然后到体表，从肩窝的中府穴，经手臂内侧、肘、腕，运行到手臂末端的少商穴。另有一条分支从手腕延伸到食指，与手阳明大肠经相连。

联系脏腑

肺、胃、大肠。

功效与主治

手太阴肺经以肺为中心，肺是人体进行气体交换的场所。中医认为肺的功能包括了主气、司呼吸、主宣发肃降，通调水道，朝百脉，开窍于鼻，外合皮毛。

打通手太阴肺经可以治疗胸部满闷、咳嗽、气喘、耳鸣、鼻血、扁桃体发炎、锁骨上窝痛，肩背、上肢前边外侧发冷、麻木酸痛等症。此外，对皮肤瘙痒也有一定的疗效。

疏通方法

按摩、拍打、刮痧、气功、拔罐、艾灸、气功、瑜伽都可以刺激手太阴肺经上的穴位，达到打通经脉的、加强肺功能的作用。

呼吸系统障碍、患有气喘的人应该练习气功八段锦。也可以练习瑜伽中的勇士变化式、头膝式、拜月式。通过练习可以放松手臂、肩、背，活络手太阴肺经。

手太阴肺经不通畅会影响体内废弃物的排出，出现皮肤瘙痒的症状。可以采用拍打法疏通经络。一手四指并拢、由轻到重施力，从肩膀向手臂沿着经络线的方向拍打。

食疗打通经脉

杏仁雪梨汤：配方：杏仁10克，雪梨1个，蜂蜜。制法：雪梨洗净去核，切成小块，与杏仁、蜂蜜一起放入锅中，再加适量水，煮半小时，取汁代茶饮。

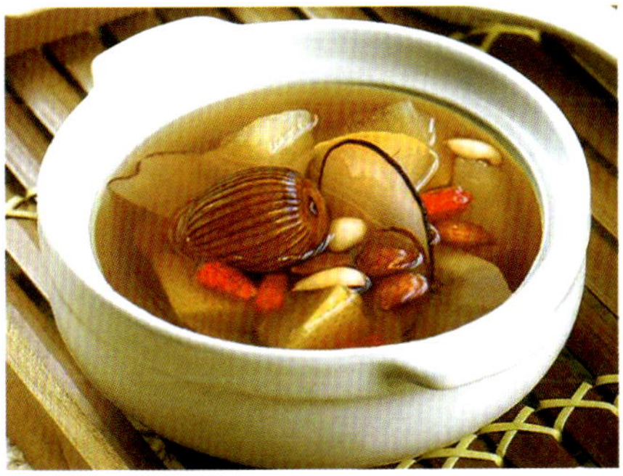

穴位详解

中府穴——肃降肺气之养生大穴

主治：（1）《针灸大成》记

载：“‘中府穴’主腹胀，四肢肿，食不下，喘气胸满，肩背痛，呕秽，呃逆上气，肺气急，肺寒热，胸悚悚，胆热呕逆，嗑唾浊涕，风汗出，皮痛面肿，少气不得卧，伤寒胸中热，飞尸遁注，瘿瘤。”（2）中府穴还可以泻除胸中及体内的烦热，是治疗支气管炎及气喘的保健特效穴。（3）对于扁桃体炎、胸肌疼痛、头面五官疾病等症也有保健功效。（4）对于支气管炎、肺炎、咳嗽、气喘、胸肺胀满、胸痛、肩背痛等病症，也具有很好的调理保健功效。

位置：在胸前壁外上方，前正中线旁开6寸，平第1肋间隙处。

简易取穴法：正坐或仰卧，将右手三指（食、中、无名指）并拢，放在胸窝上、中指指腹所在的锁骨外端下即是。

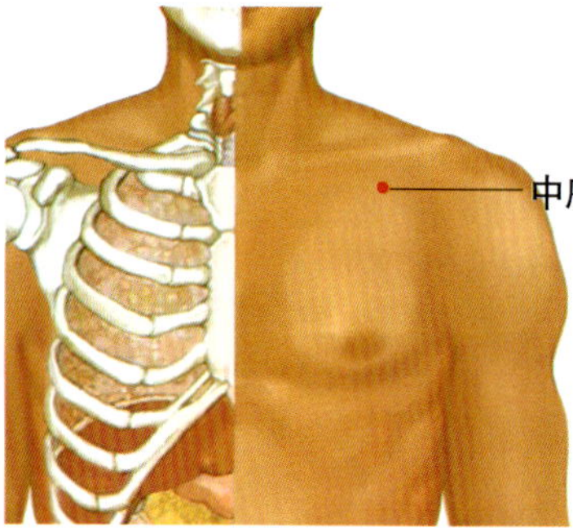

手法：1. 按摩：右手食、中、无名三指并拢，向外顺时针揉按左胸中府穴，再用左手以同样方式，逆时针揉按右胸中府穴，各1～3分钟；2. 艾灸：艾条温和灸，灸10～20分钟，每日1次；3. 瑜伽：每天坚持练习勇士变化式。

尺泽穴——清肺补肾之养生大穴

主治：（1）此穴对无名腹痛有特效。（2）主治：咳嗽、咯血、肺炎、支气管炎、咽喉肿痛。（3）尺泽穴是最好的补肾穴，通过降肺气而补肾。最适合上实下虚的人，高血压患者多是这种体质。肝火旺，肺亦不虚，脾气大但很能克制自己不发火（金克木）的人常会感到胸中堵闷，喘不上气来。此时可点揉肺经的尺泽穴。尺，此字在此不指尺寸，而暗指肾脏（中医诊脉讲“寸、关、尺”。而”尺”正是肾脉之反应处）；泽，是雨露，引申为灌溉。由此可知，此穴有补肾之意。（4）对肘臂肿痛、皮肤痒、过敏等病症，长期按压此穴，有很好的调理保健功效。

位置：尺泽穴位于手臂肘部，取穴时先将手臂上举，在手臂内侧中央处有粗腱，腱的外侧即是此穴（或在肘横纹中，肱二头肌腱桡侧凹陷处）。

简易取穴法：伸臂向前，仰

掌，掌心朝上。微微弯曲约35°。以另手、手掌由上而下轻托肘部。弯曲大拇指，指腹所在的肘窝中一大凹陷处即是。

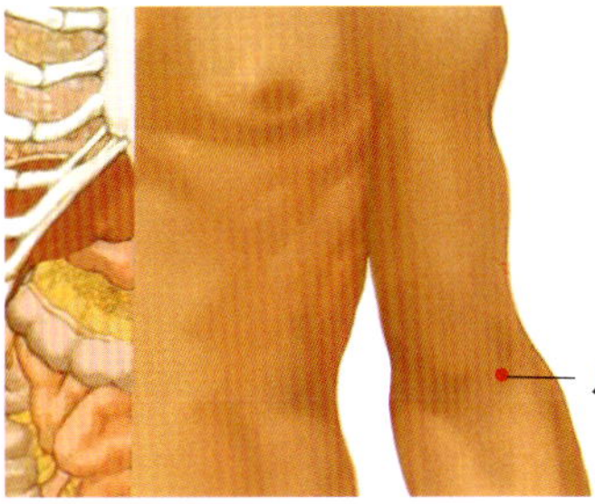

手法： 1. 按摩：弯曲大拇指，以指腹按压尺泽穴，每次左右手各按压1～3分钟；2. 刮痧：可由上向下重刮尺泽穴30次；3. 瑜伽：每天坚持练习头膝式。

孔最穴——调理肺气之养生大穴

主治：（1）能治疗大肠炎及痔疮。（2）对热病、头痛、咯血、手指关节炎、咳嗽、嘶哑失声、咽喉痛等病症都有很好的调理保健功效。（3）还可治疗支气管炎、支气管哮喘、肺结核、肺炎、扁桃体炎、肋间神痛等。

位置： 在尺泽下5寸处。手臂前伸手掌向上，从肘横纹（尺泽穴）直对腕横纹，脉搏跳动处（太渊穴）下行5寸处。

简易取穴法： 手臂向前，仰掌向上，以另手握住手臂中段处。用拇指指甲、垂直下压即是该穴。左右各有一穴。

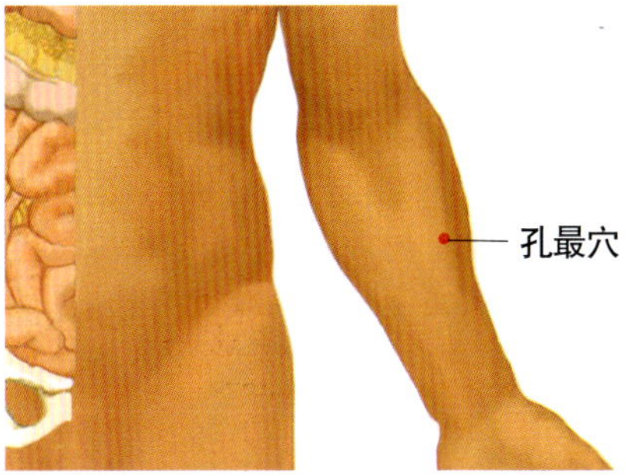

手法： 1. 按摩：用拇指指甲垂直下压揉按，先按左臂穴位，再按右臂，每次各揉按1～3分钟；2. 艾灸：艾条温和灸，灸15~20分钟，每日1次或隔日1次；3. 瑜伽：每天坚持练习头膝式。

太渊穴——止咳化痰之养生大穴

主治：（1）能够治疗气不足、无脉症。（2）对流行性感冒，咳嗽、支气管炎、气喘、胸痛、咽喉肿痛等具有良好的疗效。（3）对腕关节及周围软组织疾病、肋间神经痛等病症，长期按压，能有很好的调理保健。

位置： 仰掌，腕横纹之桡侧，大拇指立起时，有大筋竖起，筋内侧凹陷处是穴。取此穴位时应让患者采用正坐，伸臂仰掌的取穴姿势，太渊穴位于人体的手腕部位，手腕横纹上，拇指根部。

简易取穴法：以一手手掌轻握另一只手手背，弯曲大拇指，大拇指指腹及甲尖垂直下按之处即是。

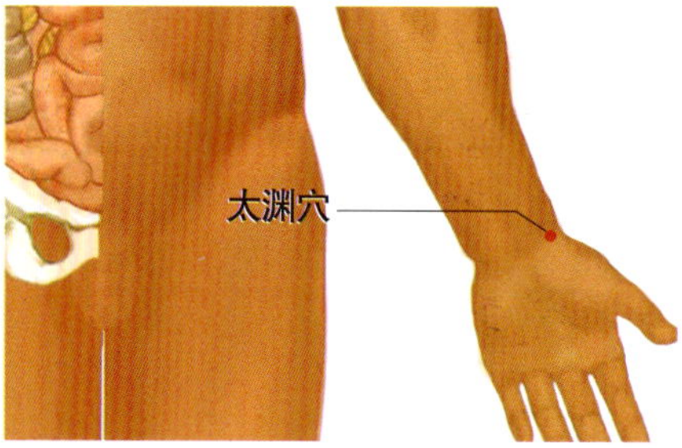

手法：1. 按摩：弯曲大拇指，以大拇指指腹及甲尖垂直轻轻掐按，每次掐按左右各1~3分钟；2. 拍打：一手放松，仰掌，另一只手拍打其掌根处；3. 气功：每天坚持练习八段锦。

鱼际穴——解表宣肺之养生大穴

主治：（1）古籍有“鱼际主治谌歌失音”的记载，在调理声带疾患、长茧、失音上有很好的功效。（2）对于头痛、眩晕，神经性心悸亢进症、胃出血、咽喉炎、咳嗽、汗不出、腹痛、风寒等病症，长期按此穴会有很好的调理保健效能。

位置：仰掌，在第一掌骨中点之桡侧赤白肉际处。

简易取穴法：以一手手掌轻握另手手背，弯曲大拇指，以指甲尖垂直下按第一掌骨侧中点的肉际即是。

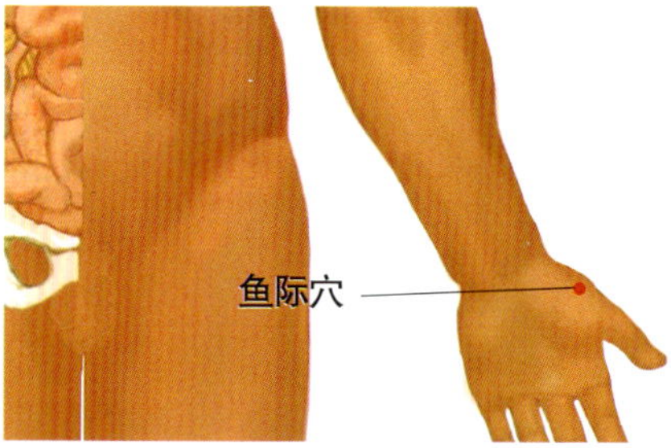

手法：1. 按摩：弯曲大拇指，以指甲尖垂直轻轻掐按，每次左右手各掐揉1~3分钟；2. 艾灸：艾条温和灸，灸15~20分钟，每日1次或隔日1次；3. 瑜伽：每天坚持练习头膝式。

少商穴——清肺止痛之养生大穴

主治：（1）流行性感冒、腮腺炎、扁桃腺炎或是小儿惊风、喉部急性肿胀、呃逆，都可以用“少商穴”来调治。（2）可开窍通郁，古籍记载：对治疗小儿食滞吐泻、唇焦、小儿慢性肠炎，颇具功效，能够散邪清热。（3）昏厥、癫狂、拇指痉挛时，按压少商穴可以舒缓症状。

位置：属手肺经经脉之穴道，在拇指桡侧，距指甲角约0.1寸。

简易取穴法：将大拇指伸出，以另一手食、中两指轻握，再将另手大拇指弯曲，以指甲甲尖垂直掐按即是。

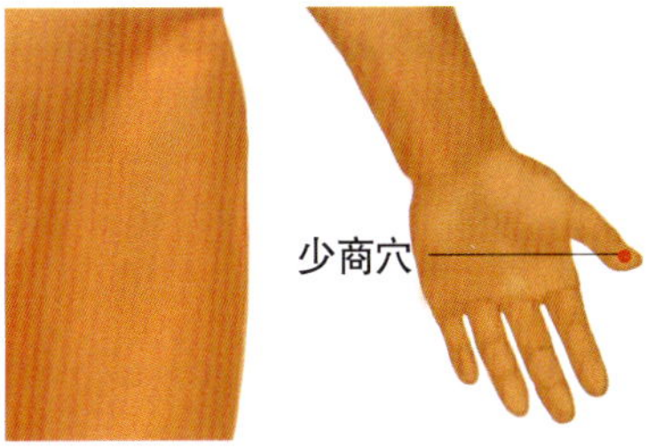

手法： 1. 按摩：一手大拇指弯曲，以指甲甲尖垂直掐按，每次轻轻掐按左右手各1~3分钟；2. 艾条温和灸：灸15~20分钟，每日1次；3. 气功：每天坚持练习八段锦。

中府穴

位置： 位于胸外侧部，云门下1寸，平第一肋间隙处，距前正中线6寸。

主治： 咳嗽、气喘、肺胀满、胸痛、肩背痛。

手法： 按揉30～50次。

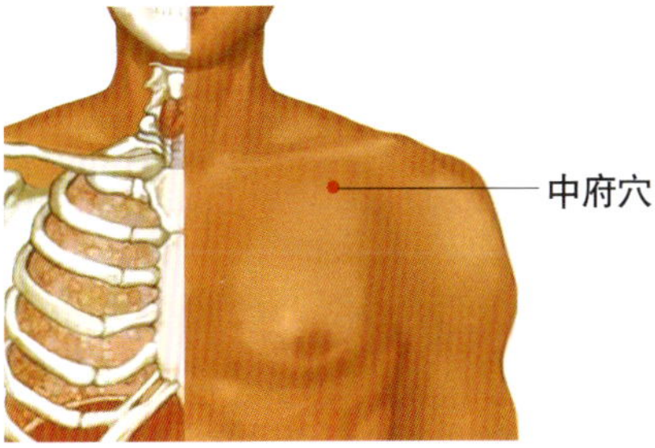

云门穴

位置： 位于胸外侧部，肩胛骨喙突上方，锁骨下窝凹陷处，距前正中线6寸。

主治： 咳嗽、气喘、胸痛、肩背痛、胸中烦痛。

手法： 按揉30～50次。

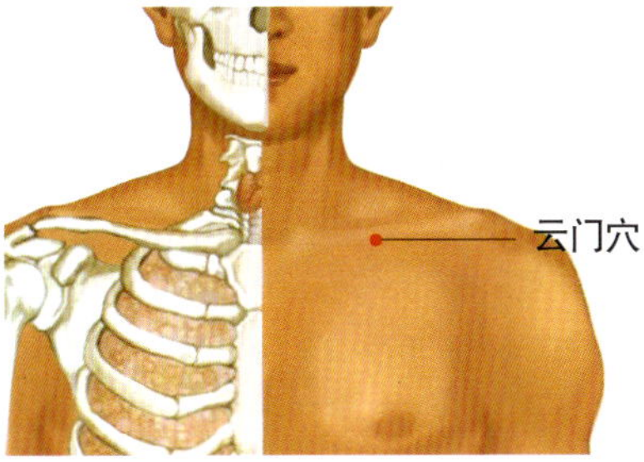

天府穴

位置： 位于臂内侧面，肱二头肌桡侧缘，腋前纹头下3寸处。

主治： 气喘、鼻衄、瘿气。

手法： 按揉30～50次。

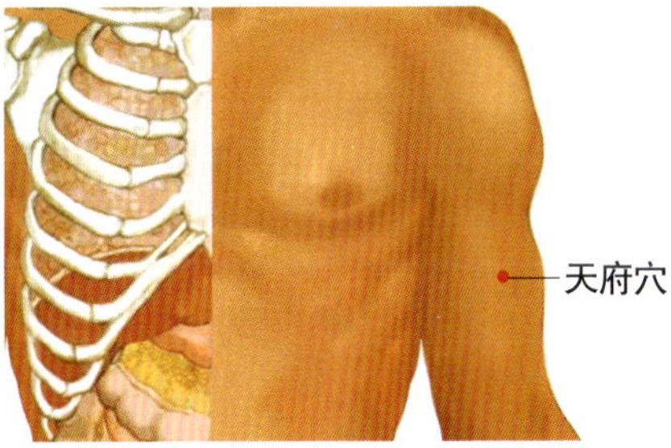

侠白穴

位置： 在臂内侧面，肱二头肌桡侧缘，腋前纹头下4寸，或肘横纹上5寸处。

主治： 咳嗽、气喘、干呕。

手法： 按揉30～50次。

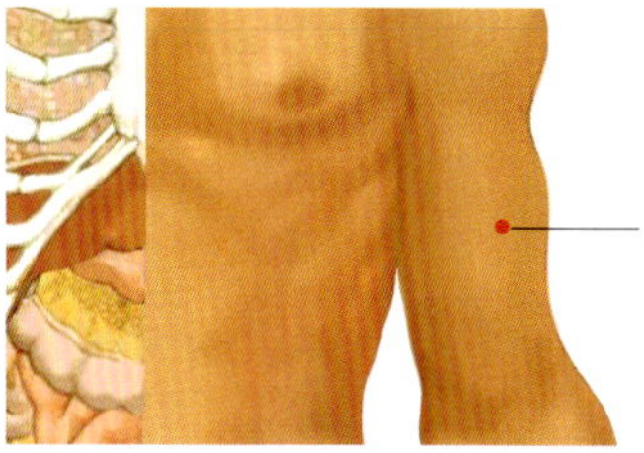

尺泽穴

位置： 位于肘横纹中，肱二头肌腱桡侧凹陷处。

主治： 咳嗽、气喘、咯血、潮热、胸部胀满、咽喉肿痛、小儿惊风、吐泻、肘臂挛痛。

手法： 按、点揉5～10次。

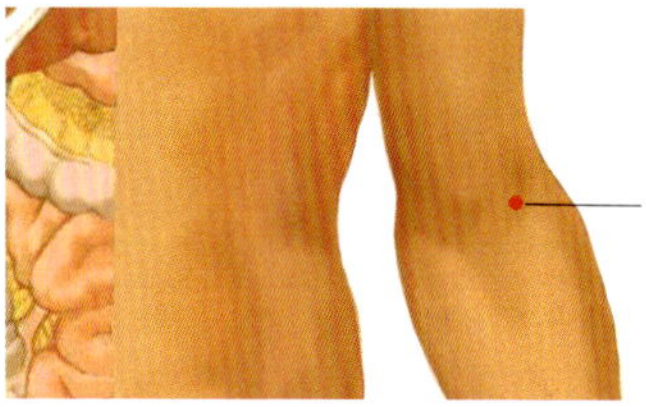

孔最穴

位置： 位于前臂掌面桡侧，当尺泽与太渊连线上，腕横纹上7寸处。

主治： 咳嗽、气喘、咯血、咽喉肿痛、肘臂挛痛、痔疾。

手法： 揉按30～50次。

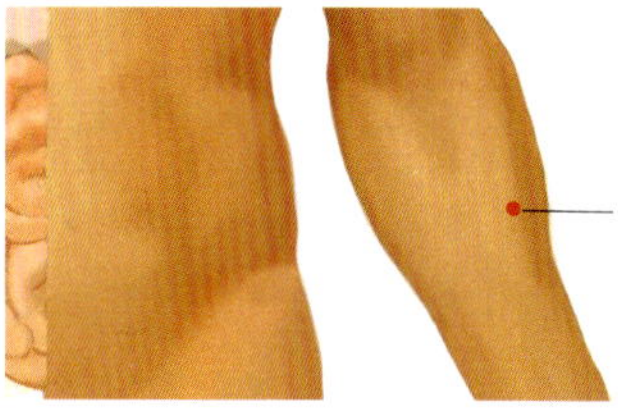

列缺穴

位置： 位于前臂桡侧缘，桡骨茎突上方，腕横纹上1.5寸，当肱桡肌与拇长展肌肌腱之间。

主治： 伤风、头痛、项强、咳嗽、气喘、咽喉肿痛、口眼㖞斜、齿痛。

手法： 掐按30～50次。

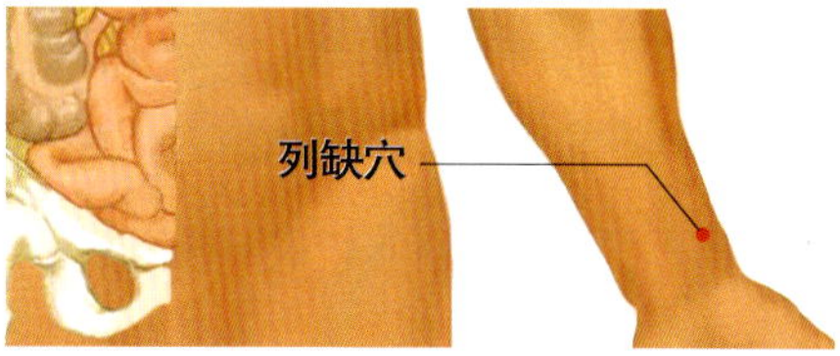

经渠穴

位置： 位于前臂掌面桡侧，桡骨茎突与桡动脉之间凹陷处，腕横纹上1寸。

主治： 咳嗽、气喘、胸痛、咽喉肿痛、手腕痛。

手法： 点揉30～50次，避开桡动脉。

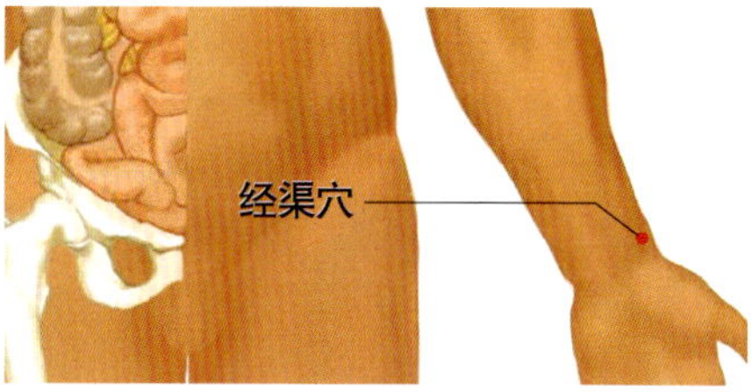

太渊穴

位置： 位于腕掌侧横纹桡侧，

桡动脉搏动处。

主治： 咳嗽、气喘、咯血、胸痛、咽喉肿痛、腕臂痛、无脉症。

手法： 揉按30～50次。

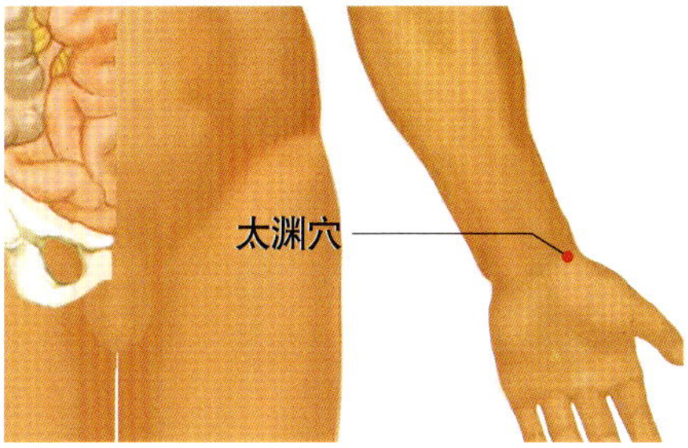

鱼际穴

位置： 位于手拇指本节（第一掌指关节）后凹陷处，约当第一掌骨中点桡侧，赤白肉际处。

主治： 咳嗽、咯血、咽喉肿痛、失音、发热。

手法： 点按、压揉或掐3～5次。

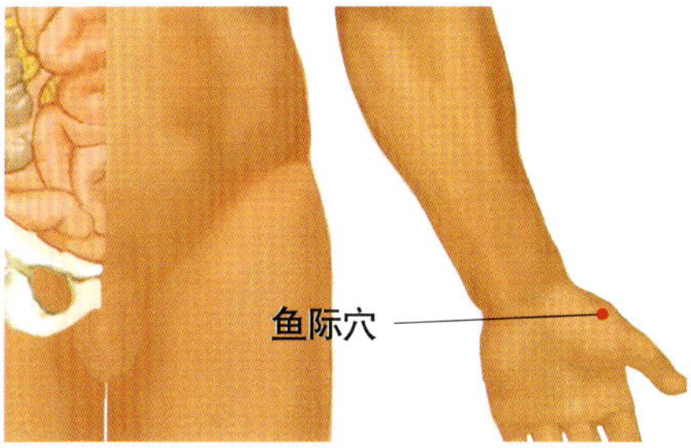

少商穴

位置： 位于手拇指末节桡侧，距指甲角0.1寸。

主治： 咽喉肿痛、咳嗽、鼻衄、发热、昏迷、癫狂。

手法： 点按3～5次。

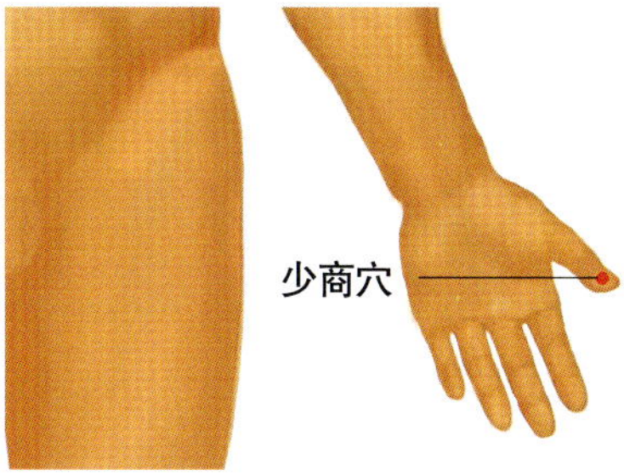

常见病对症治疗

手太阴肺经主治咳、喘、咯血、咽喉痛等肺系疾患及经脉循行部位的其他病症。倘若发现自己罹患这类疾病，不妨结合具体穴位，对症治疗。

按摩、针刺中府穴治疗喉痹

喉痹指以因外邪侵袭，壅遏肺系，邪滞于咽，或脏腑虚损，咽喉失养，或虚火上灼所致的以咽部红肿疼痛，或干燥、异物感、咽痒不适等为主要临床表现的咽部疾病。

喉痹的发生，常因气候急剧变化、起居不慎、风邪侵袭、肺卫失固；或外邪不解、壅盛传里、肺胃郁热；或温热病后，或久病劳伤、脏腑虚损、咽喉失养，或虚火上烁咽部所致。

中府： 在胸外侧部，云门下1寸，平第一肋间隙处，距前正中线6寸。

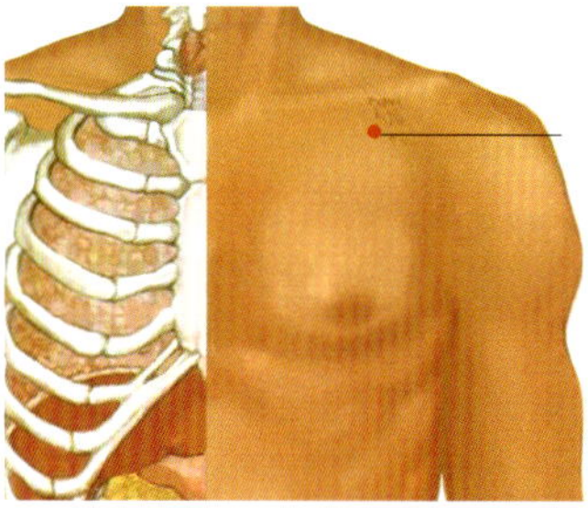

经络疗法

（1）按摩：中府穴主治喉痹、腹胀等疾病。两手叉腰立正，锁骨外侧端下缘的三角窝中心是云门穴，由此窝正中垂直往下推一条肋骨（平第一肋间隙）处即是本穴。对其按揉30～50次。

（2）针刺：中府穴向外斜刺或平刺0.5～0.8寸，不可向内深刺，以免伤及肺脏。

按摩、针刺云门穴治疗肩膀

肩痛主要痛点在肩关节周围，故称肩关节周围炎，简称肩周炎，俗称凝肩、漏肩风或冻结肩。起病多因肩关节周围组织如肌腱、滑囊等受凉、外伤、感染所致。其主要症状为颈肩持续疼痛，患侧上肢抬高、旋转、前后摆动受限，遇风遇冷感觉有沉重隐痛。

该病多见于50岁左右的中年人，青年与老年人也有发生。疼痛特点是胳膊一动就痛，不动不痛或稍痛，梳头、穿衣、提物、举高都有困难。发作严重时可疼痛难忍，彻夜不眠。

云门：在胸外侧部，肩胛骨喙突上方，锁骨下窝凹陷处，距前正中线6寸。

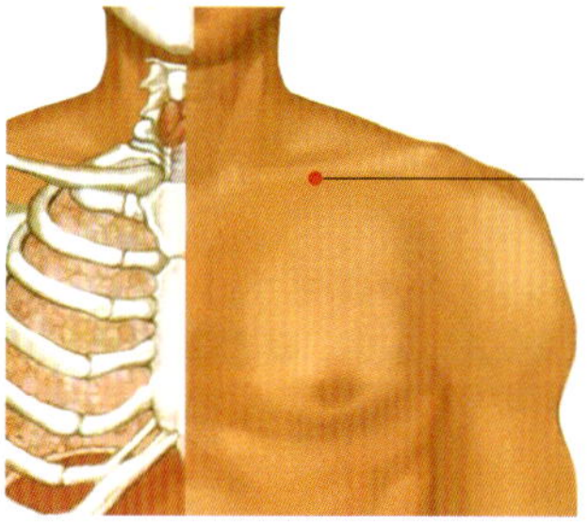

经络疗法

（1）按摩：云门穴主治肩痛、气喘等疾病，两手叉腰直立，胸廓上部锁骨外侧端下缘的三角形凹窝正中处即是本穴。可对该穴按揉30～50次。

（2）针刺：平刺或斜刺云门穴0.5～0.8寸，不可直刺。

按摩、针刺太渊穴治疗咯血

咯血是指气管、支气管及肺实质出血，血液经咳嗽由口腔咯出的一种症状。咯血既是一个独立的证候，又是多种疾病中的一个症状，它主要由情绪、运动、气候、病情等多种因素所致。

太渊：在腕掌侧横纹桡侧，桡

动脉搏动处。

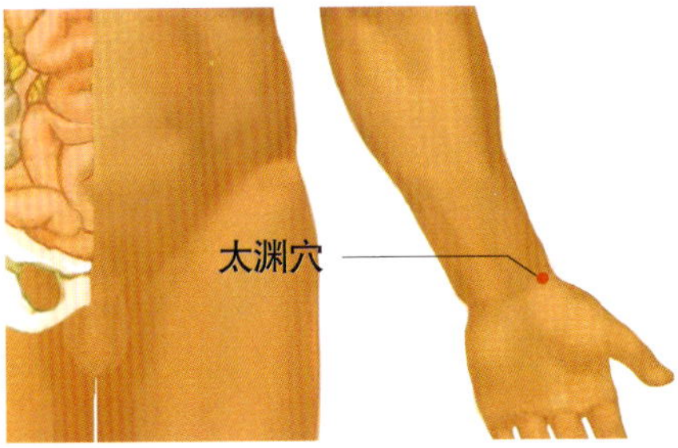

经络疗法

（1）按摩：太渊穴主治咯血、胸痛等多种疾病。仰掌、腕横纹之桡侧凹陷处。对该穴揉按3～5次。（2）针刺：避开桡动脉，直刺太渊穴0.2～0.3寸。

按摩、针刺尺泽穴治疗潮热

潮热是指发病按时而至，如潮水按时来潮一样，故称为潮热。一般而言，潮热汗出是更年期特征性症状。现代医学认为是内分泌和自主神经功能障碍所致。中医认为：本病多是阴虚内热、肝阳上亢、津液亏耗而导致的。

尺泽：在肘横纹中，肱二头肌肌腱桡侧凹陷处。

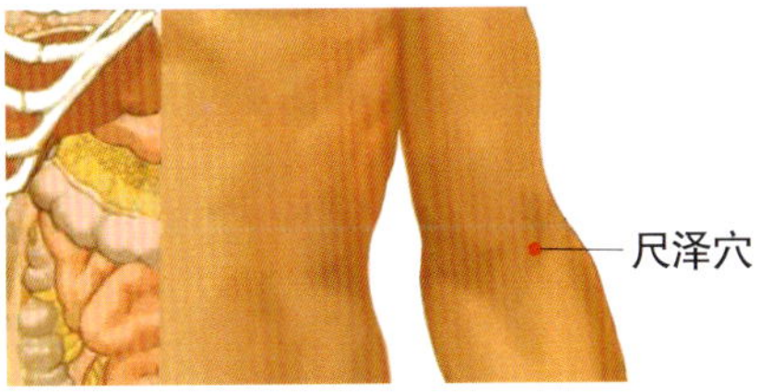

经络疗法

（1）按摩：尺泽穴主治潮热、吐泻等疾病。该穴在肘横纹中，肱二头肌肌腱桡侧凹陷处。可点按、点揉该穴5～10次。（2）针刺：直刺该穴0.5~1.0寸。

按摩、针刺少商穴治疗咽喉肿痛

咽喉肿痛是口咽和喉咽部病变的主要症状，以咽喉部红肿疼痛、吞咽不适为主要特征。咽接食管，通于胃；喉接气管，通于肺。如外感风热之邪熏灼肺系，或肺、胃二经郁热上壅而致咽喉肿痛，属实热证；如肾阴不能上润咽喉，虚火上炎，亦可致咽喉肿痛，属阴虚证。

少商：在手拇指末节桡侧，距指甲角0.1寸。

经络疗法

（1）按摩：少商穴主治咽喉肿痛、发热等疾病。该穴在拇指桡侧指甲角旁0.1寸，点按该穴约15次。（2）针刺：浅刺少商穴0.1寸，或以三棱针点刺出血。

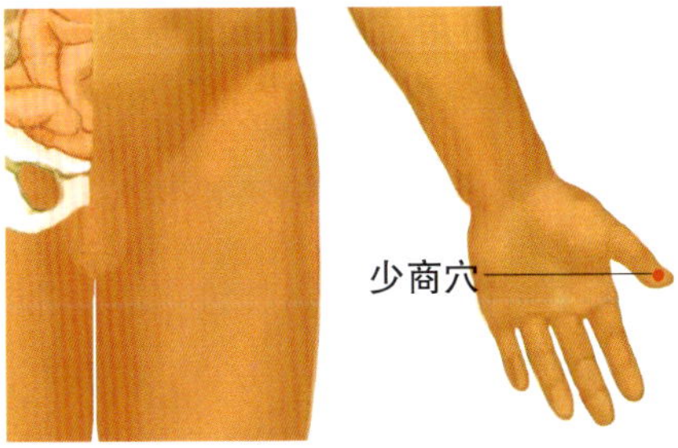

第九节 足厥阴肝经

经络图解

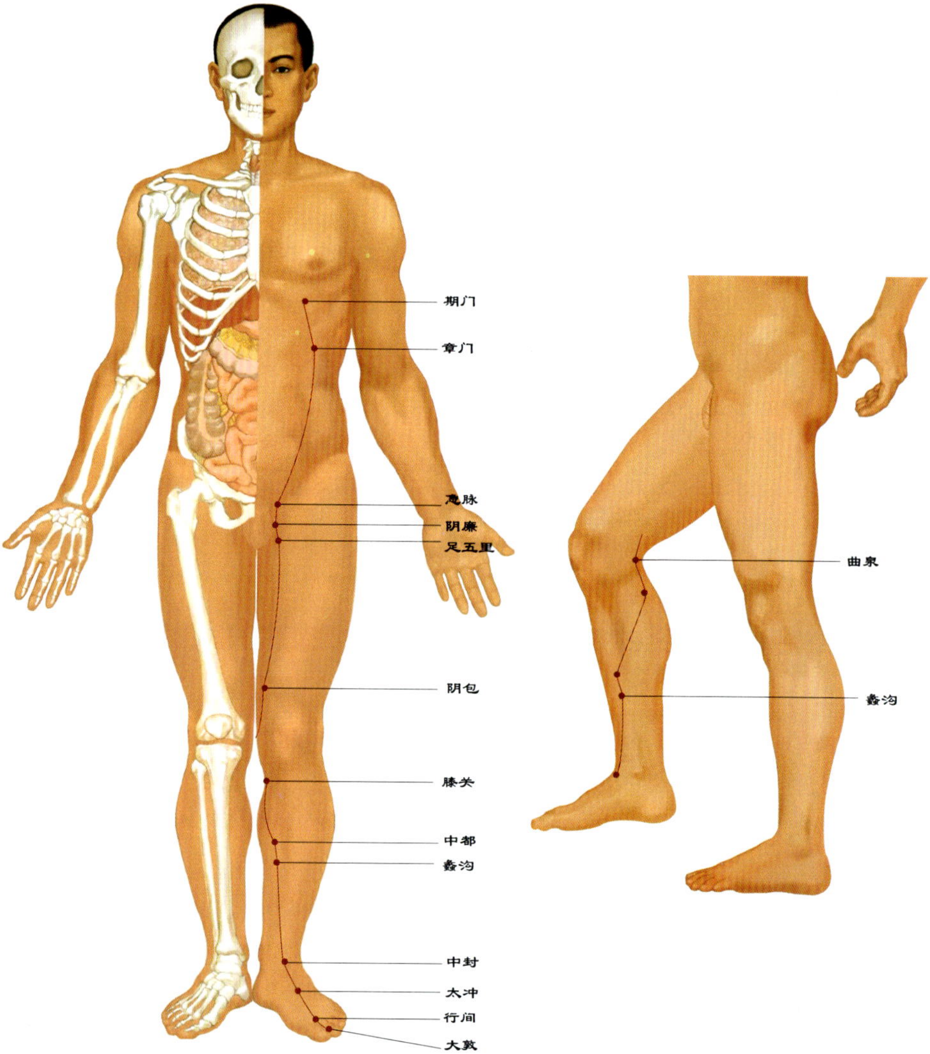

简　介

足厥阴肝经上的穴位共14个，首穴大敦末穴期门，2个穴位在胸腹部，其余12个在腿根以下。

经脉循行路线

足厥阴肝经起于脚大趾外侧的大敦穴，沿脚背内侧向上，上行小腿内侧，沿大腿内侧中线，到达腹部，从乳房下方的期门穴进入体内的肝脏后分为两支，一支经过胆、横膈穿过胸部，沿喉咙，向上进入鼻咽部，连接眼睛，向上到达头顶与督脉交会。另一支，从肝到肺，连接手太阴肺经。

联系脏腑

属肝，络胆，与肺、胃、肾有联系。

功效与主治

足厥阴肝经负责血液循环，主治“肝”方面所发生的病症，本经异常变动就表现为：腰痛得不好前俯后仰，男人可出现小肠疝气，女人可出现小腹肿胀，严重的则咽喉干，面部像有灰尘，没有血色。

主治：胸闷、恶心呕吐、泄泻、小肠疝气、下腹痛、遗尿、小便不利、癃闭、头痛、内踝肿痛。

疏通方法

沿足厥阴肝经走向拍打、按摩可以疏通经络，有效治疗头痛、晕眩、月经不调、腹痛。

同时，艾灸、拔罐、刮痧也能够刺激经络上的穴位，治疗本经异常变动带来的病症。

练习气功八段锦能打通全身经络，加强内脏功能；练习瑜伽中的勇士变化式，能增加肺活量，增强肝脏的排毒功能；而练习头膝式、手碰脚式、桥式，能强化脚踝与脚背的灵活度，同时能锻炼大腿内侧肌肉，缓解痛经。

食疗打通经脉

生姜花椒粥：材料：粳米100克、花椒10克、生姜2片、盐适量。做法：将粳米洗净，加水800毫升，烧开；将花椒和姜片一起放入，慢火煮成粥，下精盐调味即可。分2次服用。

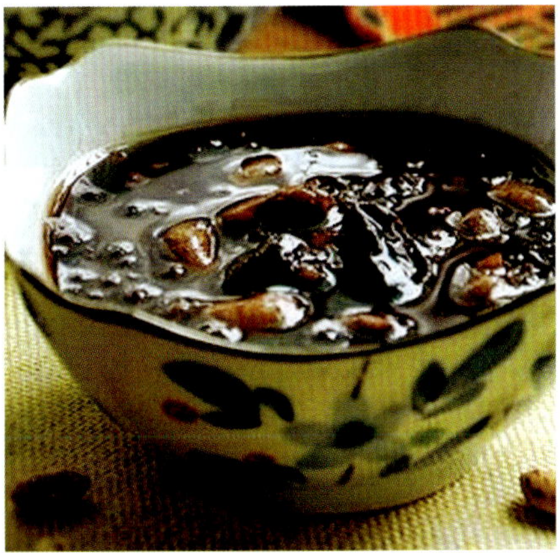

穴位详解

大敦穴——疏肝理血之养生大穴

主治：（1）对疝气引起女子阴挺肿痛、男子痛引小腹等病症有特效。（2）本穴为小便不禁的特效穴。（3）对小儿疳积、妇女血崩（大出血）特效穴。（4）子宫脱垂、月经过多、睾丸炎等病症，长期按压此穴，会有很好的调理保健效用。

位置：属足厥阴肝经经脉的穴道，在拇趾外侧，趾甲角旁约0.1寸处。

简易取穴法：正坐垂足，屈曲左膝，抬左足置于椅上，用左手轻握左脚趾，四指在下，弯曲大拇指，以指甲尖垂直掐按穴位即是。

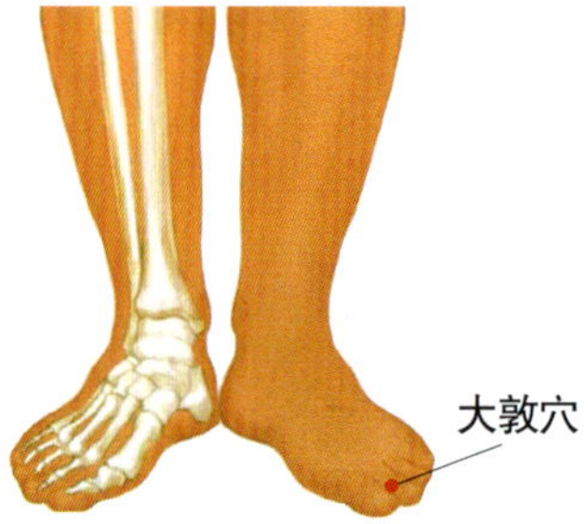

手法：1. 按摩：用大拇指指腹揉按穴位，有酸、胀、痛的感觉。每次左右各揉按1～3分钟，先左后右；2. 艾灸：艾条温和灸，灸15～20分钟，每日1次；3. 瑜伽：每天坚持练习手碰脚式。

太冲穴——平肝通络之养生大穴

主治：（1）本穴为针灸学上重要的四关穴，主血，治肝痛、气虚、脸色苍白、小便不利、大便难等。（2）有平肝、理血、通络之效能，主治头痛、眩晕、高血压、失眠、肝炎。（3）对月经不调、子宫出血、乳腺炎、淋病、便秘等病症，长期按压此穴会有很好的调理保健效能。

位置：属足厥阴肝经经脉的穴道，在第一、二趾缝上1.5寸凹陷处。

简易取穴法：正坐，垂足，屈左膝，举脚置座椅上，臀前，举左手，手掌朝下置于脚背，弯屈中指，中指指尖所在的位置即是。

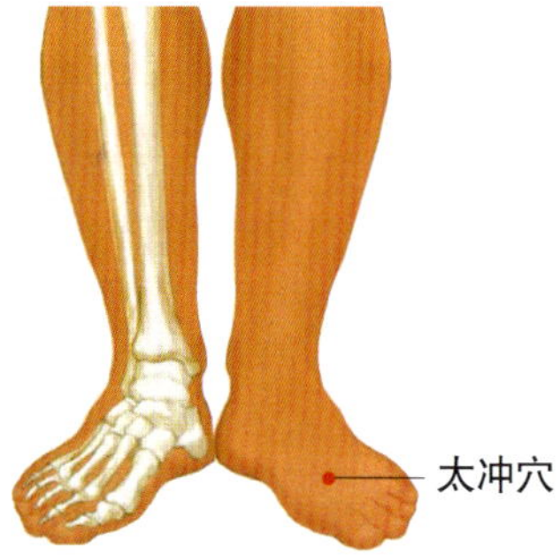

手法：1. 按摩：以食指和中指指尖垂直由下往上揉按，有特殊

胀、酸、疼痛的感觉。每次左右各按揉1～3分钟，先左后右；2. 拍打：用掌拍法拍打脚面30次；3. 瑜伽：每天坚持练习手碰脚式。

曲泉穴——清利湿热之养生大穴

主治： 经常按摩这个穴位，对月经不调、痛经、白带、阴挺、阴痒、产后腹痛、遗精、阳痿、疝气、小便不利、头痛、目眩、膝膑肿痛、下肢痿痹等症状，具有明显的疗效。

位置： 这个穴位在人体的膝内侧，屈膝，当膝关节内侧端，股骨内侧髁的后缘，半腱肌、半膜肌止端的前缘凹陷处。

简易取穴法： 屈膝正坐，手掌置于腿的外侧，拇指置于膝盖上，四指并拢置于膝内侧横端凹陷处，中指指尖所在的位置即是。

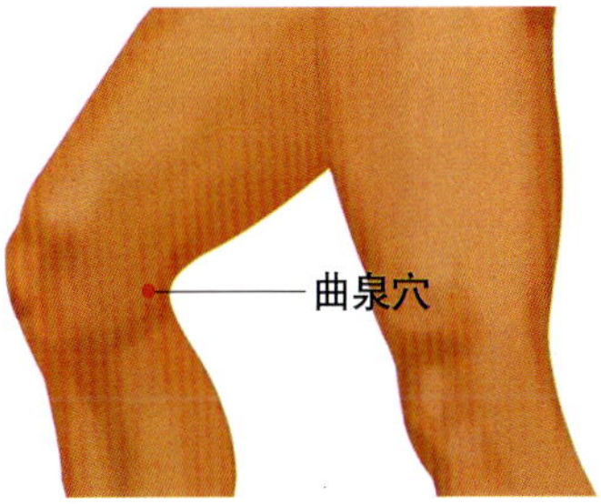

手法： 1. 按摩：四指并拢由下往上揉按，有特殊胀、酸、疼痛的感觉。每次左右各按揉3～5分钟，先左后右，或两侧同时揉按；2. 刮痧：俯卧，用平刮法轻刮40次；3. 气功：每天坚持练习八段锦。

阴廉穴——通利下焦之养生大穴

主治：（1）经常按摩此穴位，有调经止带、通利下焦的作用。（2）按摩这个穴位可以治疗生殖系统的疾病，对月经不调、赤白带下、阴部瘙痒、阴肿、疝痛等症，有改善、调理、保健作用。（3）长期按摩此穴位对小腹疼痛、腰腿疼痛、下肢痉挛等疾患，具有明显疗效。

位置： 此穴位在人体大腿内侧，当气冲穴直下2寸，大腿根部，耻骨结节的下方，长收肌外缘。

简易取穴法： 正立，两手叉着腿部，掌心向着腿，四指并拢平贴于小腹部，小指刚好在腿根部，拇指位于腿外侧，无名指指尖所在的位置即是。

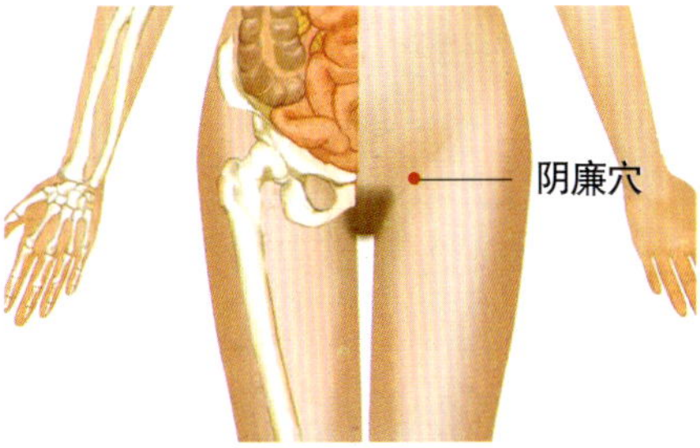

手法： 1、按摩：四指并拢由下往上揉按，有特殊胀、酸、疼痛的

感觉。每次左右各按揉3～5分钟，先左后右，或两侧同时揉按；2. 拍打：用掌拍法拍打40次；3. 瑜伽：每天坚持练习头膝式。

章门穴——利肝健脾之养生大穴

主治：（1）本穴为五脏精气之会穴，有舒肝行气之特效，主治心胸瘀闷、胃痉挛、肝气瘀结、胸胁疼痛，有特效。（2）对肝脾肿大、肝炎、肠炎、泄泻、腹胀、呕吐等病症，长期按压此穴，会有很好的调理保健效能。

位置：属足肝经经脉的穴道，当第11肋游离端下方。

简易取穴法：正坐或仰卧，双手掌心向下，指尖朝下，放在双乳下，肋骨上。大拇指、食指直下掌根处，形状像条鱼一般肉厚处所按穴位即是。

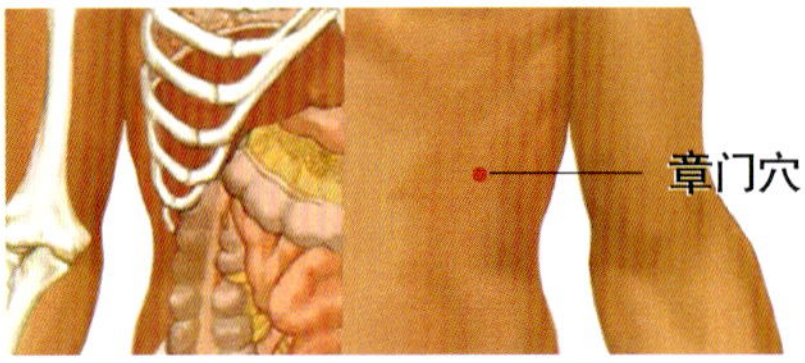

手法：1. 按摩：用双手手指指端按压此穴位，并且做环状运动。每日两次，每次2分钟。2. 拔罐：仰卧，用闪火法将火罐吸拔在穴位上，留罐30分钟；3. 瑜伽：每天坚持练习侧三角扭转式。

期门穴——疏肝理气之养生大穴

主治：（1）有疏肝、利气、化积通瘀之效能，主治肋间神经痛、肝炎、肝肿大、胆囊炎、胸胁胀满。（2）对腹胀、呕吐、乳痈等病症，长期按压此穴，会有很好的调理保健效能。

位置：属足肝经经脉的穴道，穴在乳头直下第六肋间隙中，前正中线旁开4寸。

简易取穴法：正坐，举双手，掌心向下，指尖相对，放在双乳下，肋骨上，大拇指、食指直下掌根处的大鱼际所按穴位即是。

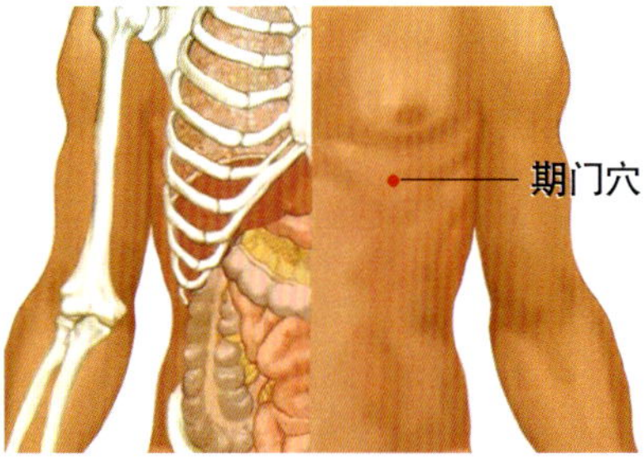

手法：1. 按摩：用大拇指、食指直下掌根处，形状像大鸡腿一般肉厚处，揉按穴位，有胀痛的感觉。每次左右各（或双侧同时）揉按3～5分钟；2. 拔罐：仰卧，用闪火法将火罐吸拔在穴位上，留罐30分钟；3. 瑜伽：每天坚持练习侧三

角扭转式。

行间穴

位置： 位于足背，当第一、第二趾间，趾蹼缘的后方赤白肉际处。

主治： 目赤肿痛、青盲、失眠、癫痫、月经不调、痛经、崩漏、带下、小便不利、尿痛。

手法： 点按10～30次。

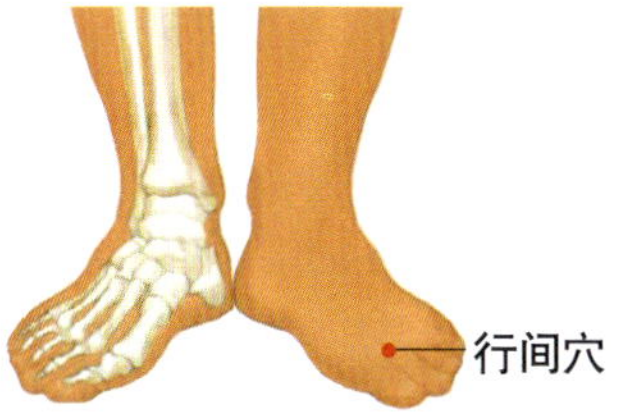

中封穴

位置： 位于足背侧，商丘与解溪连线之间，胫骨前肌腱的内侧凹陷处。

主治： 疝气、腹痛、遗精、小便不利。

手法： 按揉10～30次。

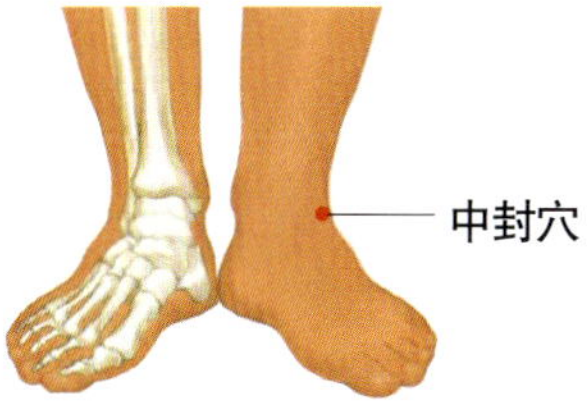

蠡沟穴

位置： 位于小腿内侧，当足内踝尖上5寸，胫骨内侧面中央。

主治： 外阴瘙痒、阳强、月经不调、带下、小便不利、疝气、足肿疼痛。

手法： 按揉10～30次。

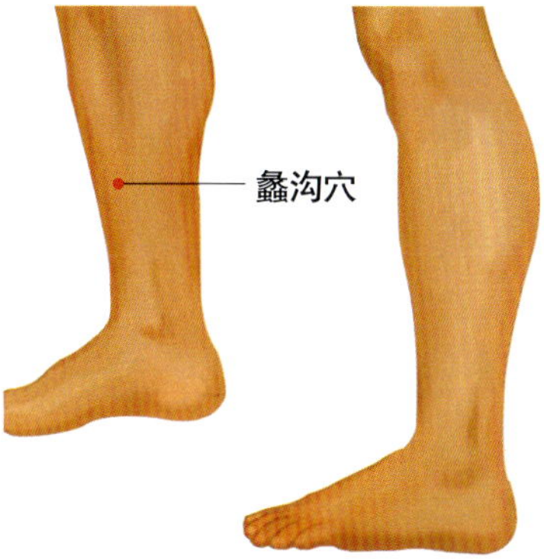

中都穴

位置： 位于小腿内侧，当内踝尖上7寸，胫骨内侧面的中央。

主治： 两胁痛、腹胀、腹痛、泄泻、恶露不尽、疝气。

手法： 按揉10～30次。

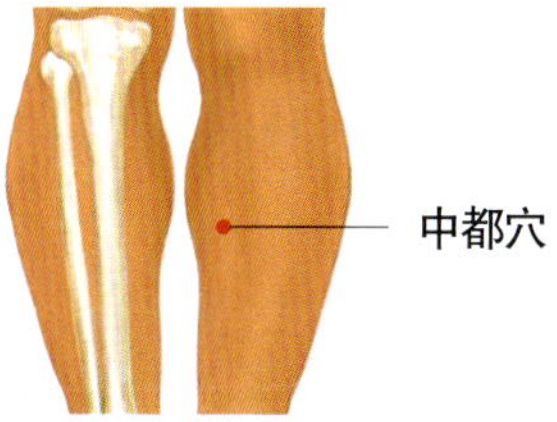

膝关穴

位置： 位于足小腿内侧，当胫骨内上髁的后下方，阴陵泉后1寸，腓肠肌内侧头的上部。

主治：膝部肿痛、下肢痿痹、咽喉肿痛。

手法：按揉10～30次。

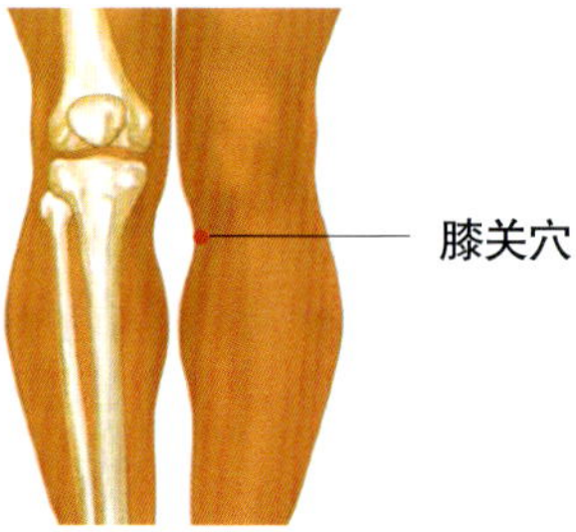

阴包穴

位置：位于足小腿内侧，当胫骨内上髁的后下方，阴陵泉后1寸，腓肠肌内侧头的上部。

主治：膝部肿痛、下肢痿痹、咽喉肿痛。

手法：按揉10～30次。

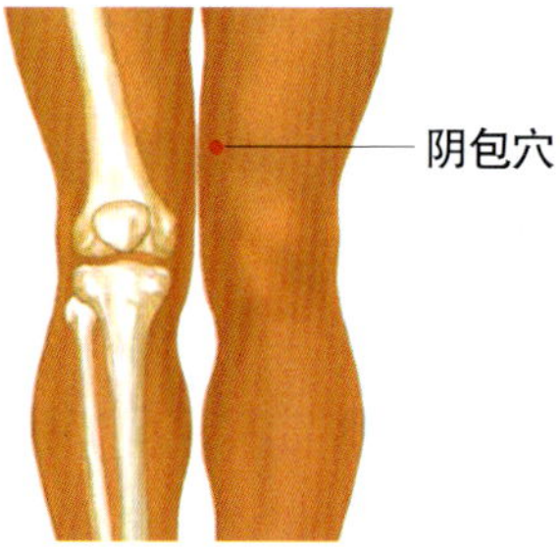

足五里穴

位置：位于大腿内侧，当气冲直下3寸，大腿根部，耻骨结节的下方，长收肌的外缘。

主治：小腹胀痛、小便不利、阴挺、睾丸肿痛、瘰疬。

手法：按揉10～30次。

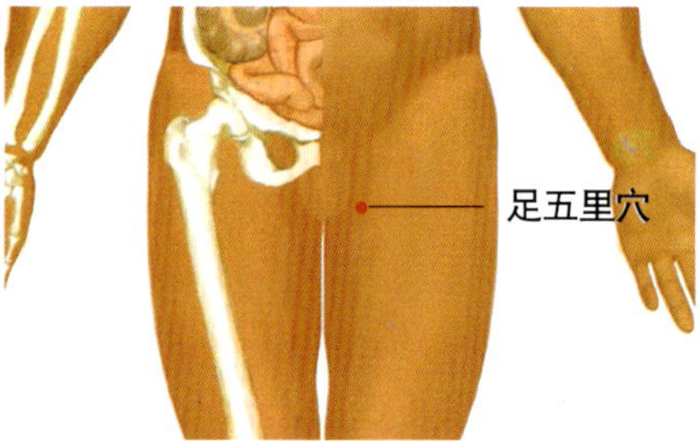

急脉穴

位置：位于耻骨结节外侧，气冲穴外下方，腹股沟股动脉搏动处，前正中线旁开2.5寸。

主治：疝气、腹痛、外阴肿痛、阴茎痛、阴挺、阴痒。

手法：按揉30～50次。

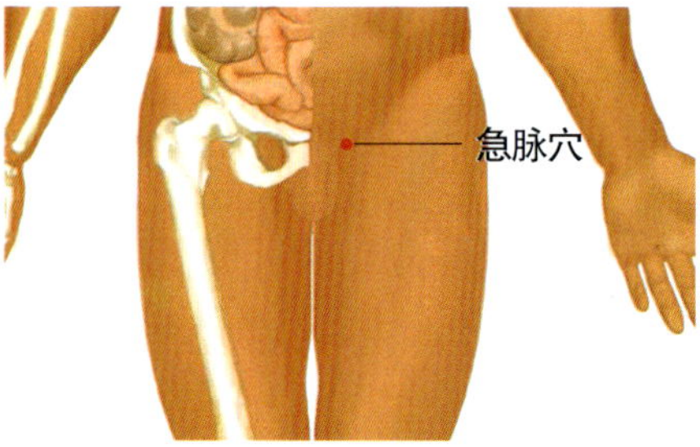

常见病对症治疗

足厥阴肝经主治泌尿生殖系统病症、神经系统病症、肝胆病症、眼病及本经脉所经过部位之其他病症。倘若发现自己罹患这类疾病，不妨结合具体穴位，对症治疗。

按摩、针刺阴廉穴治疗带下

以带下量多，或色、质、气味

发生异常为主要表现的妇科常见病症，临床以白带、黄带、赤白带为多见。妇女阴道中流出黏腻液体因颜色不同，而有白带、赤带、赤白带、黄带、青带、黑带、五色带之别。它们多由阴道炎、宫颈糜烂、宫颈炎或盆腔炎引起。

阴廉：在大腿内侧，当气冲直下2寸，大腿根部，耻骨结节的下方，长收肌的外缘。

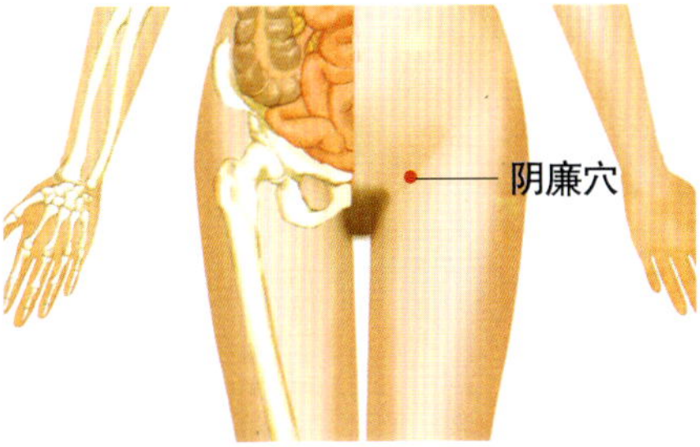

经络疗法

（1）按摩：阴廉穴主治带下、月经不调等疾病。该穴位于人体的大腿内侧，当气冲穴直下2寸，大腿根部，耻骨结节的下方，长收肌的外缘。对该穴按揉30～50次。

（2）针刺：直刺阴廉穴0.8～1寸。

按摩、温灸太冲穴治疗遗尿

遗尿包括两种情况：一则指遗尿病，即俗称的尿床；二则指遗尿症，即不仅是将尿液排泄在床上，同时也在非睡眠状态或清醒时将尿液排泄在衣物或其他不宜排放的地方。研究发现，尿床仅仅是神经系统发育不成熟或神经功能不协调所致。

太冲：在足背侧，当第一跖骨间隙的后方凹陷处。

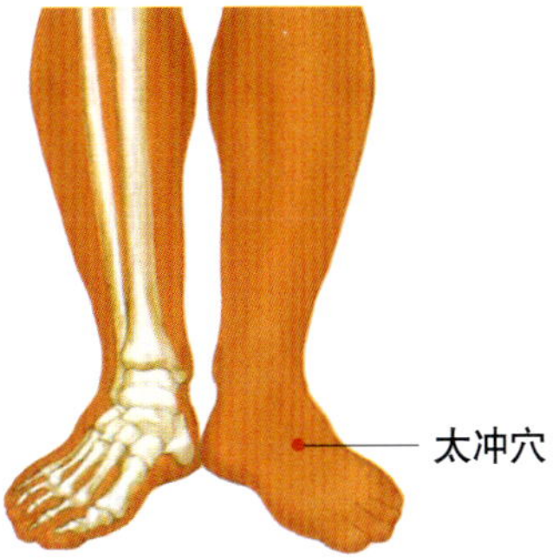

经络疗法

（1）按摩：太冲穴主治遗尿、眩晕等疾病，该穴在第一、第二跖骨结合部之前凹陷处。可以针对该穴按揉10～50次。

（2）温灸：可对太冲穴实施温灸。

按摩、温灸中封穴治疗小便不利

小便数量减少、排尿困难或小便完全闭塞不通称为小便不利。小便不利一般由阴虚、发热、大汗、吐泻、失血等原因导致。

中医分型论治，因肺气失宣、脾虚不运、肾关不利、三焦决渎失常等导致水湿失运而小便不利者，治宜宣通肺气、健运脾胃、温补肾元、疏通三焦，方用生脉散加桔梗、实脾饮、八味丸、疏凿饮子等；因阴虚、发热、大汗、吐泻、失血等导致化源不足而小便不利者，适宜滋阴养血为主，不宜渗利，方用增液汤、人参养荣汤、十全大补汤等；因肺热气壅、热结膀胱、气机郁滞、淤腐阻塞水道、肾元虚衰、胞转等导致尿蓄膀胱而小便不利者，可分别采用清肺、泄热、理气、化瘀、温肾、渗利等法。

中封：在足背侧，当足内踝前，商丘穴与解溪穴连线之间，胫骨前肌腱的内侧凹陷处。

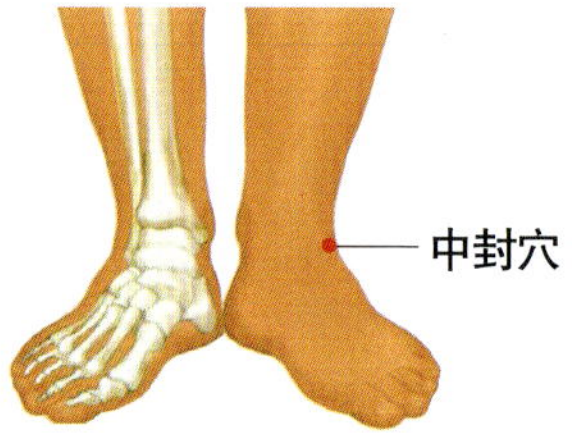

经络疗法

（1）按摩：中封穴主治遗精、腹痛、小便不利等疾病。该穴位于人体的足背侧，当足内踝前，商丘穴与解溪穴连线之间，胫骨前肌腱的内侧凹陷处。可对该穴按揉10～30次。

（2）温灸：可对中封穴进行温灸，约10分钟即可。

第十节 手厥阴心包经

经络图解

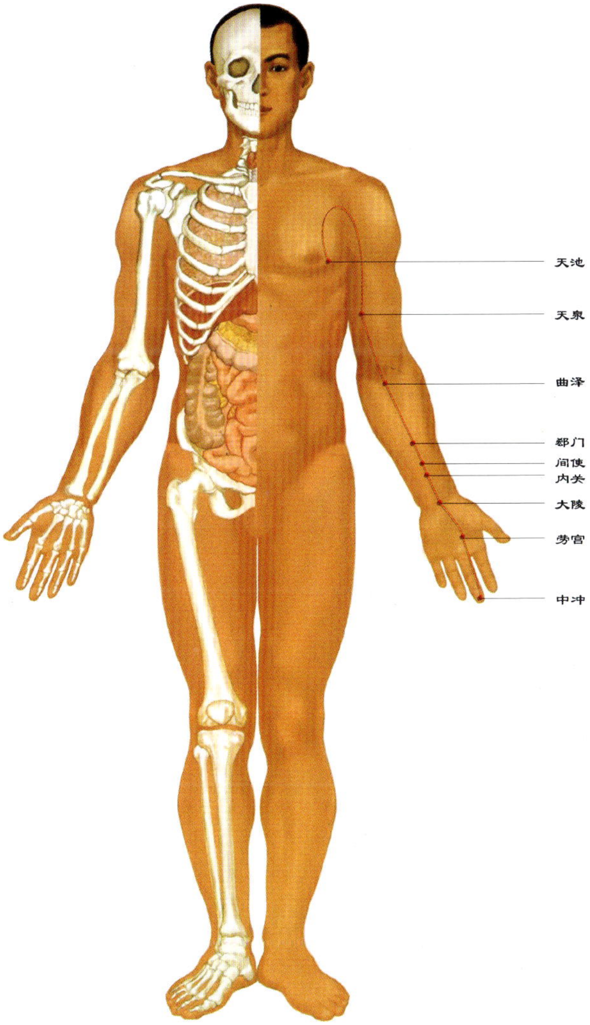

简　介

手厥阴心包经上共9个穴位，首穴天池末穴中冲，8个穴位分布在上肢掌面，1个穴位在前胸上部。

经脉循行路线

手厥阴心包经起于胸中，分为2支。一支贯穿横膈，经过胸部。另一支从乳房外侧的天池穴出体表，到达两肋部，在腋下3寸的部位向上至腋窝下，通过手腕进入手，止于中指的中冲穴。在手指根部还有一分支从掌中分出，出无名指与手少阳三焦经相接。

联系脏腑

心包、胃。

功效与主治

手厥阴心包经多血少气，气血物质的运行变化是由气态向液态的散热冷降变化。手厥阴心包经发生病变会出现手心热、肘臂曲伸困难、腋下肿、胸胁胀闷、心痛、心烦、面红、目黄、喜笑无常等症状。

本经腧穴主治“脉”（心主血脉）方面所发生的病症：心胸烦闷、心痛、心悸、心律不齐、心脏病、失眠、盗汗、胃痛。

疏通方法

当人感到焦虑不安时，说明手厥阴心包经出现问题，这时可用手有规律地拍打本经上的穴位。此法可以治疗心悸、精神不稳、胃痛。同时，用按摩、刮痧、拔罐、艾灸等方法刺激本经上的穴位，可以很好地治疗心血管方面的疾病。

此外还可以练习瑜伽、八段锦舒张筋骨，锻炼手厥阴心包经，起到养生保健的作用。

食疗打通经脉

芹菜爆香菇：芹菜择去叶根，洗净，剖开切成约2公分的长节，用盐拌约10分钟，再用清水清洗，沥干待用；香菇切片；醋、味精、淀粉混合后装入碗里，加水约50毫升兑成汁待用；炒锅置武火上烧热后，倒入菜油30毫升，待油热至无泡沫冒青烟时，即可下入芹菜，煸炒3分钟后，投入香菇片迅速炒匀，再加入酱油炒约1分钟后，淋入芡汁速炒起锅即可。

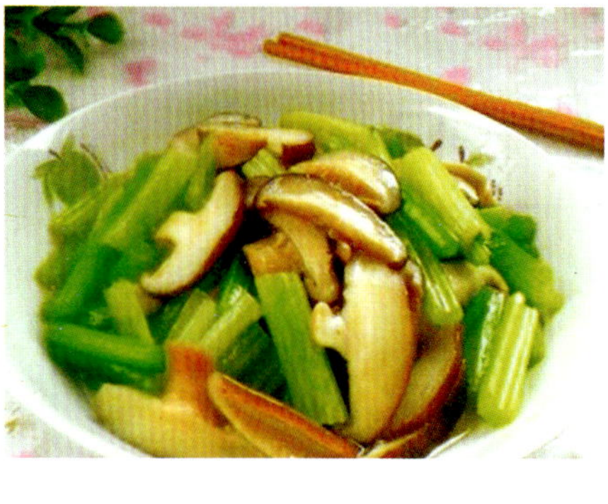

穴位详解

曲泽穴——清热除烦之养生大穴

主治：（1）心痛、善惊、身热、烦渴口干、风疹、肘臂手腕处不自主地抖动。（2）本穴通于心，可清烦热，对于心神昏乱、心悸、中暑有效。（3）胃痛、呕吐、泄泻（急性肠胃炎）等病症，长期按压此穴道，能有很好的调理保健效果。

位置：属手厥阴心包经经脉的穴道，仰掌屈肘，在肘横纹、肱二头肌腱尺侧凹陷中。

简易取穴法：正坐伸肘、掌心向上，微屈约45°，以另手轻握肘尖，四指在外，弯曲大拇指，用指尖垂直按压穴位即是。

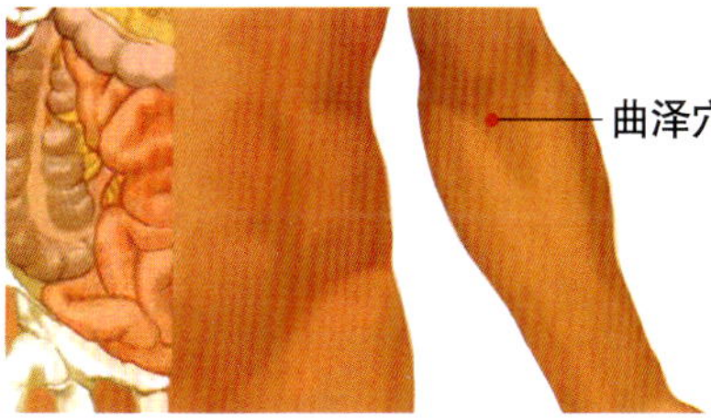

手法：1. 按摩：用大拇指指尖垂直按压穴位，有酸、胀、痛的感觉。每天早晚，左右各按压一次，每次1～3分钟；2. 拍打：用掌拍法拍打穴位30次；3. 瑜伽：每天坚持练习勇士变化式。

内关穴——宁神止痛之养生大穴

主治：（1）心、胸、胃部诸不适。（2）有强心定喘、治心脏衰弱、心痛、心悸、胸闷等病症的功能。（3）偏头痛、胃痛、膈肌痉挛、呕吐、癫痫、热病、晕厥等病症，长期按压此穴道，能有很好的调理保健效果。

位置：位在腕横纹上两寸，掌长肌腱与桡侧腕屈肌腱之间（两筋间）取之。

简易取穴法：将右手三个手指头并拢，无名指放在左手腕横纹上，这时右手食指的左手手腕交叉点的中点，就是内关穴。

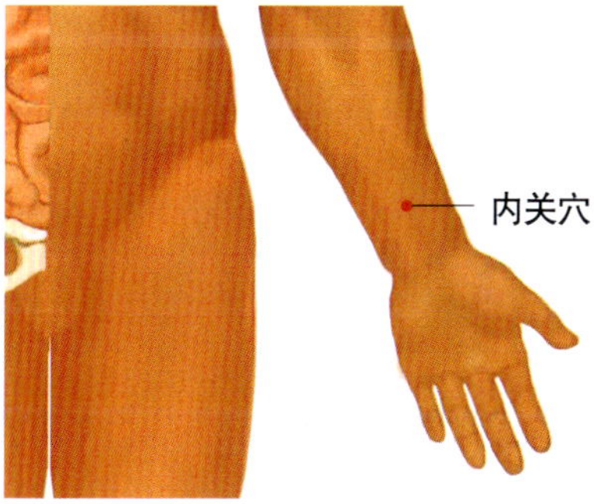

手法：1. 按摩：用拇指指尖或指甲尖垂直掐按穴位，有特别酸、胀、微痛的感觉。每天早晚，左右各掐按1～3分钟，先左后右；2. 艾灸：艾条温和灸，灸15～20分钟，每日1次；3. 气功：每天坚持练习八段锦。

大陵穴——清心合胃之养生大穴

主治：（1）本穴有清心降火的功效。（2）主治失眠、心胸痛、心悸、神志病等，效果颇佳。（3）呕吐、胃痛（胃炎）、扁桃腺炎、头痛、肋间神经痛、腕关节及周围软组织疾患等病症，长期按压此穴，能有很好的调理保健效果。

位置：属手厥阴心包经经脉的穴道，仰掌，在腕横纹正中，两筋之间。

简易取穴法：正坐、手平伸、掌心向上，轻握拳，用另手握手腕处，四指在外，弯曲大拇指，以指尖（或指甲尖）垂直掐按穴位即是。

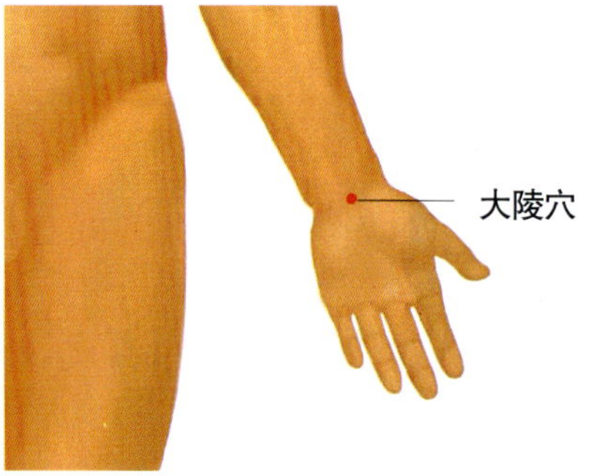

手法：1. 按摩：用拇指指尖（或指甲尖）垂直掐按穴位，有刺痛的感觉。每天早晚，左右各掐按一次，每次1～3分钟，先左后右；2. 刮痧：用面刮法轻刮20次；3. 瑜伽：每天坚持练习猫式。

劳宫穴——镇静安神之养生大穴

主治：（1）《医宗金鉴》有“诸痛疮痒，皆主于心”的记载，故本穴治各种瘙痒特别有效，尤其是手掌痒，比如鹅掌风等。（2）中风昏迷、中暑、心绞痛、呕吐、口疮、口臭、癔症、精神病、手掌多汗症、手指麻木等病症，长期按压此穴，能有很好的调理保健效果。

位置：属手心包经经脉的穴道，穴在第二、三掌骨之间，掌心横纹中，握拳时，当中指指尖所点之处。

简易取穴法：手平伸，微屈约45°，掌心向上，轻握掌，屈向掌心，中指所对应的掌心的位置即是劳宫穴。

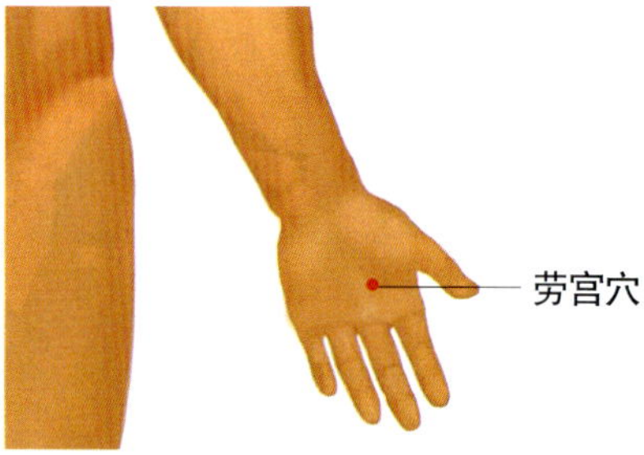

手法：1. 按摩：正坐、手平伸，掌心向上。以另手轻握，四指置手背，弯曲大拇指，用指甲尖垂直掐按。每天早晚左右各掐按一次，每次1～3分钟，先左后右；2. 拍打：用掌拍法拍打穴位30次；3.

瑜伽：每天坚持练习头膝式。

天池穴

位置： 位于胸部，当第四肋间隙，乳头外1寸，前正中线旁开5寸。

主治： 胸闷、心烦、咳嗽、气喘、胸痛、腋下肿痛、瘰疬、疟疾、乳痈。

手法： 用大拇指按压，每次1～2分钟，以产生酸胀感为限；也可以斜刺或平刺0.5～0.8寸；可灸。

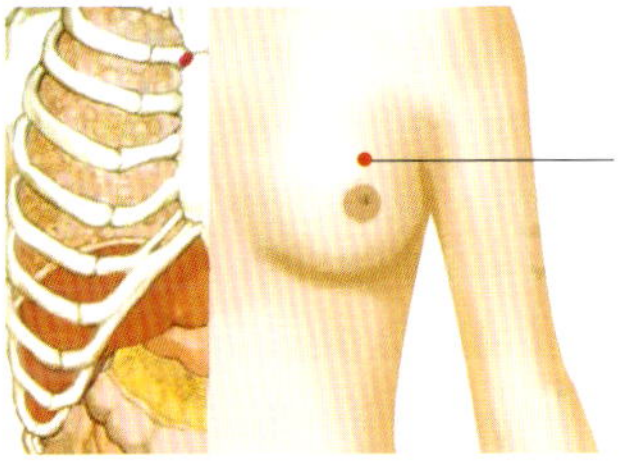

天泉穴

位置： 位于臂内侧，当腋前纹头下2寸，肱二头肌的长短头之间。

主治： 心痛、胸胁胀满、咳嗽、胸背及上臂内侧痛。

手法： 掐揉、点按5～10次；刺灸法直刺0.5～0.8寸；可灸。

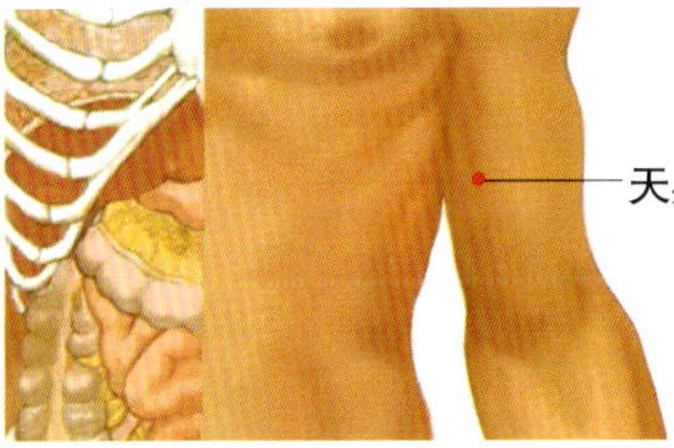

郄门穴

位置： 位于前臂掌侧，当曲泽与大陵的连线上，腕横纹上5寸。

主治： 心痛、心悸、胸痛、心烦、咯血、呕血、衄血、疔疮、癫疾。

手法： 掐揉、点压5～10次；直刺0.5～1寸；可灸。

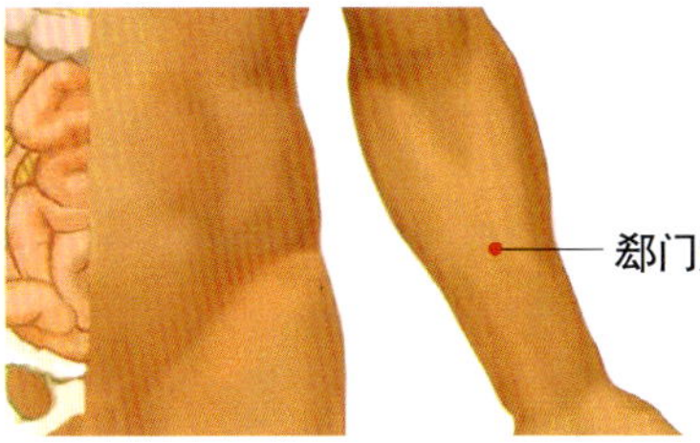

间使穴

位置： 位于前臂掌侧，当曲泽与大陵的连线上，腕横纹上3寸，掌长肌肌腱与桡侧腕屈肌肌腱之间。

主治： 心痛、心悸、胃痛、呕吐、热病、烦躁、疟症、癫狂、痫症、腋肿、肘挛、臂痛。

手法： 掐按、点压5~10次；直刺0.5~1寸；可灸。

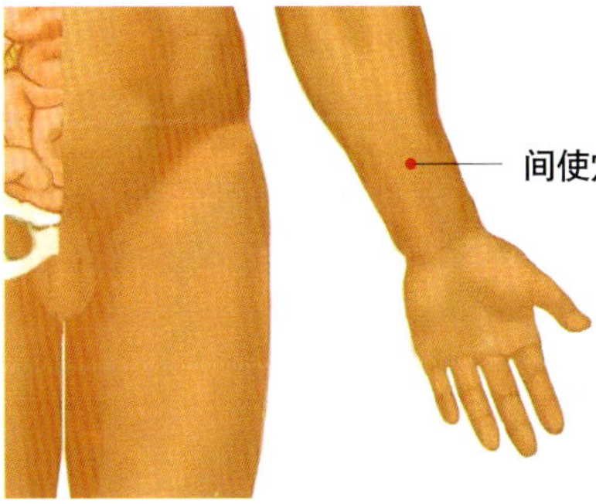

中冲穴

位置：位于手中指末节尖端中央。

主治：中风昏迷、舌强不语、中暑、昏厥、小儿惊风、热病、舌下肿痛；配内关、水沟治小儿惊风、中暑、中风昏迷等；配金津、玉液、廉泉治舌强不语、舌本肿痛。

手法：掐点、按揉5～10次；浅刺0.1寸，或用三棱针点刺出血。

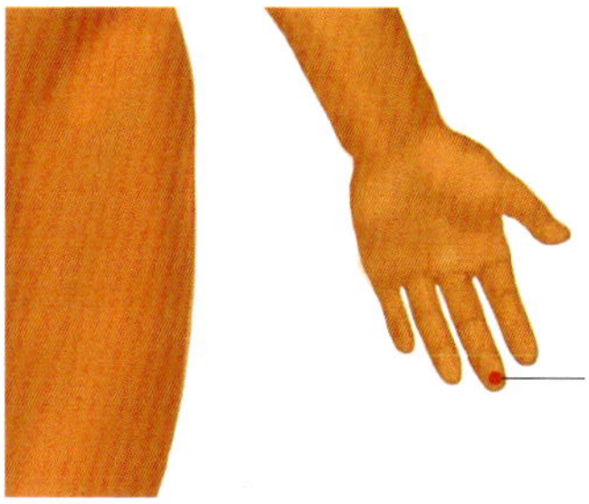

常见病对症治疗

手厥阴心包经穴位众多，功能各异，掌握其位置与功效，对维护健康、疾病治疗不无裨益。

按摩、针刺天池穴治疗胸闷

胸闷是一种主观感觉，表现为呼吸费力或气不够用。轻者若无其事；重者则觉得难受，似乎被石头压住胸膛，甚至发生呼吸困难。它可能是身体器官的功能性表现，也可能是人体发生疾病的最早症状之一。胸闷分为功能性、病理性两种类型，它由生理、心理、病理等因素所致。

天池：在胸部，当第四肋间隙，乳头外1寸，前正中线旁开5寸。

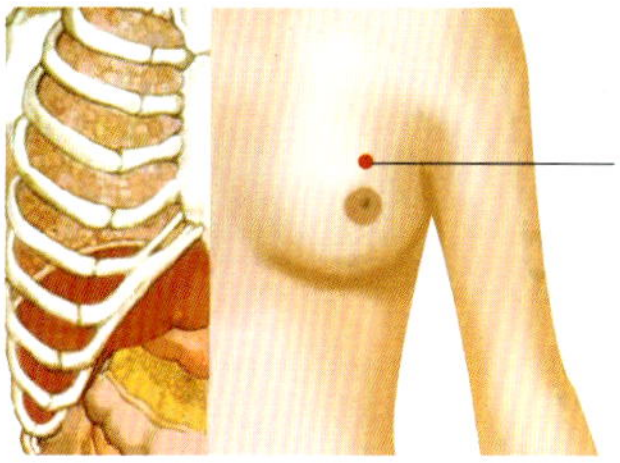

经络疗法

（1）按摩：天池穴主治胸闷、心烦等多种疾病。在胸部，当第四肋间隙，乳头外1寸，前正中线旁开5寸。可用大拇指按压此穴，以酸感为宜，每次1~2分钟。

（2）针刺：斜刺或平刺天池穴0.5~0.8寸。本穴正当胸腔，内容心、肺，不宜深刺。

按摩、温灸内关穴治疗偏瘫

偏瘫俗称半身不遂，是指一侧上下肢、面肌和舌肌下部的运动障碍，它是急性脑血管病的一个常见症状。按照严重程度，该病大致分为轻瘫、不完全性瘫痪和全瘫三种类型。偏瘫的出现，主要是大脑半球皮质运动中枢受损的缘故。

内关：在前臂掌侧，当曲泽与

大陵的连线上，腕横纹上2寸，掌长肌肌腱与桡侧腕屈肌肌腱之间。

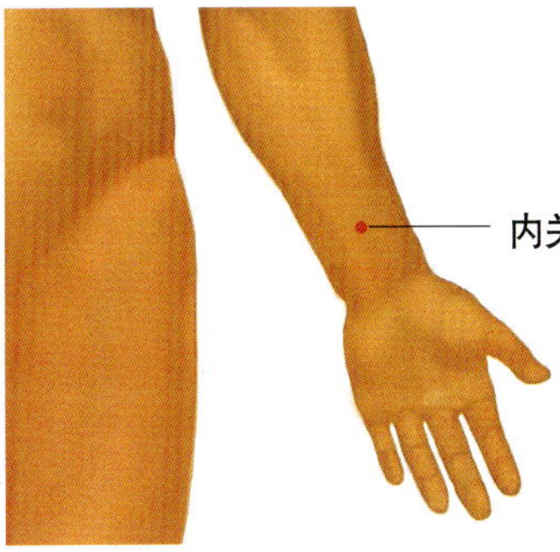

经络疗法

（1）按摩：内关穴主治偏瘫、癫痫等疾病。将右手食指、中指、无名指三指并拢，把无名指放在左手腕横纹上，这时右手食指和左手手腕交叉点的中点，就是内关穴。可对该穴进行推拿、按揉5~10次。

（2）温灸：可以对内关穴实施温灸处理，约10分钟为宜。

按摩、针刺中冲穴治疗昏厥

昏厥是一种突发性、短暂性、一过性的意识丧失，系因一时性、广泛性的脑缺血、缺氧引起并在短时间内能够自然恢复的状态。昏厥的产生可由于心输出量的明显减少，或心脏瞬时停搏、大循环中周围血管阻力下降，或由于局部脑供血不足所致。

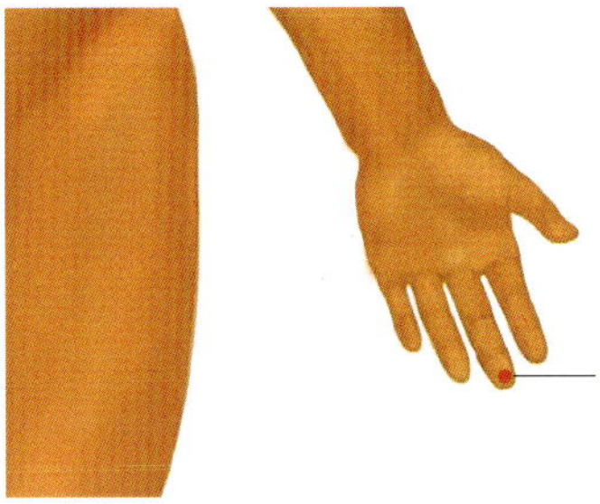

经络疗法

（1）按摩：中冲穴主治昏迷、昏厥等疾病。中冲穴位于双手中指尖，是手厥阴心包经的一个穴位。可以对该穴掐点、按揉5~10次。

（2）针刺：浅刺中冲穴0.1寸；或用三棱针点刺出血。

第十一节 手少阴心经

经络图解

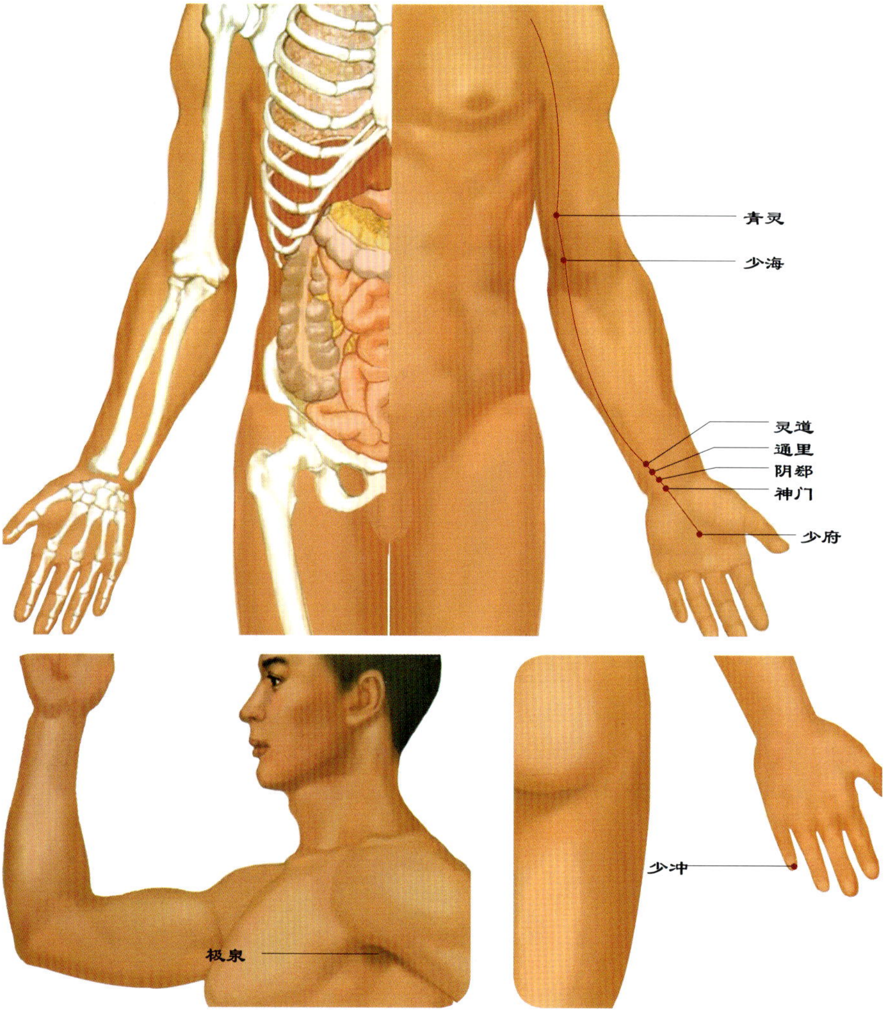

简　介

手少阴心经上共有9个穴位，首穴极泉末穴少冲，1个穴位在腋窝部，而其他8个穴位则位于上肢掌侧面的尺侧。

经脉循行路线

从心脏出发，分为2支。一是体内路线，经过咽喉、眼下。一是体表路线，起于腋窝中间的极泉穴、沿上臂内侧后边，至肘中，沿前臂内侧后边，到手臂内侧走到手小指内侧的少冲穴。

联系脏腑

心、小肠、肺。

功效与主治

手少阴心经支脉从心系上夹于咽部，心经有热则咽干；阴液耗伤则渴而欲饮；心之经脉出于腋下，故胁痛；心经循臂臑内侧入掌内后廉，心经有邪，经气不利，故手臂内侧疼痛，掌中热痛。心脉痹阻则心痛；心失所养，心神不宁，则心悸，失眠；心主神明，心神被扰，则神志失常。

手少阴心经主治：心胸病、头痛、晕眩、精神病、失眠、忧郁等症。

疏通方法

手少阴心经以心脏为主，对人体至关重要，平时可通过练习气功调理身心，达到疏通经脉，加速血液循环的目的。保证养分能送达全身，提高人体自身免疫力。还可以练习瑜伽中的拜月式、弓式、兔式来提高头部含氧量，缓解头痛和偏头痛。

此外，还可以通过按摩、拍打、刮痧、气功、拔罐、艾灸等方法刺激手少阴心经上的穴位疏通经络。

食疗打通经脉

参片莲子汤：莲子、红枣、人参片放入炖盅，加水至盖满材料（约11分钟），移入蒸笼，转中火蒸煮1小时。随后，加入冰糖（冰糖水亦可）续蒸20分钟，取出即可食用。

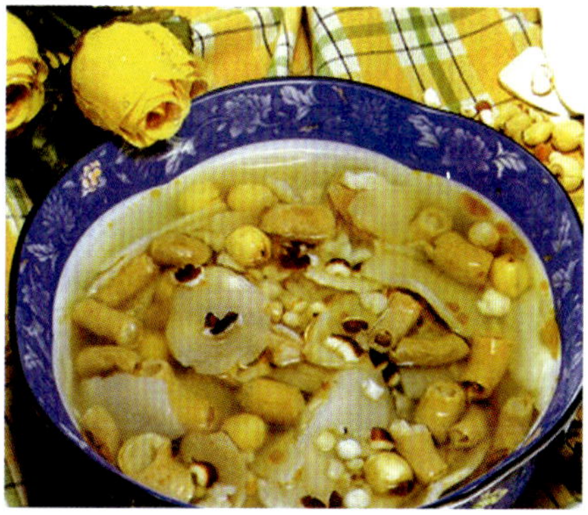

穴位详解

极泉穴——通络强心之养生大穴

主治：（1）主治各种心脏病如

心肌炎、心绞痛、心悸、心痛等。（2）长期按压此穴对臂肘冷寒、肩关节炎、肋间神经痛、心肌炎、心绞痛、心痛渴而欲饮、黄疸、腋臭、上肢不遂、瘰疬等病症，会有很好的调理保健效用。

位置： 属手少阴心经经脉的穴道，位在腋窝正中，两筋间，腋动脉搏动之处。

简易取穴法： 正坐，手平伸，举掌向上，屈肘，掌心向着自己头部，以另一只手中指按腋窝正中凹陷处即是。

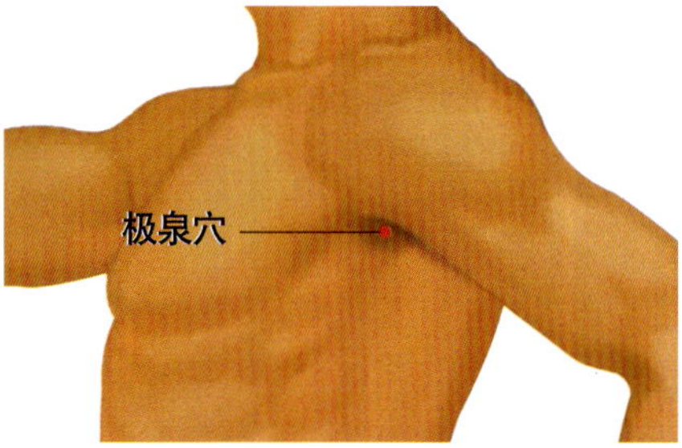

手法： 1. 按摩：以中指指尖按压穴位，每次早晚，左右各揉按1～3分钟，先左后右；2. 艾灸：艾条温和灸，灸10～20分钟，每日1次；3. 瑜伽：每天坚持练习拜月式。

青灵穴——理气止痛之养生大穴

主治：（1）此穴位具有理气止痛、宽胸宁心的作用。（2）经常拍打、按揉此处穴位，能够有效治疗头痛振寒、目黄、肋痛、肩臂疼痛、肩胛及前臂肌肉痉挛等疾患。（3）能够治疗神经系统的疾病，如神经性头痛、肋间神经痛等。

位置： 在人体手臂内侧，当极泉穴与少海穴的连线上，肘横纹上3寸处，肱二头肌的内侧沟中。

简易取穴法： 正坐，抬右臂与肩膀平，肘弯屈，小臂向上，左手五指并拢，将小指放于手臂内侧肘横纹处，则拇指所在之处即是该穴。

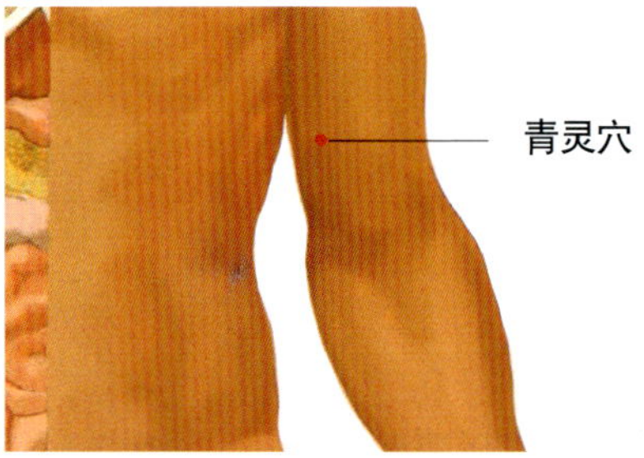

手法： 1. 按摩：拇指之外的四指放于臂下，轻托手臂，以拇指指腹揉按穴位，每次早晚，左右各揉按1~3分钟；2. 艾灸：艾条温和灸，灸10~20分钟，每日1次；3. 气功：每天坚持练习八段锦。

少海穴——宁神通络之养生大穴

主治：（1）此处穴位具有宁神通络的作用，主要治疗神经衰弱、头痛目眩、心痛、牙痛、肋间神经痛等。（2）长期按压此处穴位，对于前臂麻木、肘关节痛、肘关节周围软组织疾患、臂麻手颤、肘臂挛痛等症状，具有良好的调理和保健作用。（3）现代临床中，常利用此穴位治疗癔症、精神分裂症、尺神经麻痹、肋间神经痛等。

位置：位于人体肘横纹内侧端与肱骨内上髁连线的中点处。

简易取穴法：正坐，抬手，手肘略屈，手掌向上，用另手轻握肘尖、四指在处，以大拇指指腹所在的内肘尖之内下侧、横纹内侧端凹陷处即是。

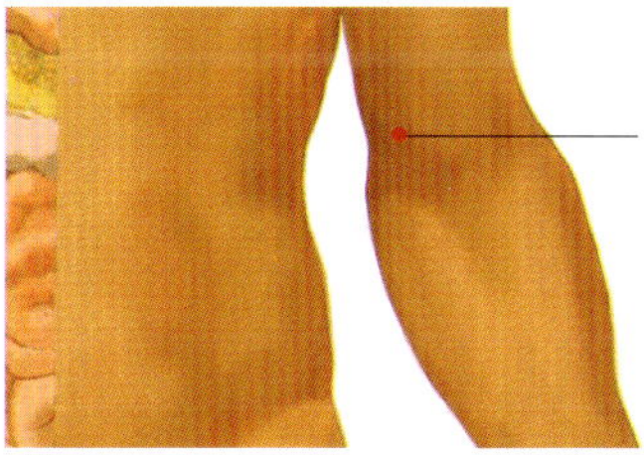

手法：1. 按摩：以大拇指指腹按压穴位，每天早晚各按一次，每次左右各按1～3分钟；2. 拍打：用掌拍法拍打穴位40次；3. 瑜伽：每天坚持练习拜月式。

神门穴——安神宁心之养生大穴

主治：（1）有安神、宁心、镇静之效能，主治心烦失眠、神经衰弱。（2）神门是精气神的进入处，实为治疗心脏疾病的重要穴位。（3）心悸、心绞痛、多梦、健忘的特效穴。（4）扁桃腺炎、腕关节运动障碍等病症，长期按压此穴，会有很好的调理保健效能。

位置：属手少阴心经经脉的穴道，仰掌，腕横纹的尺侧端，在尺侧腕屈肌腱的桡侧凹陷中。

简易取穴法：正坐，伸手、仰掌，屈肘向上约45°，在无名指与小指掌侧向外方，用另只手四指握住手腕，弯曲大拇指，指甲尖所到的豆骨下、尺骨端凹陷处即是。

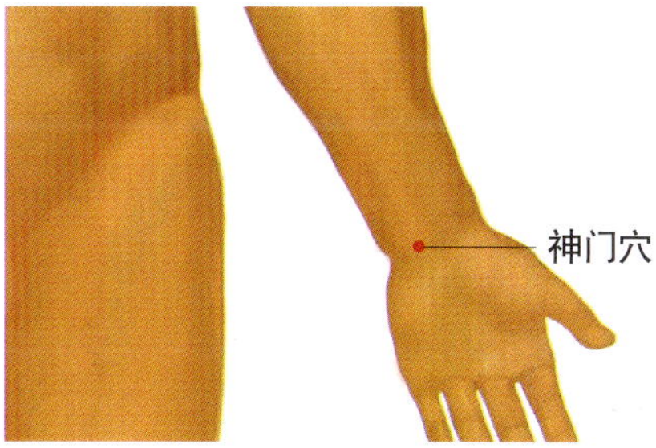

手法：1. 按摩：弯曲大拇指，以指甲尖垂直掐按穴位，每日早晚，左右手各掐按3～5分钟，先左后右；2. 拍打：用掌拍法拍打穴位30次；3. 气功：每天坚持练习八段锦。

少府穴——宁神调心之养生大穴

主治：（1）此穴有宁神志、调心气的效能，主治如风湿性心脏病、心悸、心律不整、心绞痛等。（2）本穴通及心肾，能舒两经抑郁之气，可以治疗妇人生殖器疾病、遗尿、尿闭。（3）前膊神经麻痛、掌中热等病症，长期按压此穴，会有很好的调理保健效能。

位置：属手心经经脉的穴道，位在第四、五掌骨之间，屈指握拳时，当小指指端与无名指指端之间，与感情线相交处取之。

简易取穴法：正坐伸手、仰掌，屈肘向上约45°，拇指以外，其余四指屈向掌中，当小指指尖下即是。

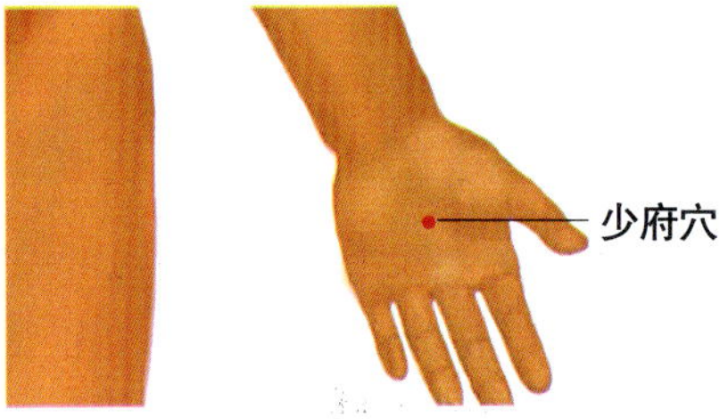

手法：1. 按摩：以一手四指轻握另一手背，弯曲大拇指，以指尖按压穴位，每日早晚、左右各揉（或掐）按3～5分钟；2. 艾灸：艾条温和灸，灸10～20分钟，每日1次；3. 瑜伽：每天坚持练习兔式。

少冲穴——醒神开窍之养生大穴

主治：（1）此穴是中风猝倒、心脏病发作的急救穴。（2）主治热病昏迷、心悸、心痛等病症。（3）对肋间神经痛、喉头炎、胸胁痛、黄疸、上肢肌肉痉挛等病症，长期按压此穴会有很好的调理与保健效能。

位置：属手心经经脉的穴道，在小指桡侧、指甲角旁约0.1寸处。

简易取穴法：手平伸，掌心向下，用另手轻握小指，弯曲大拇指，指尖到达的小指指甲下缘，靠无名指侧的边缘处即是该穴。

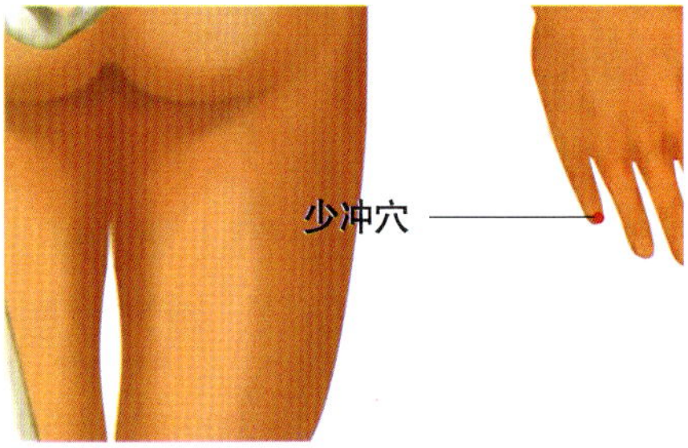

手法：1. 按摩：弯曲大拇指，用指甲尖垂直掐按穴位，每日早晚，左右各掐按3～5分钟，先左后右；2. 艾灸：艾条温和灸，灸15～20分钟，每日1次；3. 气功：每天坚持练习八段锦。

灵道穴

位置：位于腕横纹上1.5寸，尺侧腕屈肌腱的桡侧缘。

主治：心痛、悲恐善笑、暴喑、干呕、肘臂挛痛、抽筋。

手法：点按、压揉5～10次。

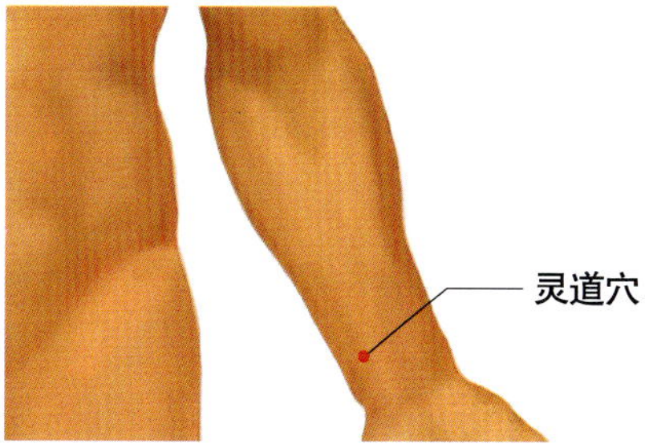

通里穴

位置：位于腕横纹上1寸，尺侧腕屈肌腱的桡侧缘。

主治：心痛、心悸、怔忡、舌强不语、悲恐畏人、暴喑、面红、经血过多、崩漏、虚烦、盗汗、腕臂痛。

手法：点按、轻揉5～10次。

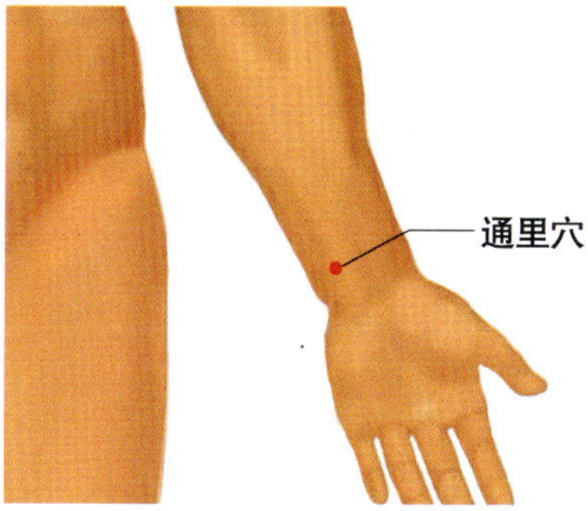

阴郄穴

位置：位于腕横纹上0.5寸，尺侧腕屈肌腱的桡侧缘。

主治：心痛、惊悸、骨蒸盗汗、吐血、衄血、失音。

手法：点按、压揉5~10次。

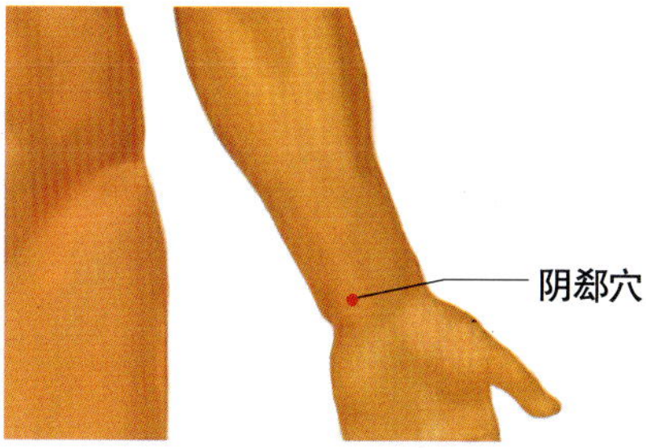

常见病对症治疗

手少阴心经首穴极泉，末穴少冲。一侧9穴，主治胸、心、循环系统、精神方面疾病，以及本经脉所过部位之其他病症。倘若发现自己罹患这类疾病，不妨结合具体穴位，对症治疗。

按摩、针刺极泉穴治疗心痛

心痛，为胸脘部疼痛的统称，泛指心脏本身病损所致的一种病症。心脏所在部位感觉疼痛，一般是由阴阳气血偏虚以及寒凝、热结、痰阻、气滞、血瘀等因素而引起。

极泉：在腋窝顶点，腋动脉搏动处。

经络疗法

（1）按摩：极泉穴主治心痛、胸闷等疾患。极泉穴位于腋窝顶点，腋动脉搏动处。用手指向极泉穴，左右各揉按1～3分钟。

（2）针刺：避开腋动脉，直刺或斜刺极泉穴0.3～0.5寸。

按摩、针刺青灵穴治疗胁痛

胁痛是以一侧或两侧胁肋部疼痛为主要表现的病症，故又称胁肋痛、季肋痛或胁下痛。肝居胁下，其经脉布于两胁，胆附于肝，其脉亦循于胁，所以，胁痛多与肝胆疾病有关。凡情志抑郁、肝气郁结，或过食肥甘、嗜酒无度，或久病体虚、忧思劳倦，或跌仆外伤等皆可导致胁痛。

青灵：在臂内侧，当极泉与少海的连线上，肘横纹上3寸，肱二头肌的内侧沟中。

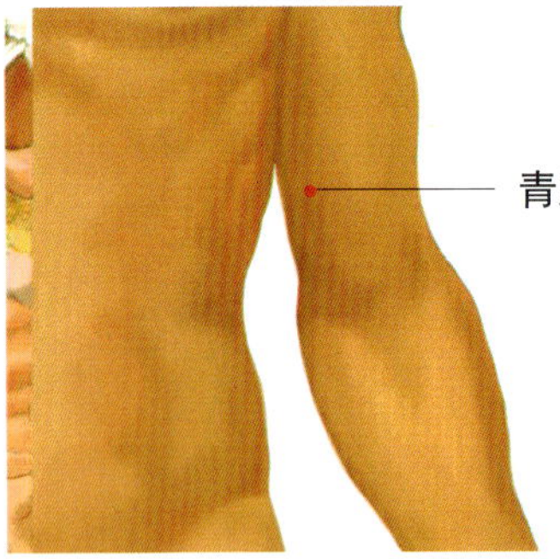

经络疗法

（1）按摩：青灵穴主治胁痛、目黄等疾病。伸臂，在少海与极泉的连线上，少海穴直上3寸，肱二头肌的尺侧缘。拇指揉按该穴，左右各揉按1～3分钟。

（2）针刺：选准青灵穴，直刺0.5～1寸。局部酸胀，针感可向前臂及腋部放散。

按摩、针刺少府穴治疗阴痛

阴痛，又有阴中痛、阴户痛等称谓。中医认为，此病多因肝郁脾虚、郁热挟湿下注，或中气下陷、系胞无力，或风邪客于下焦，与气血相搏、壅闭肝肾经络所致。

少府：在手掌面，第四、第五掌骨之间，握拳时当小指尖处。

经络疗法

（1）按摩：少府穴主治阴痛、小便不利等疾病。该穴位于人体的手掌面，第四、第五掌骨之间，握拳时，当小指尖处。可每日掐按少府穴5～10次。

（2）针刺：直刺少府穴0.3～0.5寸。

按摩、针刺少冲穴治疗心悸

心悸指患者自觉心中悸动，甚至不能自主的一类症状。

心悸发生时，患者自觉心跳快而强，并伴有心前区不适感。本症的出现常与平素体质虚弱、情志所伤、劳倦、汗出受邪等有关。

经络疗法

（1）按摩：少冲穴主治心悸、吐血等疾病。选定该穴，掐点、按揉5～10次。

（2）针刺：选定少冲穴，浅刺0.1寸或点刺出血。

第十二节 足少阴肾经

经络图解

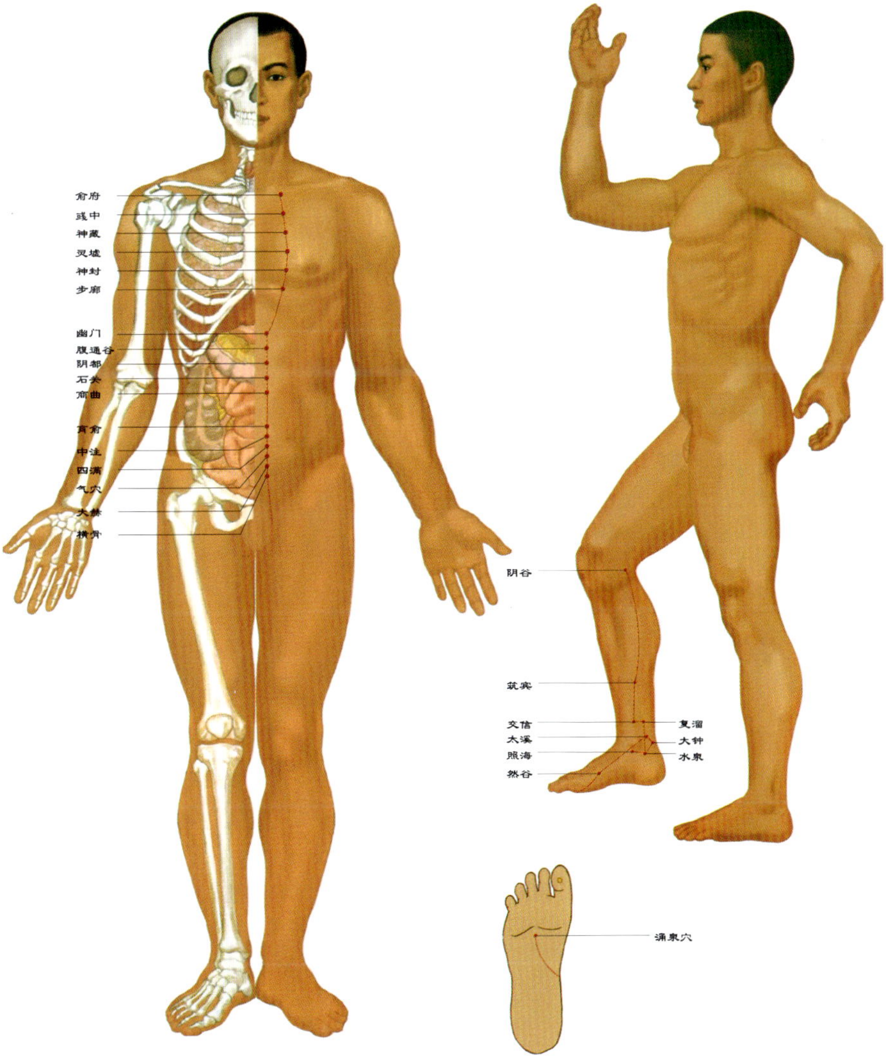

简　介

足少阴肾经共27个穴位，首穴涌泉末穴俞府，10个穴位分布在下肢内侧，17个穴位分布在胸腹部前正中线的两侧。

经脉循行路线

起于足小趾之下，斜向足心（涌泉）出于舟骨粗隆下，沿内踝后向上行于腿肚内侧，经股内后缘，通过脊住（长强）属于肾脏，联络膀胱。

联系脏腑

肝、肺、肾、膀胱。

功效与主治

本经异常变动就表现为下列病症；饥饿而不想进食，面色黯黑漆炭，咳嗽痰唾带血，喘息气急，坐下站起来则两眼昏花视物不清，心中有如饥饿感；肾气虚更容易发生恐惧，心慌得好像有人要来追捕；还可发生骨部的气血阻逆，见厥冷、麻木、酸痛等症。

本经主要治疗妇科、前阴、肾、肺、咽喉病症。如月经不调、阴挺、遗精、小便不利、水肿、便秘、泄泻，以及经脉循行部位的病变。

疏通方法

善用按摩、拍打、拔罐、艾灸、刮痧等方法刺激足少阴肾经上的穴位，发挥养生保健作用。例如，沿足少阴肾经走向拍打，对遗精、月经不调、腰痛有很好的疗效。

练习瑜伽中的手碰脚式、头膝式、勇士变化式能够锻炼大腿内侧肌肉，其中头膝式能够提升肝脏、肾脏等内脏的功能。此外，经常练习气功八段锦有利于防病抗病、延缓衰老。

食疗打通经脉

山药栗子煲猪肚：材料：猪肚1个、山药350克、栗子50克、姜、料酒、盐。做法：1. 山药洗净、去皮，切小块；栗子去皮。2. 猪肚用盐搓洗数遍后，洗净切条，加入姜、料酒适量和水，煲煮。3. 煲至八成熟后，放入山药、栗子煲熟，加盐调味即可。

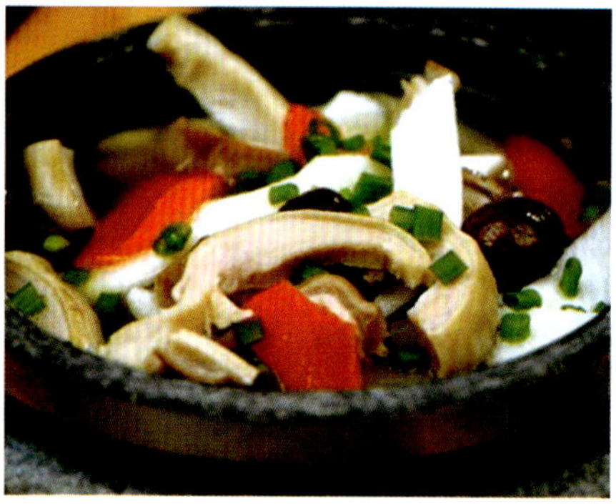

穴位详解

涌泉穴——益肾清热之养生大穴

主治：（1）本穴有益肾、清热、开郁之特效，因而被列入回阳九针之一。（2）古籍《针灸铜人》记载“治腰痛、大便难”有特效。（3）咽喉肿痛、头痛、目眩、失眠、小便不利、休克、中暑、中风、高血压、癫痫、女子不孕、月经不调、阴痒、阴挺等，常掐按此穴，都有很好的保健调理功效。

位置：属足肾经经脉之穴道，在足心、屈足时呈凹陷处，约足掌前1/3与后2/3交点处取之。

简易取穴法：正坐，翘一足于另一膝上，脚掌朝上，用另一手轻握，四指置于足背，弯曲大拇指按压处即是。

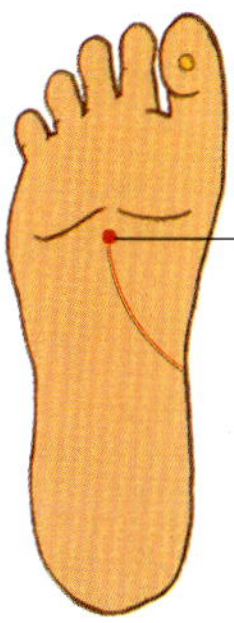

手法：1. 按摩：以大拇指指腹由下往上推按，每日早晚，左右足心各推按1～3分钟；2. 刮痧：用推刮法轻刮20次；3. 瑜伽：每天坚持练习手碰脚式。

太溪穴——补肾益气之养生大穴

主治：（1）有益肾、清热、健腰膝、调节内脏之效能，主治肾炎、膀胱炎、月经不调、遗尿、遗精、神经衰弱、腰痛、足底痛等病症。（2）用刮按法治疗男性前列腺疾病及妇女子宫疾患有特效。（3）咽喉肿痛、耳鸣、失眠、脱发等，常按揉此穴，都有很好的保健调理作用。

位置：属足肾经经脉的穴道，垂足取穴，在内踝高点与跟腱之间凹陷中取之，约内踝后5分处。

简易取穴法：正坐，抬一脚置于另脚膝盖上。用另一手轻握，四指置放脚背，弯曲大拇指按压即是。

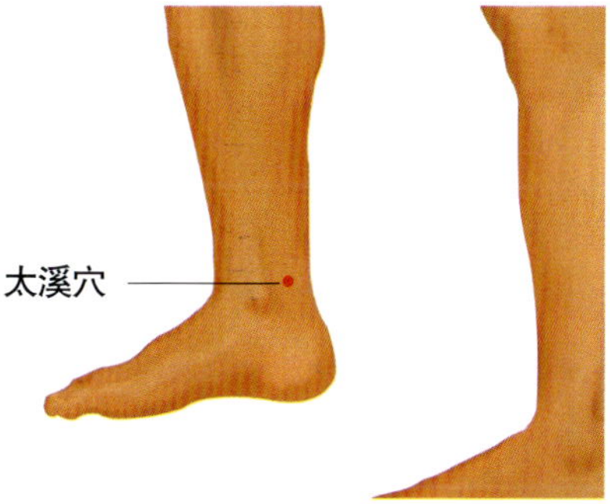

手法：1. 按摩：以大拇指指腹由上往下刮该穴，每日早晚，左右各刮1～3分钟；2. 艾灸：艾条温和灸，灸15～20分钟，每日1次；3. 瑜伽：每天坚持练习猫式。

复溜穴——清湿调肾之养生大穴

主治：（1）古籍《针灸铜人》记载“治腰脊内引痛，不得俯仰起坐，视力不清，善怒多言”有特效。（2）本穴能调肾气、清湿热，主治肾炎、睾丸炎、功能性子宫出血、尿路感染、白带过多。（3）对于腹胀、泄泻、水肿、盗汗、热汗不出、脚气、腰痛等，常按揉此穴都会有很好的保健调理功能。

位置：属足少阴肾经经脉之穴道，在太溪穴（内踝后陷凹处）直上两寸，跟腱前缘外取之。

简易取穴法：垂足，将一足抬起，翘放另一足膝盖上。再以另手轻握，四指放脚背，大拇指指腹所压之处即是。

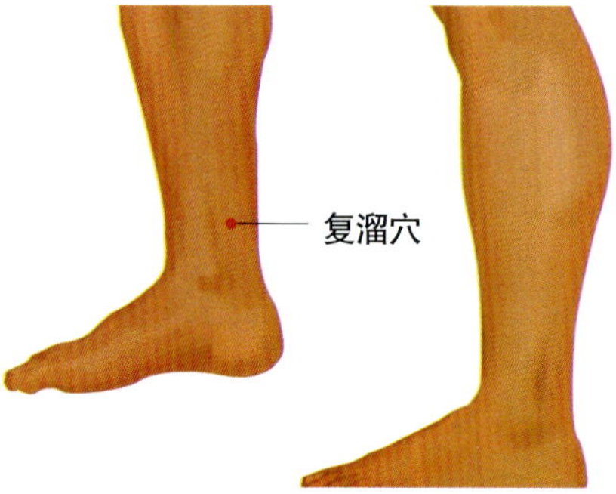

手法：1. 按摩：用大拇指指腹由下往上推按该穴，每日早晚，左右各推按1～3分钟；2. 拍打：用掌拍法拍打穴位30次；3. 气功：每天坚持练习八段锦。

筑宾穴——清热泻火之养生大穴

主治：（1）筑宾为针灸经络之穴道中最有效的排毒穴，是治疗药物中毒、吗啡中毒及其他诸毒的特效穴。（2）治疗比目鱼肌痉挛，足跟内痛。（3）癫痫、精神分裂症、阳痿等，长期按压此穴道，能有很好的调理保健效果。

位置：属足肾经经脉的穴道，在太溪穴（内踝后陷凹中）上5寸许，胫骨内缘后约1.2寸。

简易取穴法：正坐、垂足，将一足抬起，翘放另一足膝盖上。再以另手轻握，四指放脚背，大拇指指腹所压之处即是。

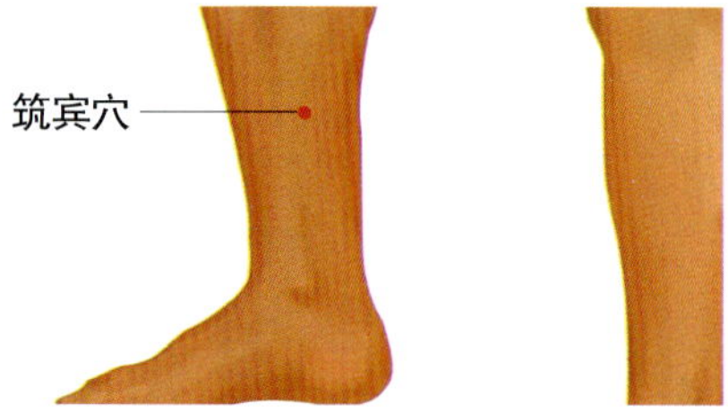

手法：1. 按摩：用大拇指指腹由下往上推按该穴，每日早晚，左右各推按1～3分钟；2. 艾灸：艾条温和灸，灸15～20分钟，每日1次；3. 瑜伽：每天坚持练习勇士变化式。

横骨穴——清热润燥之养生大穴

主治：（1）此穴位具有清热润燥的作用。（2）经常按摩这个穴位，可以治疗阴部疼痛、小腹疼痛、遗精、阳痿、遗尿、小便不通、疝气等疾病。

位置： 在下腹部，当脐下5寸，耻骨联合上际，前正中线旁开0.5寸。

简易取穴法： 站立，将一手掌放于腹部，掌心朝内，拇指刚好位于肚脐眼，再以小指头为起点向下一个拇指的位置即是。

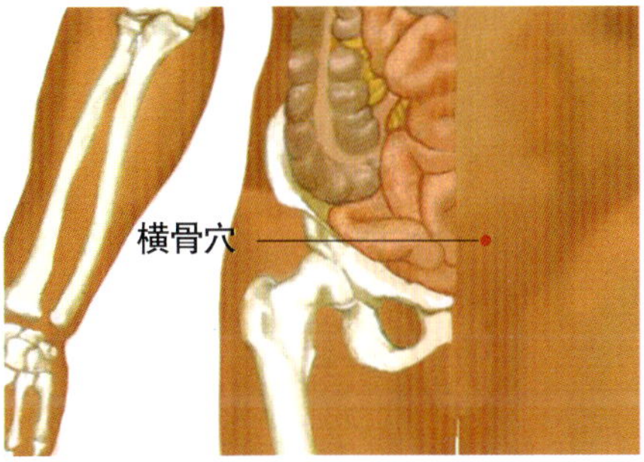

手法： 1. 按摩：用双手的四指指头轻压揉摸该穴，每日早晚，各按1~3分钟；2. 拍打：用掌拍法拍打穴位30次；3. 气功：每天坚持练习八段锦。

气穴——补益冲任之养生大穴

主治：（1）按摩此穴位，具有补益冲任的作用。（2）长期按摩此穴位，能够有效治疗月经不调、白带、小便不通、泄泻、痢疾、腰脊痛、阳痿、腰部疼痛等疾患，它是人体足少阴肾经上的重要穴道。

位置： 这个穴位在人体的下腹部，脐下3寸，前正中线旁开0.5寸。

简易取穴法： 站立，将一手掌的四指并拢，拇指收起，放于腹部，掌心朝内，食指刚好位于肚脐眼，小指所处的位置即是。

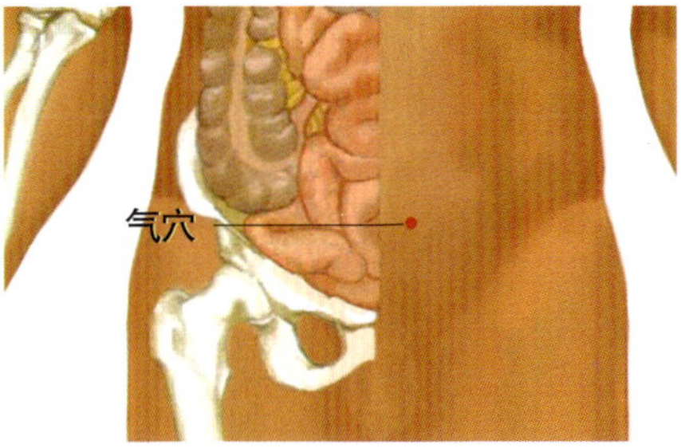

手法： 1. 按摩：用双手的四指指头轻压揉摸该穴，每日早晚，按1~3分钟；2. 拔罐：仰卧，用闪火法将火罐吸拔在穴位上，留罐30分钟；3. 瑜伽：每天坚持练习头膝式。

肓俞穴——散热止痛之养生大穴

主治： 古籍《针灸铜人》记载：治大腹寒疝，大便干燥，腹中切痛。（2）主治胃痉挛、习惯性便秘、肠炎等。（3）痛经、子宫痛、睾丸炎、眼球充血及角膜炎等，长期按压此穴道，能有很好的调理保健效果。

位置： 属足肾经经脉之穴道，

脐旁左右各0.5寸。

简易取穴法：正坐或仰卧，举两手掌心向下，以中指指尖垂直下按脐旁穴位即是。

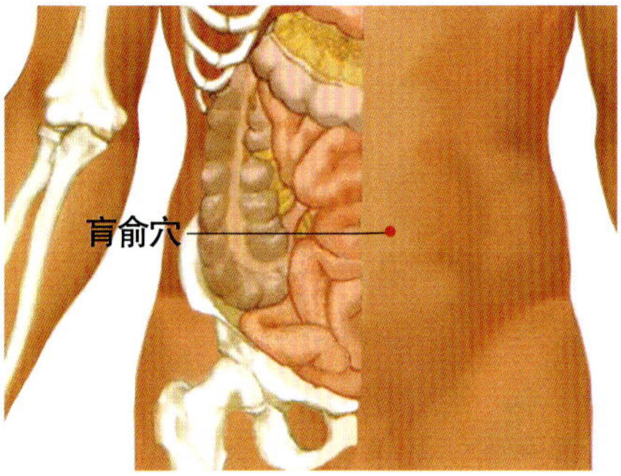

手法：1. 按摩：深吸气，让腹部下陷，用中指指尖稍用力揉按，有热痛的感觉。每天早晚，左右各（或双侧同时）揉1～3分钟；2. 刮痧：用推刮法轻刮30次；3. 气功：每天坚持练习八段锦。

神封穴——降浊升清之养生大穴

主治：（1）这个穴位具有降浊升清的作用。（2）长期按摩这个穴位，对咳嗽、气喘、胸胁支满、呕吐、不思饮食、乳痈等疾患，具有良好的治疗效果。（3）配阳陵泉穴、支沟穴，治疗胸胁胀痛；配肺俞穴、太渊穴，有宣肺理气、止咳平喘的作用，能够治疗咳嗽。

位置：这个穴位在人体的胸部，当第4肋间隙，前正中线旁开2寸处。

简易取穴法：将四指并拢，掌心朝内，放置于胸部边沿位置，中指所在的位置即是。

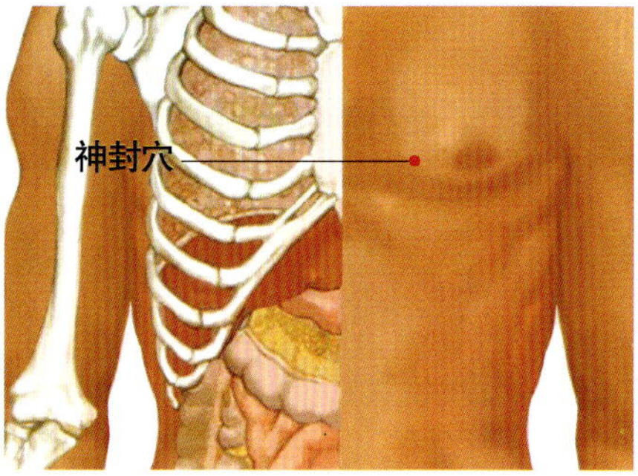

手法：1. 按摩：双手的四指并拢，轻按胸部边沿的神封穴，一按一放，持续1～3分钟；2. 拔罐：仰卧，用闪火法将火罐吸拔在穴位上，留罐30分钟；3. 瑜伽：每天坚持练习勇士变化式。

然谷穴

位置：位于足内侧缘，足舟骨粗隆下方，赤白肉际。

主治：月经不调、阴挺、阴痒、白浊、遗精、阳痿、小便不利、泄泻、胸胁胀痛、咯血、小儿脐风、口噤不开、消渴、黄疸、下肢痿痹、足跗痛。

手法：按摩10～30次；针刺法直刺0.5～0.8寸；可温灸。

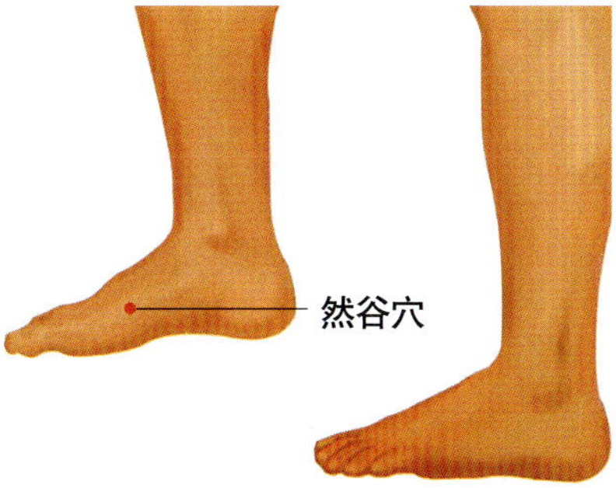

大钟穴

位置：位于足内侧，内踝后下方，当跟腱附着部的内侧前方凹陷处。

主治：咯血、气喘、腰脊强痛、痴呆、嗜卧、足跟痛、二便不利、月经不调。

手法：捏揉10～30次；直刺0.3～0.5寸；可灸。

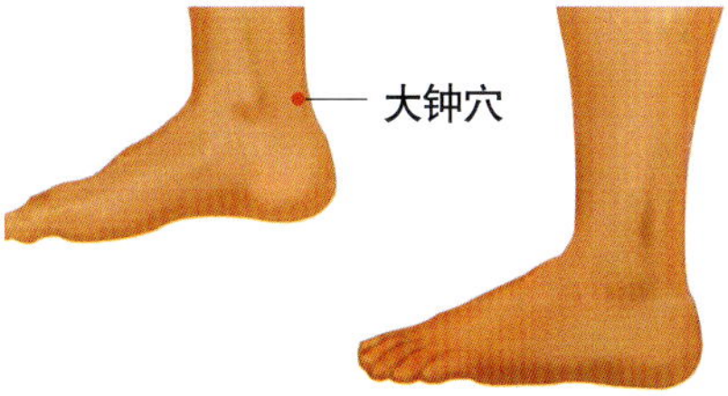

水泉穴

位置：位于足内侧，内踝后下方，当太溪直下1寸，跟骨结节内侧凹陷处。

主治：月经不调、痛经、阴挺、小便不利、头昏目花、腹痛。

手法：捏揉10～30次；直刺0.3～0.5寸；可灸。

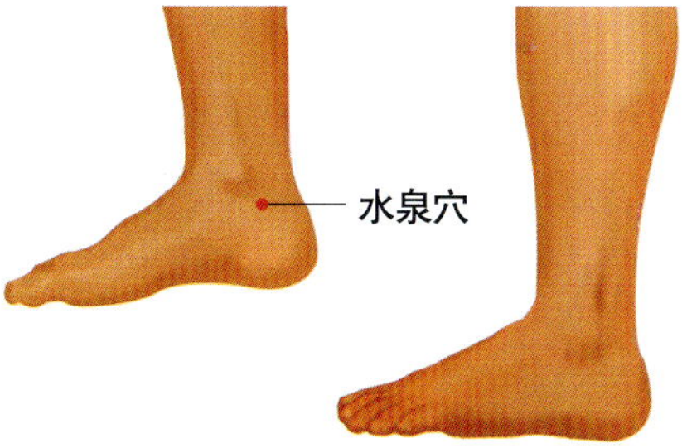

照海穴

位置：位于足内侧，内踝尖下方凹陷处。

主治：咽喉干燥、痫症、失眠、嗜卧、惊恐不宁、目赤肿痛、月经不调、痛经、赤白带下、阴挺、阴痒、疝气、便频数、不寐、脚气。

手法：按摩10～30次；直刺0.5～0.8寸；可灸。

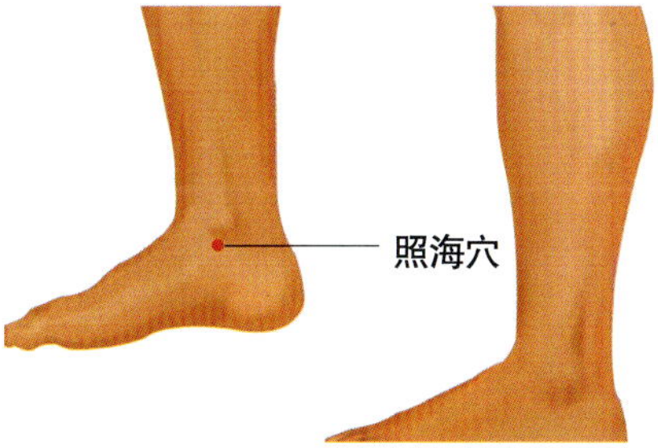

交信穴

位置：位于小腿内侧，太溪直上2寸，复溜前0.5寸，胫骨内侧缘的后方。

主治：月经不调、崩漏、阴

挺、泄泻、大便难、睾丸肿痛、五淋、疝气、阴痒、泻痢赤白、膝股内侧痛。

手法：按揉10～30次；直刺0.5～1寸；可灸。

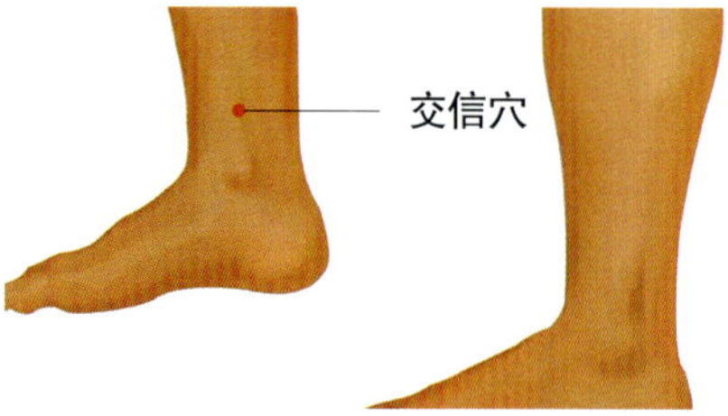

阴谷穴

位置：位于腘窝内侧，屈膝时，当半腱肌肌腱与半膜肌肌腱之间。

主治：阳痿、疝痛、月经不调、崩漏、小便难、阴中痛、癫狂、膝股内侧痛。

手法：直刺0.8～1.2寸。

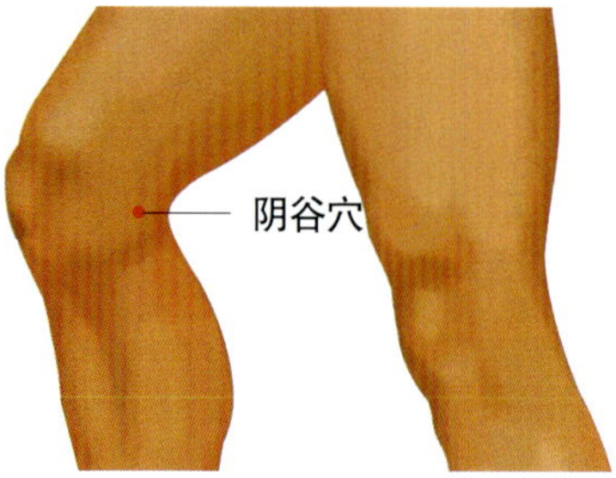

大赫穴

位置：位于下腹部，当脐中下4寸，前正中线旁开0.5寸。

主治：阴部痛、子宫脱垂、遗精、带下、月经不调、痛经、不妊、泄泻。

手法：直刺0.8～1.2寸；可灸。

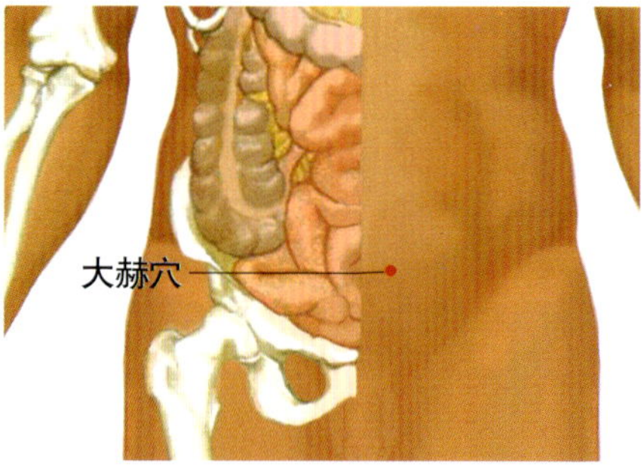

四满穴

位置：位于下腹部，当脐中下2寸，前正中线旁开0.5寸。

主治：月经不调、崩漏、带下、不孕、产后恶露不净、小腹痛、遗精、遗尿、疝气、便秘、水肿。

手法：直刺0.8～1.2寸；可灸。

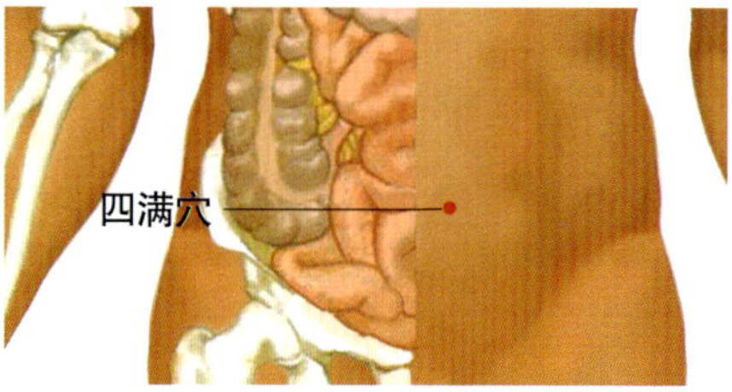

中注穴

位置：位于下腹部，当脐中下1寸，前正中线旁开0.5寸。

主治：月经不调、腰腹疼痛、大便燥结、泄泻、痢疾。

手法： 直刺0.8～1.2寸；可灸。

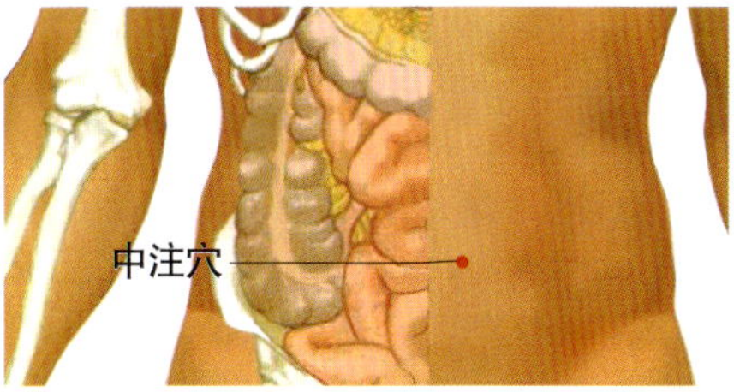

商曲穴

位置： 位于上腹部，当脐中上2寸，前正中线旁开0.5寸。

主治： 腹痛、泄泻、便秘、腹中积聚。

手法： 直刺0.5～0.8寸；可灸。

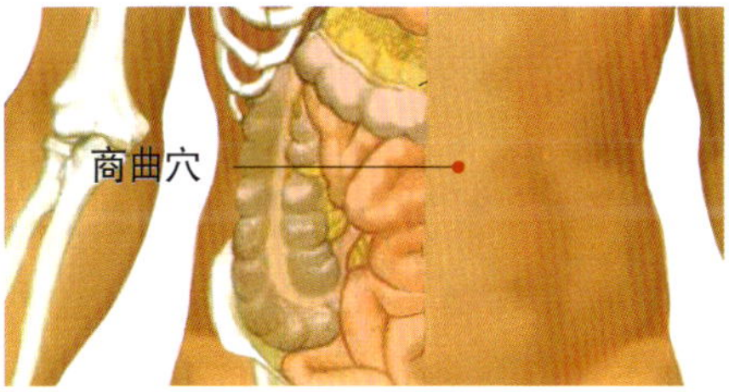

石关穴

位置： 位于上腹部，当脐中上3寸，前正中线旁开0.5寸。

主治： 呕吐、腹痛、便秘、产后腹痛、妇人不孕。

手法： 直刺0.5～0.8寸；可灸。

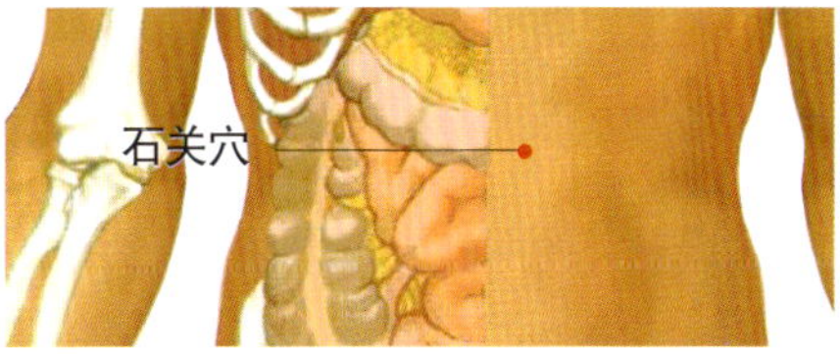

阴都穴

位置： 位于上腹部，当脐中上4寸，前正中线旁开0.5寸。

主治： 腹胀、肠鸣、腹痛、便秘、妇人不孕、胸胁满、疟疾。

手法： 直刺0.5～0.8寸；可灸。

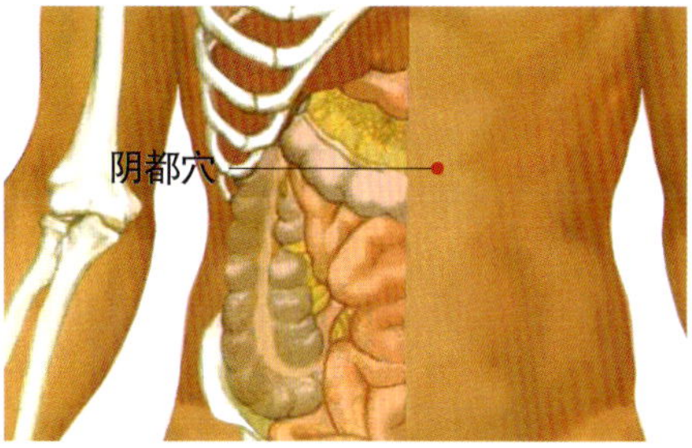

常见病对症治疗

本经首穴涌泉，末穴俞府。一侧27穴（左右两侧共54穴），其中10穴分布于下肢内侧面的后端，余17穴配列于胸腹部任脉两侧。主治泌尿生殖系统、神经精神方面病症，呼吸系统、消化系统和循环系统某些病症以及本经脉所经过部位的其他病症。

按摩、针刺俞府穴治疗肺气肿

肺气肿是指终末细支气管远端（呼吸细支气管、肺泡管、肺泡囊和肺泡）的气道弹性减退，过度膨胀、充气和肺容积增大或同时伴有气道壁破坏的病理状态。中医认为，肺气肿治疗原则有二：一是宣肺平喘、消痰止咳、通气活血、散结复弹以治标；二是温阳固本、整体调节、增强机体适应性以治本。

俞府：在胸部，当锁骨下缘，前正中线旁开2寸。

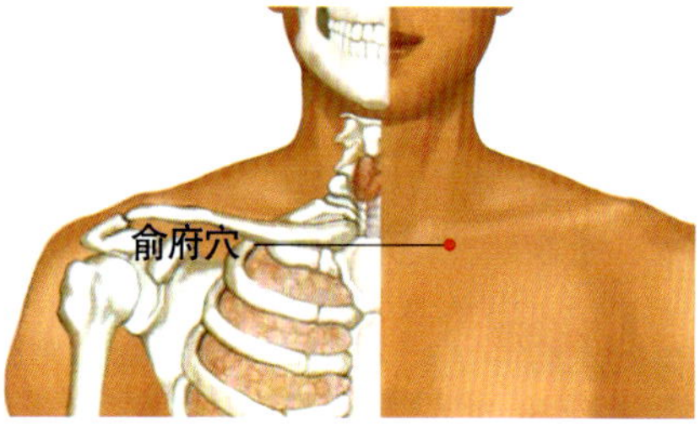

经络疗法

（1）按摩：俞府穴主治肺气肿、咳嗽等疾病。该穴位于胸部，当锁骨下缘，前正中线旁开2寸。可选定该穴，按揉30～50次。

（2）针刺：斜刺或平刺俞府穴0.5～0.8寸。

按摩、针刺复溜穴治疗水肿

水肿指各种原因导致体内水液运行障碍，水湿停留，泛溢肌肤，引起头面部、四肢，甚至全身水肿的病症。中医认为，水肿有虚证、实证之分。实证多由外邪侵袭、气化失常所致；虚证则是脾肾阳虚、不能运化水湿的结果。

复溜：在小腿内侧，太溪直上2寸，跟腱的前方。

经络疗法

（1）按摩：复溜穴主治水肿、盗汗等疾病。正坐垂足或仰卧位，在太溪上2寸，当跟腱之前缘处取该穴。可以选定该穴按揉10～30次。

（2）针刺：选定复溜穴，直刺0.8~1寸。

按摩、针刺交信穴治疗子宫下垂

妇女阴中有物突出，如菌如芝，或挺出数寸谓之“阴挺”，又名“阴茄”、“阴脱”、“阴痔”。相当于现代医学的子宫脱垂，即子宫内壁不能良好收缩复原，造成子宫下垂到阴道甚至伸到体外的一种病症。常发生于劳动妇女，产时损伤，或产后调护不当。

交信：在小腿内侧，当太溪直上2寸，复溜前0.5寸，胫骨内侧缘的后方。

经络疗法

（1）按摩：交信穴主治崩漏、子宫下垂等疾病。交信穴位于人体的小腿内侧，当太溪穴直上2寸，复溜穴前0.5寸，胫骨内侧缘的后方。按揉10～30次。

（2）针刺：直刺交信穴0.5～1寸。

第十三节 任脉

经络图解

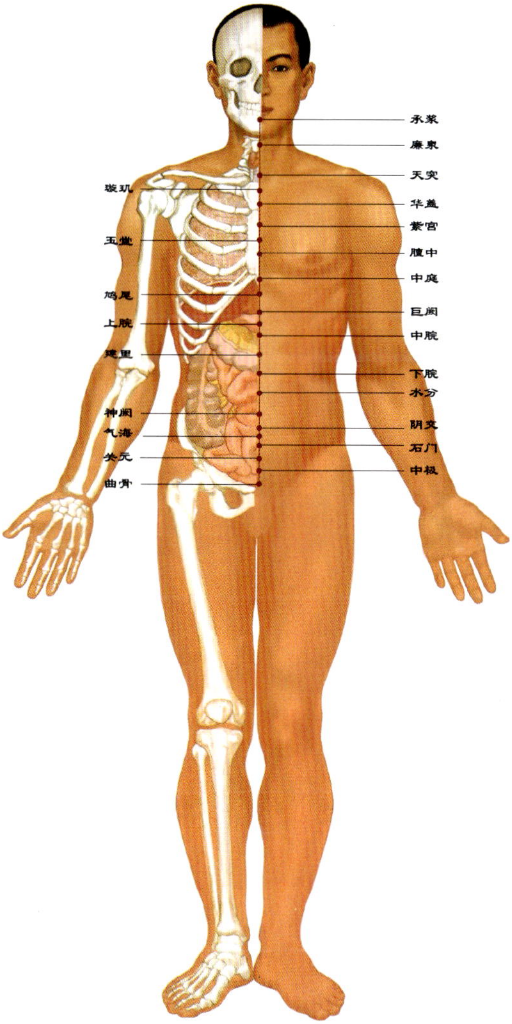

简 介

任脉共有24个穴位，首穴会阴末穴承浆，其中2个穴位在颈部，其余22个分别分布在胸部、腹部、腰部。

经脉循行路线

任脉起于小腹内胞宫穴，下出会阴部，经阴阜，沿腹部正中线向上经过关元等穴，到达咽喉部，再上行到达下唇内，左右分行，环绕口唇，交会于督脉的龈交穴，再分别通过鼻翼两旁，上至眼眶下承泣穴，交于足阳明经。

联系脏腑

肺、脾、心、肾、心包、肝。

功效与主治

任脉总任一身之阴经调节阴经气血，为“阴脉之海”，因此任脉对阴经气血有调节作用，故有“总任诸阴”之说。任脉还具有调节月经，促进女子生殖功能的作用，故有“任主胞胎”之说。

主治：腹、胸、颈、头面的局部病症及相应的内脏器官疾病，少数腧穴有强壮作用或可治疗神志病。如疝气、带下、腹中结块等症。

疏通方法

任脉部分穴位有镇定安神及强身健体的功效，平时可以按摩本经上的穴位，沿着任脉巡行路线拍打可以提高睡眠质量与自身免疫力。同时，还可以用拔罐、艾灸、刮痧的方法刺激任脉上的穴位。

练习八段锦中的蹲、站、屈，可以强化脊椎功能，配合做提肛运动可以治疗痔疮。练习瑜伽可以达到减肥美体的功效。

食疗打通经脉

莲子百合煲肉：材料：莲子30克，百合30克，瘦猪肉250克。做法：将莲子去心，百合洗净，瘦猪肉洗净，切片；将莲子、百合、瘦猪肉放入锅中，加适量水，置文火上煲熟，调味后即可食用。

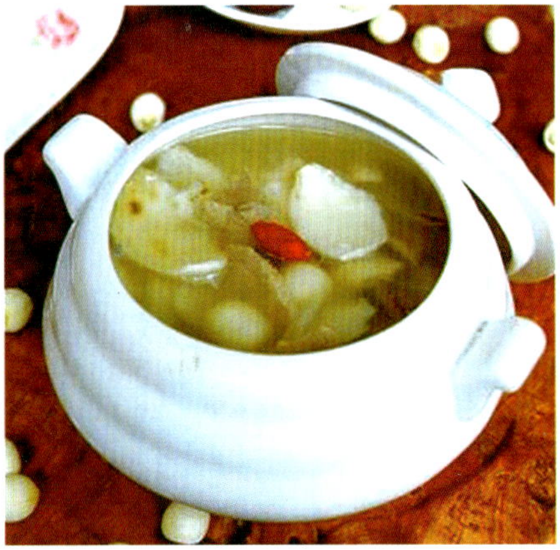

穴位详解

会阴穴——益阴壮阳之养生大穴

主治：（1）主治男女性功能障碍、生殖器等疾病有特效。（2）腰酸、畏寒、阴部汗多、阴道炎、月经不调、便秘、尿闭等病症。多按压此穴，能有很好的调理与保健效能。

位置： 属任脉第一穴，位在前后两阴的中点处。

简易取穴法： 正坐，腰背后靠（或两脚分开，半蹲），左手中指指腹所在穴位即是。

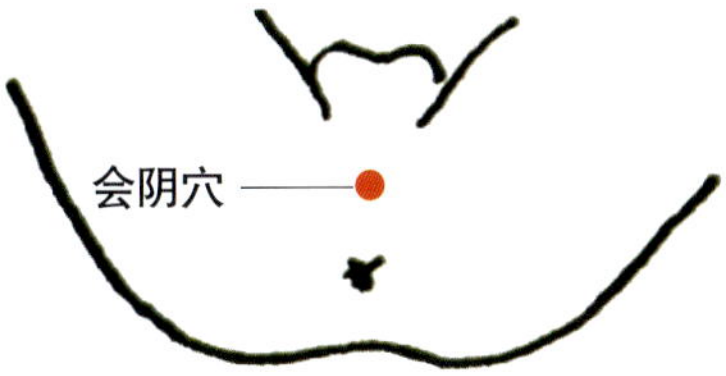

手法： 1. 按摩：左手中指指腹按压在穴位上，右手中指指腹按压在左手指甲上，两手中指交叠以指腹出力揉按，有酸胀的感觉。每天早晚，左右手指交叠互换，各揉按1～3分钟；2. 拍打：用掌拍法轻轻拍打20次；3. 气功：每天坚持练习八段锦。

中极穴——化气行水之养生大穴

主治：（1）有助气化、调胞宫、利湿热之效能，主治遗精、阳痿、月经不调、痛经、带下、子宫脱垂等症。（2）对遗尿、小便不利、疝气、不孕、崩漏等病症，长期按压此穴，能有很好的调理保健效能。

位置： 属任脉的穴道，前正中线上，在脐下4寸。

简易取穴法： 正坐，双手置于小腹，掌心朝下，左手中指指腹所在位置的穴位即是。

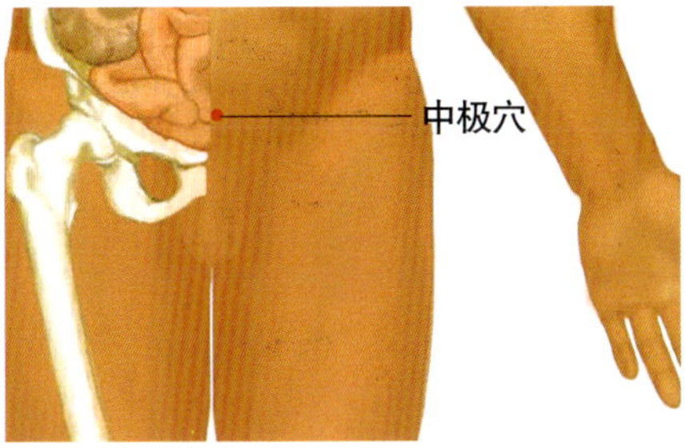

手法： 1. 按摩：以左手中指指腹按压穴道，右手中指指腹按压左手中指指甲，同时用力揉按穴道，有酸胀的感觉。每次左右手中指交替在下，各揉按1～3分钟；2. 刮痧：仰卧，用平刮法轻刮50次，以出痧为度；3. 瑜伽：每天坚持练习猫式。

关元穴——益气补肾之养生大穴

主治：（1）有培肾固本、益气回阳之效能，主治阳痿、早泄、月经不调、崩漏、带下、不孕、子宫脱垂、经闭、遗精、全身衰弱。（2）对腹泻、腹痛、痢疾、小便不利、尿闭、尿路感染、肾炎等病症，长期按压此穴，能有很好的调理保健效能。

位置： 属任脉之穴道，穴在身前正中线、脐下3寸处。

简易取穴法： 正坐，双手置于小腹，掌心朝下，左手中指指腹所在位置的穴位即是。

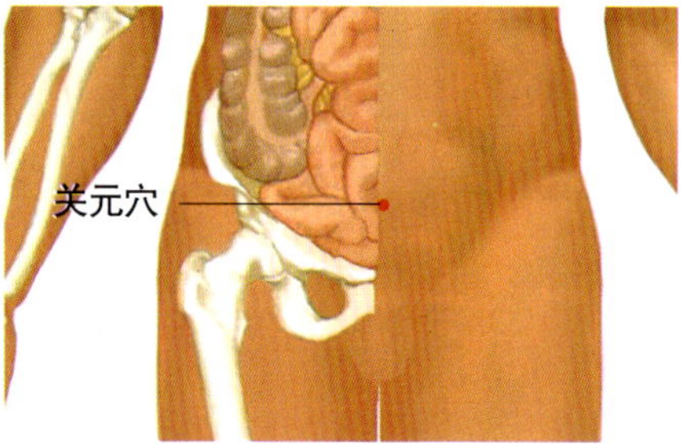

手法： 1. 按摩：以左手中指指腹按压穴道，右手中指指腹按压左手中指指甲上，同时用力揉按穴道，有酸胀的感觉。每次左右手中指在下，各揉按1～3分钟，先左后右；2. 拔罐：仰卧，用闪火法将火罐吸拔在穴位上，留罐30分钟；3. 瑜伽：每天坚持练习头膝式；4. 艾条：艾条温和灸，5～10分钟，每日1次或隔日1次。

神阙穴——健运脾胃之养生大穴

主治： （1）有温阳固脱，健运脾胃之效能；对小儿泻痢不止有特效。（2）主治急慢性肠炎、痢疾、脱肛、子宫脱垂、水肿、中风、中暑、不省人事、肠鸣、腹痛、泻痢不止等病症，长期按压此穴，能有很好的调理保健效能。

位置： 属任脉的穴道，穴在肚脐正中。

简易取穴法： 在肚脐正中取穴即可。

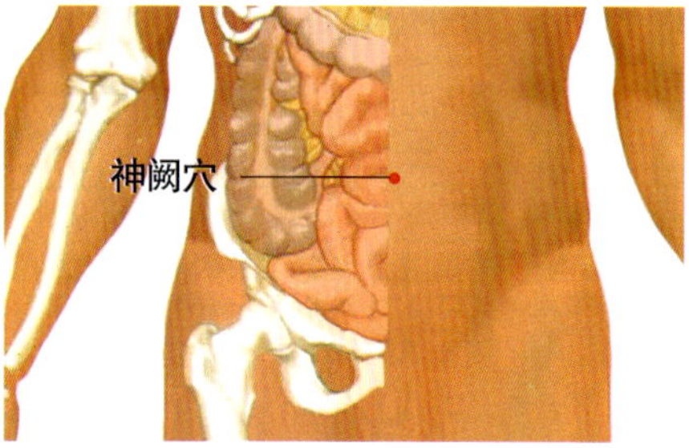

手法： 1. 按摩：用左手手掌掌心对准肚脐，覆盖在肚脐上，右手手掌，覆盖于左手掌背，双手掌同时出力，揉按穴位，有酸痛感。每次左右手在下互换，各揉按1～3分钟；2. 艾灸：艾炷隔姜灸，灸15～20分钟，每日1次；3. 瑜伽：每天坚持练习勇士变化式。

上脘穴——和胃行气之养生大穴

主治： （1）按摩这个穴位，具有和胃降逆、化痰宁神的作用。（2）长期按摩这个穴位，对反胃、呕吐、食不化、胃痛、纳呆、腹胀、腹痛、咳嗽痰多、积聚、黄疸、虚痨吐血、胃炎、胃扩张、膈肌痉挛、肠炎具有良好的疗效。

位置：这个穴位在人体上腹部，前正中线上，当脐上5寸。

简易取穴法：正坐，伸双手向胸，手掌放松，约成瓢状，掌心向下，中指指尖所在位置的穴位即是。

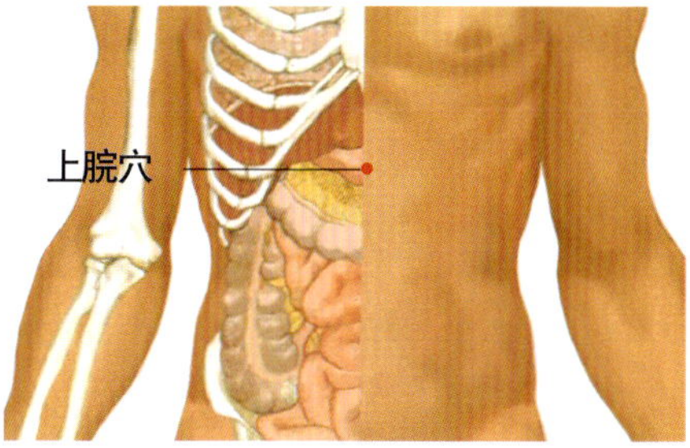

手法：1. 按摩：双手中指同时出力揉按穴位，有刺痛的感觉。每次揉按各1～3分钟，先中指左上右下，后右上左下；2. 刮痧：仰卧，用平刮法轻刮50次，以出痧为度；3. 气功：每天坚持练习八段锦。

膻中穴——宽胸理气之养生大穴

主治：（1）有调气降逆、宽胸利膈之效能，主治支气管哮喘、支气管炎、咳嗽、胸痛。（2）对乳腺炎、乳汁过少、肋间神经痛等病症，长期按压此穴，能有很好的调理保健效能。

位置：属任脉的穴道，穴在胸骨上，当两乳头正中间。

简易取穴法：正坐，伸双手向胸，手掌放松，约成瓢状，掌心向下，中指指尖置于双乳的中点位置即是。

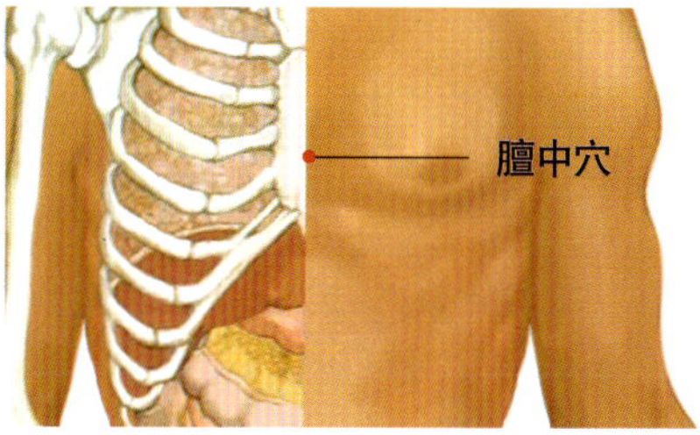

手法：1. 按摩：双手中指同时出力揉按穴位，有刺痛的感觉。每次揉按各1～3分钟，先中指左上右下，后右上左下；2. 拔罐：仰卧，用闪火法将火罐吸拔在穴位上，留罐30分钟；3. 瑜伽：每天坚持练习大树式。

曲骨穴

位置：在下腹部，当前正中线上，耻骨联合上缘的中点处。

主治：少腹胀满、小便淋漓、疝气、遗精、阳痿、阴囊湿痒、月经不调、赤白带下、痛经。

手法：直刺0.5～1寸，内为膀胱，应在排尿后进行针刺；可灸。

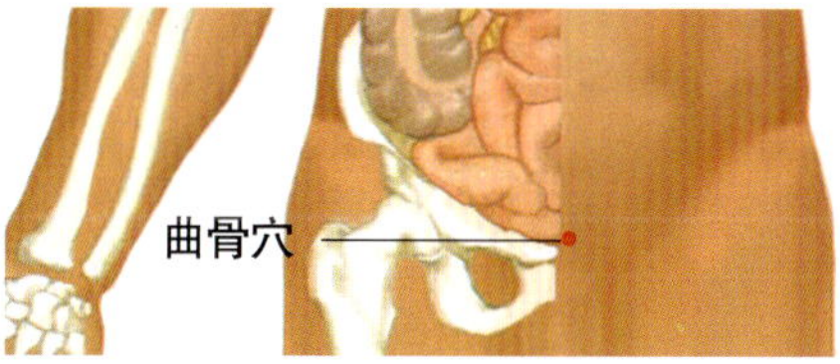

关元穴

位置： 在下腹部，前正中线上，当脐中下3寸。

主治： 中风脱症、虚劳疲惫、羸瘦无力、少腹疼痛、霍乱吐泻、痢疾、脱肛、疝气、便血、溺血、小便不利、尿频、尿闭、遗精、白浊、阳痿、早泄、月经不调、经闭、经痛、赤白带下、阴挺、崩漏、阴门瘙痒、恶露不止、胞衣不下、消渴、眩晕。

手法： 直刺0.5～1寸；可灸。

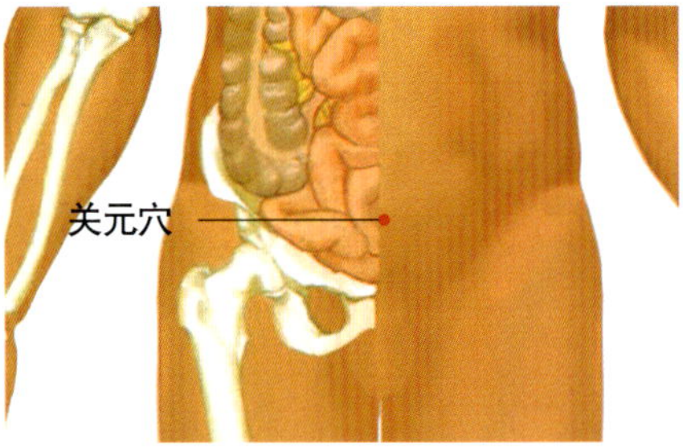

气海穴

位置： 在下腹部，前正中线上，当脐中下1.5寸。

主治： 绕脐腹痛、水肿鼓胀、脘腹胀满、水谷不化、大便不通、泻痢不禁、癃淋、遗尿、遗精、阳痿、疝气、月经不调、痛经、经闭、崩漏、带下、阴挺、产后恶露不止、胞衣不下、脏气虚惫、形体羸瘦、四肢乏力。

手法： 直刺0.5～1寸；可灸。孕妇慎用。

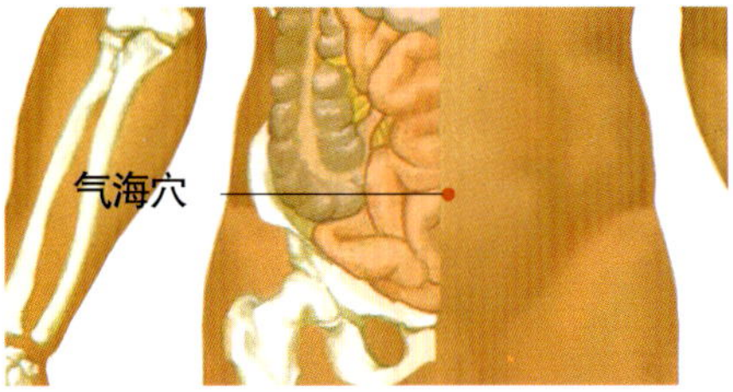

阴交穴

位置： 在下腹部，前正中线上，当脐中下1寸。

主治： 绕脐腹痛、腹满水肿、泄泻、疝气、阴痒、小便不利、血崩、带下、产后恶露不止、小儿陷囟、腰膝拘挛。

手法： 直刺0.5～1寸；可灸。孕妇慎用。

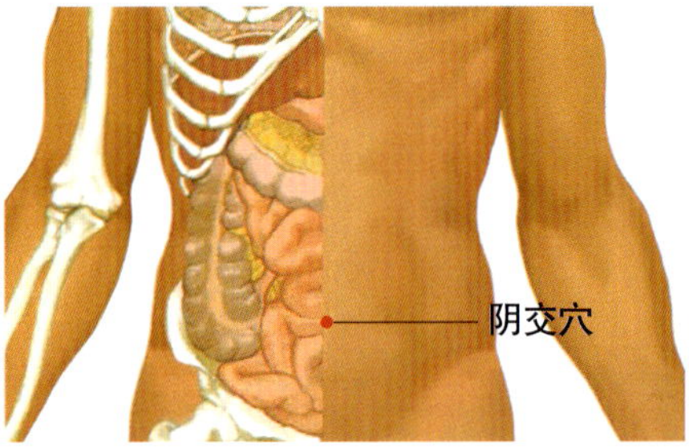

中脘穴

位置： 在上腹部，前正中线上，当脐中上4寸。

主治： 胃脘痛、腹胀、呕吐、呃逆、翻胃、吞酸、纳呆、食不化、疳积、膨胀、黄疸、肠鸣、泻痢、便秘、便血、胁下坚痛、虚劳吐血、哮喘、头痛、失眠、惊悸、怔忡、脏躁、癫狂、痫症、尸厥、惊风、产后血晕。

手法： 直刺0.5～1寸；可灸。

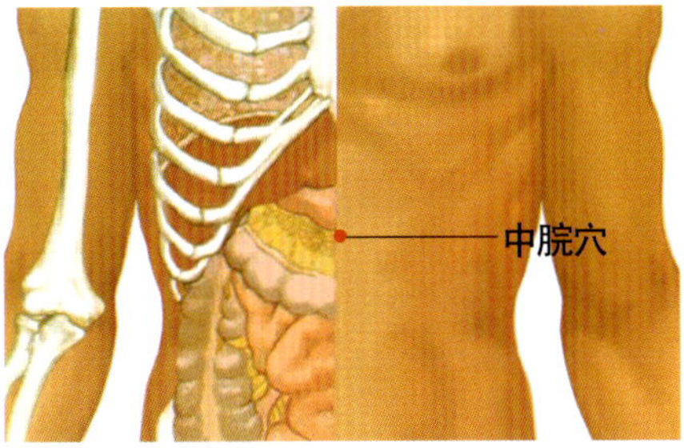

巨阙穴

位置： 在上腹部，前正中线上，当脐中上6寸。

主治： 胸痛、心痛、心烦、惊悸、尸厥、癫狂、痫症、健忘、胸满气短、咳逆上气、腹胀暴痛、呕吐、呃逆、噎膈、吞酸、黄疸、泻痢。

手法： 直刺0.5~1寸；可灸。

中庭穴

位置： 在胸部，当前正中线上，平第五肋间，即胸剑结合部。

主治： 胸胁胀满、噎膈、呕吐、心痛、梅核气。

手法： 平刺0.3～0.5寸；可灸。

天突穴

位置： 在颈部，当前正中线上，胸骨上窝中央。

主治： 咳嗽、哮喘、胸中气逆、咯唾脓血、咽喉肿痛、舌下急、暴喑、瘿气、噎膈、梅核气。

手法： 先直刺0.2～0.3寸，然后沿胸骨柄后缘，气管前缘缓慢向下刺入0.5～1寸；可灸。

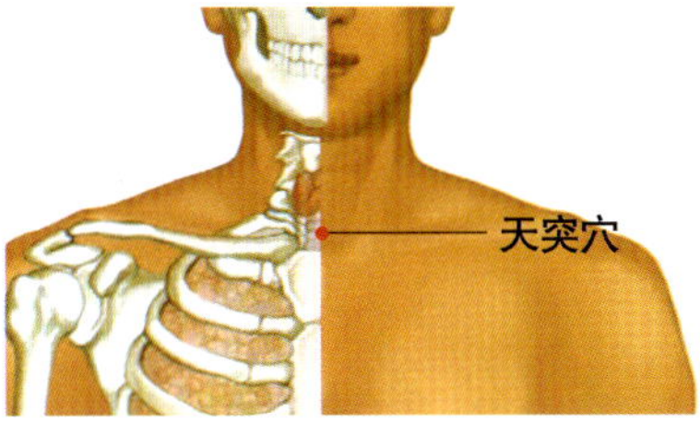

廉泉穴

位置： 在颈部，当前正中线上，结喉上方，舌骨上缘凹陷处。

主治： 舌下肿痛、舌根急缩、舌纵涎出、舌强、中风失语、舌干口燥、口舌生疮、暴喑、喉痹、聋哑、咳嗽、哮喘、消渴、食不下。

手法： 直刺0.5～0.8寸，不留针；可灸。

承浆穴

位置： 在面部，当颏唇沟的正中凹陷处。

主治： 口眼㖞斜、唇紧、面肿、齿痛、齿衄、龈肿、流涎、口舌生疮、暴喑不言、消渴嗜饮、小便不禁、癫痫。

手法： 斜刺0.3～0.5寸；可灸。

第十四节 督脉

经络图解

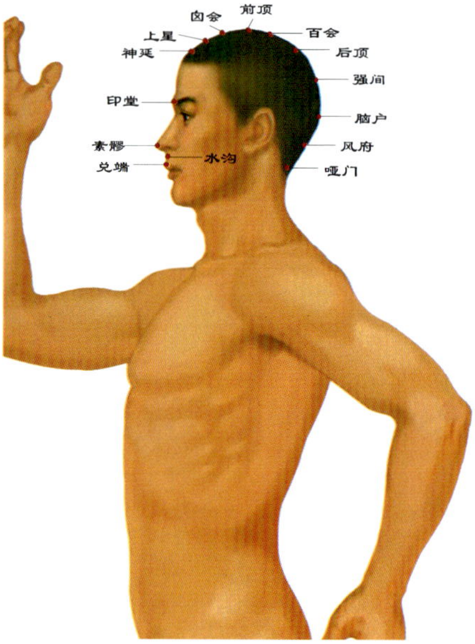
前顶
囟会
上星
百会
神庭
后顶
强间
印堂
脑户
素髎
风府
水沟
兑端
哑门

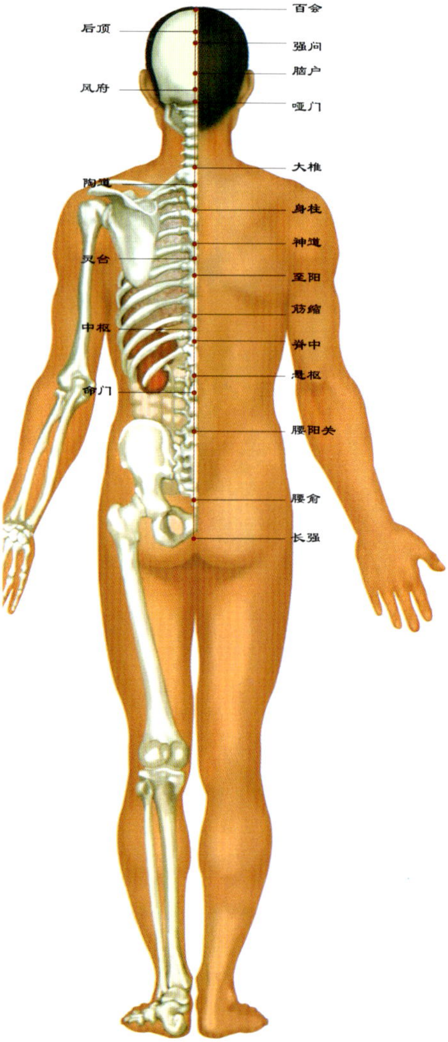
百会
后顶
强间
脑户
风府
哑门
大椎
陶道
身柱
神道
灵台
至阳
筋缩
中枢
脊中
悬枢
命门
腰阳关
腰俞
长强

简　介

督脉共有28个穴位，起于长强穴止于龈交穴，其中14个穴位在头部，12个穴位在后背，2个穴位在臀部。

经脉循行路线

督脉起于长强穴，出于会阴部，来到体表在尾骨沿脊背上行，直到头部，从百会穴向下直到头顶、额头，至口里的龈交穴。另有一支上行至前额，于巅顶交会，入络于脑，再出下项，沿肩胛骨内，脊柱两旁，到达腰中，进入脊柱两侧的肌肉，与肾脏相联络。

联系脏腑

大肠、胃、小肠、膀胱、三焦、胆。

功效与主治

督脉与脑相连，督脉有问题就会项背强直、牙关紧闭、头痛、四肢抽搐，甚则神志昏迷、发热。督脉与肝肾关系密切，督脉不通就会头昏头重、眩晕、健忘；两耳通于脑，脑髓不足则耳鸣耳聋；督脉沿脊上行，督脉不通则腰脊酸软，佝偻形俯。督脉主司生殖，督脉阳气虚衰则背脊畏寒，阳事不举，精冷薄清，遗精，女子小腹坠胀冷痛，宫寒不孕，腰膝酸软。

主治：热病、疟疾、咳嗽、喘逆、项强、肩背痛、腰脊强、角弓反张、小儿惊风、癫狂痫症、五劳虚损、七伤乏力、中暑、霍乱、呕吐、黄疸、风疹、昏迷、发热等。

疏通方法

督脉主气，有鼓舞生命阳气的作用，平时可以按摩肩、背、腰部各个穴位疏通经脉，还可以沿着经络走向拍打。拔罐、艾灸、刮痧也可以配合使用。

八段锦中的蹲、站姿势可以强化脊椎功能，强肾固腰。瑜伽中的大树式、兔式、猫式、头膝式，也能刺激督脉，提高头脑含氧量，缓解头痛、偏头痛。

食疗打通经脉

银耳红枣羹：具有润肺、补肺、滋阴的功效。材料：银耳15克、红枣20克、冰糖适量。做法：银耳用冷水泡开，洗净，去蒂；红枣洗净，去核，一同放入锅中；加水400毫升，小火煮至熟，再放入冰糖即可。

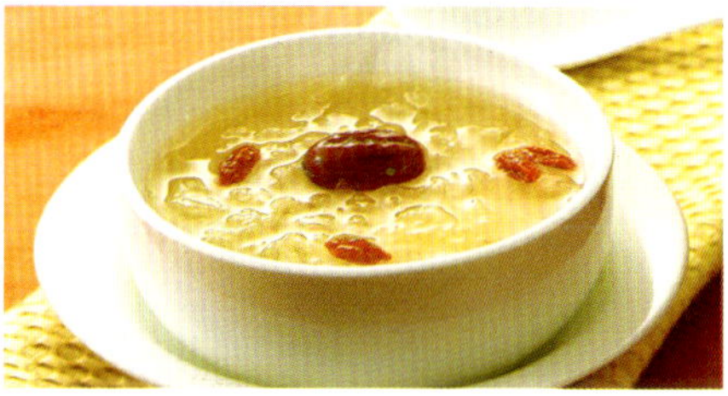

穴位详解

长强穴——调理肠腑之养生大穴

主治：（1）本穴有促进直肠收缩作用，通大便，疗便秘，止腹泻有特效。（2）有通任督，调肠腑之效能，主治肠炎、腹泻、痔疮、便血、脱肛。（3）对阴囊湿疹、阳痿、精神分裂、癫痫、腰神经痛等病症，长期按压此穴，能有很好的调理保健效能。

位置：属督脉的第一穴道，穴在肛门之上，尾闾骨下端5分之处。

简易取穴法：正坐，上身前俯，伸左手至臀后，中指所在的位置的穴位即是。

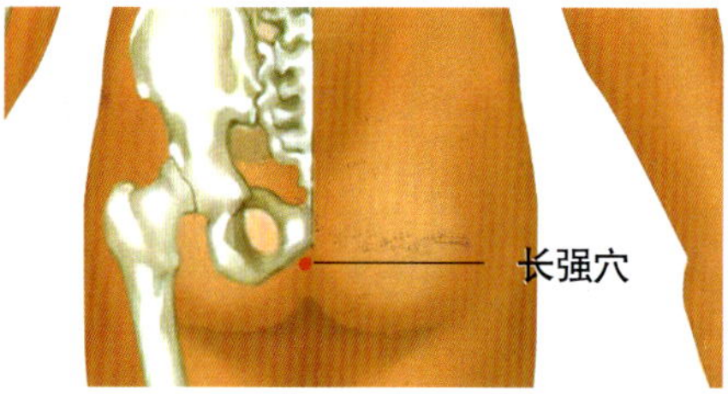

手法：1. 按摩：以中指和食指着力揉按穴道，会有酸胀的感觉，向里面以及四周扩散。每次用左右手各揉按1～3分钟，先左后右；2. 刮痧：俯卧，用平刮法轻刮50次；3. 瑜伽：每天坚持练习大树式。

命门穴——调补肾气之养生大穴

主治：（1）本穴为五脏六腑之本，十二经之根，呼吸之原，三焦之基，一名守邪之神，一般视为生命的门户，精液蒸发之处所，对肾气不足、精力衰退，有固本培元的治疗功效。主治腰痛、腰扭伤、坐骨神经痛。（2）对阳痿、遗精、月经不调、头痛、耳鸣、四肢冷却等病症有特效。（3）本穴为小儿遗尿的名灸穴。长期按压此穴，会有很好的调理保健效能。

位置：属督脉的穴道，后正中线上，在第2腰椎棘突下（两侧肋弓下缘、连线中点，一般与肚脐正中相对），即肚脐正后方处是穴位。

简易取穴法：正坐，伸两手至背腰后，大指在前，四指在后。左手中指指腹所在位置的穴位即是。

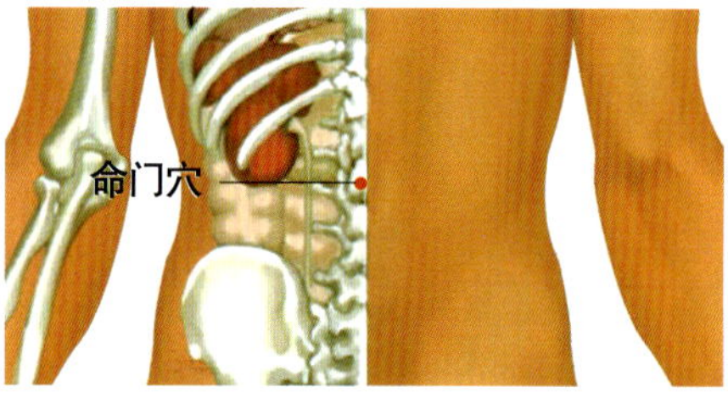

手法：1. 按摩：双手中指同时出力揉按穴位；有酸、胀、疼痛的感觉。每次左右手中指在下各揉按3～5分钟，先左后右；2. 拔罐：仰卧，用闪火法将火罐吸拔在穴位上，留罐30分钟；3. 瑜伽：每天坚

持练习兔式。

身柱穴——补气护肺之养生大穴

主治：（1）本穴属肺。主气，对气喘、感冒，咳嗽，或咳嗽而有肩背疼痛之症，有特效。（2）主治虚劳喘咳、支气管炎、肺炎、百日咳，及疔疮肿毒的特效穴。（3）对脊背强痛、小儿抽搐、癔症、热病、中风不语等病症，长期按压此穴，可有很好的调理保健效能。

位置：属督脉的穴道，后正中线上，位在第3胸椎棘突大凹陷中（约与肩胛骨内侧角相平）。

简易取穴法：正坐或俯卧，伸左手由肩上尽力向后，中指指尖所在的位置即是。

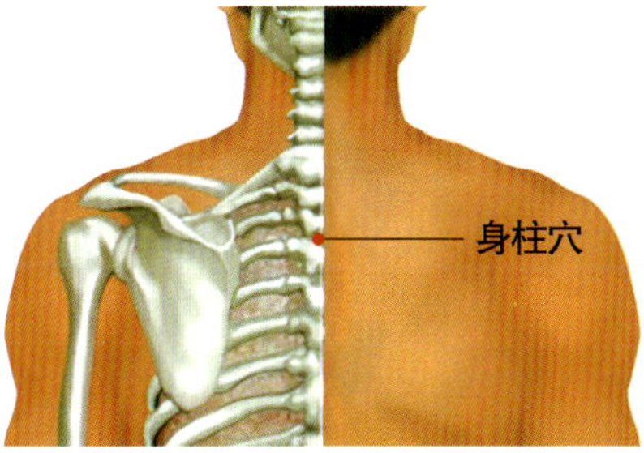

手法：1. 按摩：把食指叠加在中指指背上一起用力揉按穴道，有刺痛的感觉。每次左右手各揉按3～5分钟，先左后右；2. 拔罐：仰卧，用闪火法将火罐吸拔在穴位上，留罐30分钟；3. 气功：每天坚持练习八段锦。

大椎穴——益气通阳之养生大穴

主治：（1）有解表通阳、清脑宁神之效能，对退热有特效。（2）主治感冒、肩背痛、头痛、咳嗽、气喘、中暑、支气管炎、湿疹、血液病。（3）本穴为针灸治一切寄生虫及扁桃腺炎的特效穴。（4）本穴为针灸治疗尿毒症之奇效穴，长期按压此穴能有很好的调理保健效能。

位置：属督脉的穴道，后正中线上，第7颈椎棘突下凹陷处。

简易取穴法：正坐或俯卧，伸左手由肩上反握对侧颈部，虎口向下，四指扶右侧颈部，指尖向前，大拇指指腹所在位置的穴位即是。

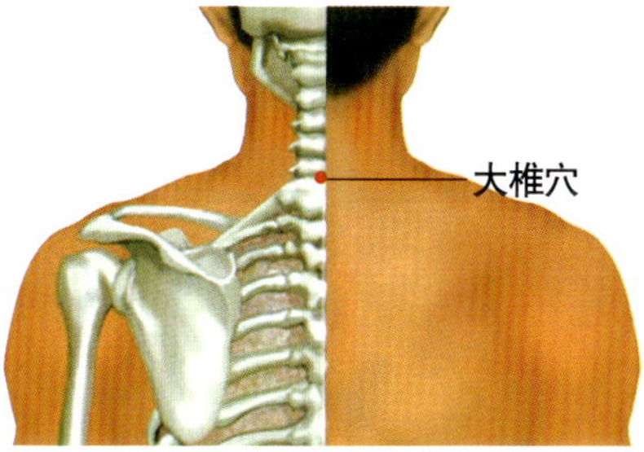

手法：1. 按摩：大拇指指尖向下，用指腹（或指尖）揉按穴位，有酸痛、胀麻的感觉。每次左右各揉按1～3分钟，先左后右；2. 刮痧：俯卧，用平刮法轻刮50次，以

出痧为度；3. 气功：每天坚持练习八段锦。

风府穴——疏风理气之养生大穴

主治：（1）按摩这个穴位，能够治疗头痛、晕眩、暴喑不语、咽喉肿痛、感冒、发烧。（2）长期按压这个穴位，对癫狂、痫症、癔症、中风不语、悲恐惊悸、半身不遂、眩晕、颈项强痛、目痛、鼻出血，都具有良好的疗效。

位置：属督脉的穴道，位于人体的后颈部，两风池穴连线的中点，颈顶窝处。

简易取穴法：正坐或俯卧，伸左手过颈，置于后脑处，掌心向头，扶住后脑勺，四指指尖向头顶，大拇指指尖所在位置的穴位即是。

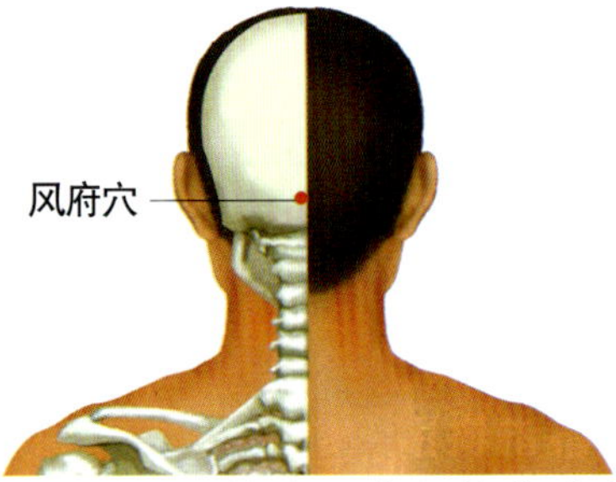

手法：1. 按摩：大拇指指尖相互叠加向下，用指腹（或指尖）揉按穴位，有酸痛、胀麻的感觉。每次揉按1～3分钟；2. 艾灸：艾条温和灸，灸15～20分钟，每日1次；3. 瑜伽：每天坚持练习猫式。

强间穴——升阳益气之养生大穴

主治：（1）坚持长期按压这个穴位，能够治疗头痛、目眩、颈项强痛、癫狂痫症、烦心、失眠等疾患。（2）长期按压这个穴位，对于脑膜炎、神经性头痛、血管性头痛、癔症等，也具有明显的治疗、恢复、调理和保健作用。

位置：这个穴位在头部，当后发际正中直上4寸，即脑户穴上1.5寸处。

简易取穴法：正坐或俯卧，伸双手过颈，置于后脑处，掌心向头，扶住后脑勺，四指指尖并拢向头顶，中指指尖所在位置的穴位即是。

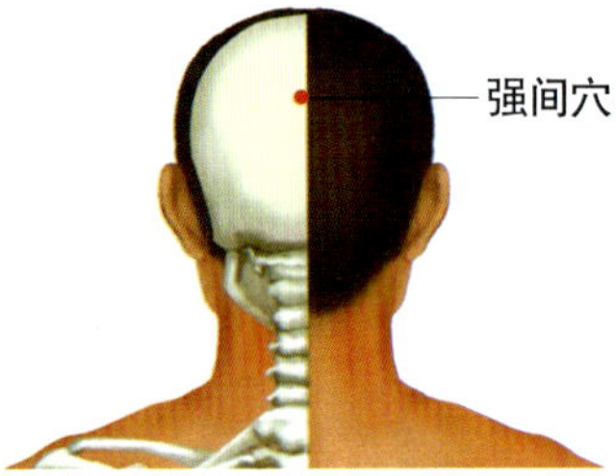

手法：1. 按摩：用中指和食指指腹揉按穴位，有酸痛、胀麻的感觉。每次揉按1～3分钟；2. 艾灸：艾条温和灸，灸15～20分钟，每日1次；3. 瑜伽：每天坚持练习头膝式。

百会穴——平肝宁神之养生大穴

主治：（1）有开窍宁神的功效。主治失眠，神经衰弱。（2）有平肝息风的功效，主治头痛、眩晕、休克、高血压、中风失语、鼻孔闭塞。（3）有升阳固脱之效能，主治脱肛、子宫脱垂等，以上诸种病症，长期按压此穴，会有很好的调理保健效能。

位置：属督脉的穴道，位在头顶正中线与两耳尖端连线的交点处。

简易取穴法：正坐，举双手，虎口张开，大拇指指尖碰触耳尖，掌心向头，四指朝上。双手中指在头顶正中相碰触所在穴位即是。

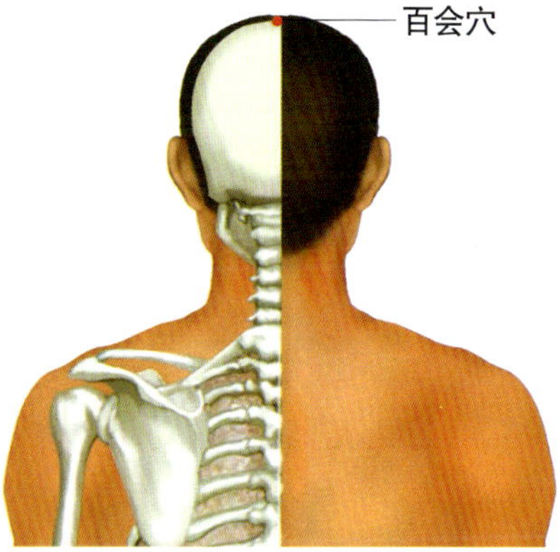

手法：1. 按摩：先左手中指按压在穴位上，右手中指按在左手中指指甲上，双手中指交叠，同时向下用力揉按穴位，有酸胀、刺痛的感觉。每次各揉按1～3分钟；2. 拍打：用掌拍法轻轻拍打20次；3. 瑜伽：每天坚持练习头膝式。

前顶穴——补益肺气之养生大穴

主治：（1）长期按摩这个穴位，能够治疗癫痫、头晕、头顶痛、鼻渊、目赤肿痛、小儿惊风等疾病。（2）在现代中医临床中，经常利用这个穴位治疗高血压、鼻炎、中风后引起的偏瘫等疾病，所以，坚持长期按压这个穴位，对这些疾病具有治疗、调整、改善作用。

位置：这个穴位在人体的头部，当前发际正中直上3.5寸，即百会穴前1.5寸处。

简易取穴法：正坐，举双手过头，掌心朝下，手掌放松，自然弯曲，指尖下垂，约成瓢状。中拇指指尖触碰处所在穴位即是。

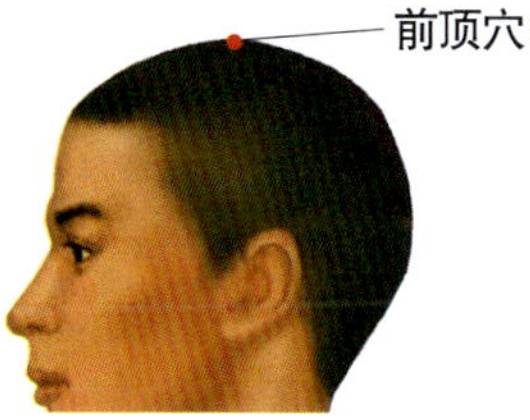

手法：1. 按摩：先左手中指按压在穴位上，右手中指按在左手中指指甲上，双手中指交叠，同时向

下用力揉按穴位，有酸胀、刺痛的感觉。每次各揉按1～3分钟；2. 拍打：用掌拍法轻轻拍打20次；3. 气功：每天坚持练习八段锦。

神庭穴——宁神醒脑之养生大穴

主治：（1）主治头晕、呕吐、眼昏花等症状。（2）主治鼻出清涕、急性鼻炎、泪腺炎，惊悸不得安寐。（3）对前额之神经痛、失眠、癫痫等病症，常按压此穴，有很好的调理保健效能。

位置：属督脉的穴道，位在前发际正中直上0.5寸处。

简易取穴法：正坐，举双手过头，掌心朝下，手掌放松，自然弯曲，指尖下垂，约成瓢状。中指指尖触碰处所在穴位即是。

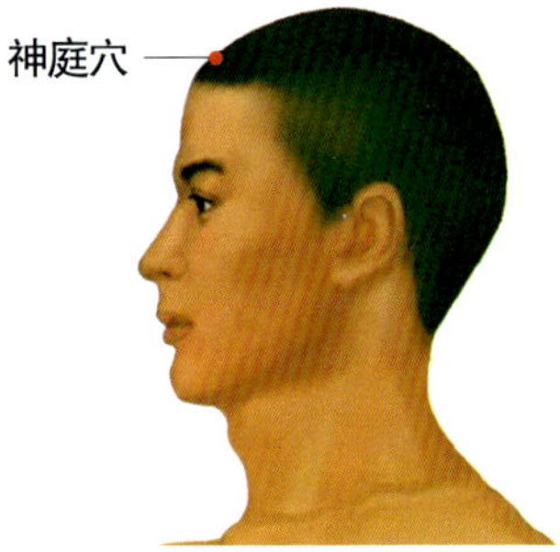

手法：1. 按摩：以左右手中指指尖垂直，相并置于穴位上，指背轻触，用双手中指指尖揉按（或指甲尖掐按）。每次揉按3～5分钟；2. 艾灸：艾条温和灸，灸15～20分钟，每日1次；3. 瑜伽：每天坚持练习头膝式。

水沟穴——清热宁神之养生大穴

主治：（1）有开窍清热、宁神志、利腰脊之效能，主治休克、昏迷、中暑、颜面浮肿、晕车、晕船、失神、急性腰扭伤。（2）对口臭、口眼部肌肉痉挛等病症，长期按压此穴，能有很好的调理保健效能。

位置：属督脉的穴道，在人中沟上1/3与下2/3交界处。

简易取穴法：正坐，伸左手（或右手），置面前，五指朝上，掌心朝内，弯曲食指置于鼻沟中上部即是。

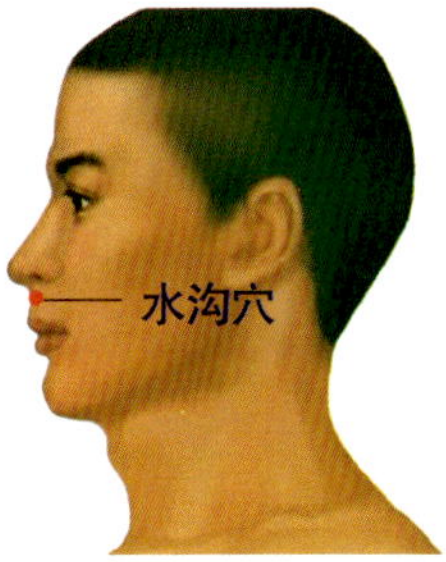

手法：1. 按摩：弯曲食指，以指尖揉按穴位，有特别刺痛的感觉。每次左右手揉按各1～3分钟，先左后右；2. 艾灸：艾条温和灸，灸15~20分钟，隔日1次；3. 气功：

每天坚持练习八段锦。

腰俞穴

位置： 在骶部，当后正中线上，适对骶管裂孔。

主治： 腰脊强痛、腹泻、痔疾、脱肛、便血、癫痫、淋浊、月经不调、下肢痿痹。

手法： 可灸。寒则补之灸之，热则泻针出气。

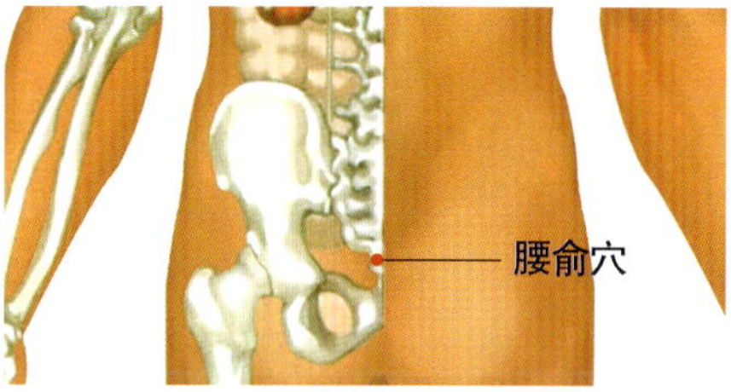

中枢穴

位置： 在背部，当后正中线上，第十胸椎棘突下凹陷中。

主治： 黄疸、呕吐、腹满、胃痛、食欲不振、腰背痛。

手法： 斜刺0.5～1寸；可灸。

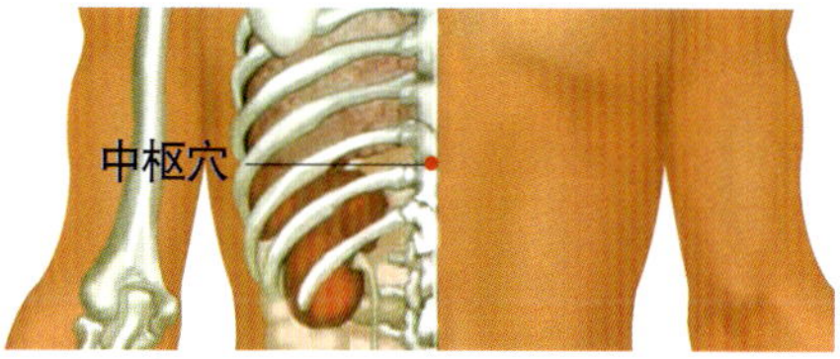

哑门穴

位置： 在项部，当后发际正中直上0.5寸，第一颈椎下。

主治： 舌缓不语、音哑、头重、头痛、颈项强急、脊强反折、中风尸厥、癫狂、痫症、癔症、衄血、重舌、呕吐。

手法： 伏案正坐位，使头微前倾，项肌放松，向下颌方向缓慢刺入0.5～1寸。

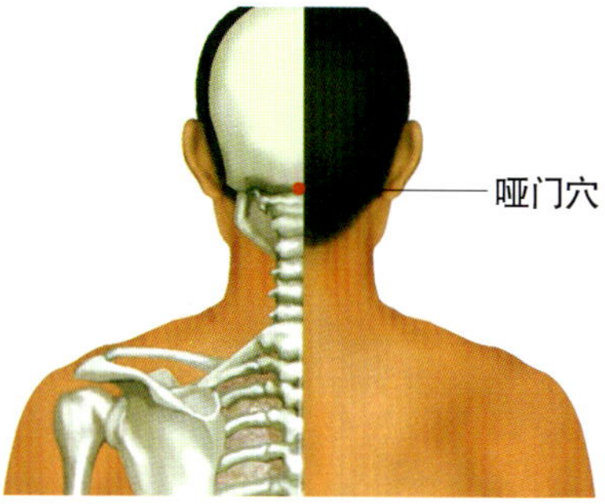

脑户穴

位置： 在头部，后发际正中直上2.5寸，风府上1.5寸，枕外隆凸的上缘凹陷处。

主治： 头重、头痛、面赤、目黄、眩晕、面痛、音哑、项强、癫狂、痫症、舌本出血。

手法： 平刺0.5～0.8寸；可灸。寒则补之，热则泻之。

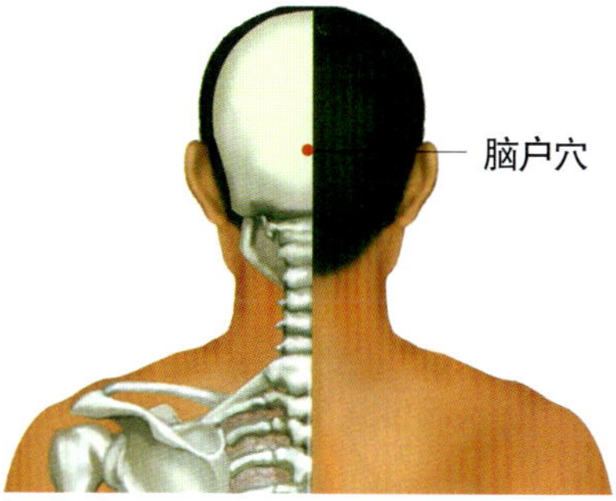

囟会穴

位置： 在头部，当前发际正中直上2寸（百会前3寸）。

主治： 头痛、目眩、面赤暴肿、鼻渊、鼻衄、鼻痔、鼻痈、癫疾、嗜睡、小儿惊风。

手法： 平刺0.3~0.5寸，小儿禁刺；可灸。

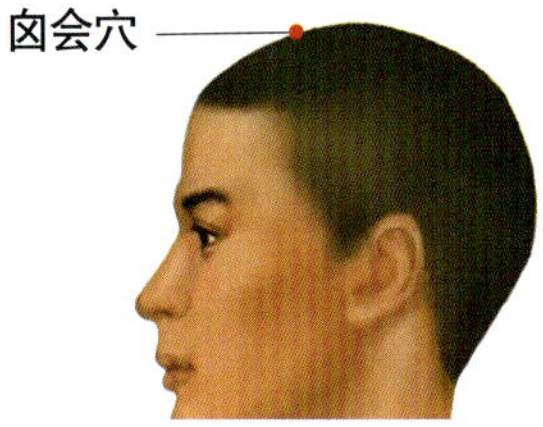

上星穴

位置： 在头部，当前发际正中直上1寸。

主治： 头痛、眩晕、目赤肿痛、迎风流泪、面赤肿、鼻渊、鼻衄、鼻痔、鼻痈、癫狂、痫症、小儿惊风、疟疾、热病。

手法： 平刺0.5~0.8寸；可灸。

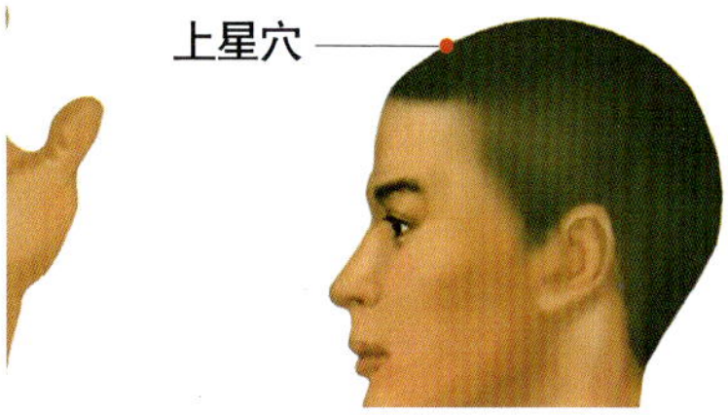

兑端穴

位置： 在面部，当上唇的尖端，人中沟下端的皮肤与唇的移行部。

主治： 昏迷、晕厥、癫狂、癔症、消渴嗜饮、口疮臭秽、齿痛、口噤、鼻塞。

手法： 向上斜刺0.2~0.3寸。

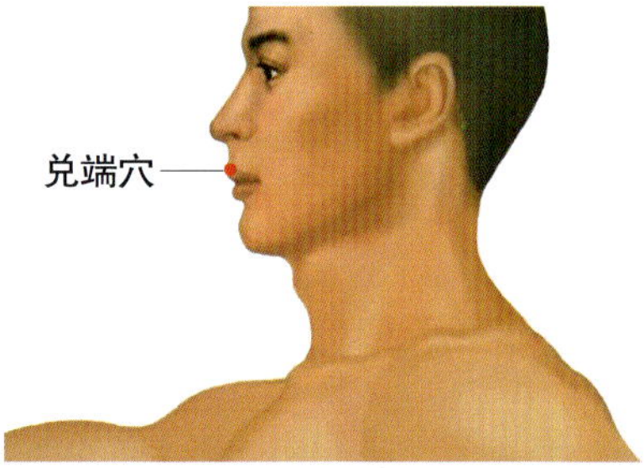

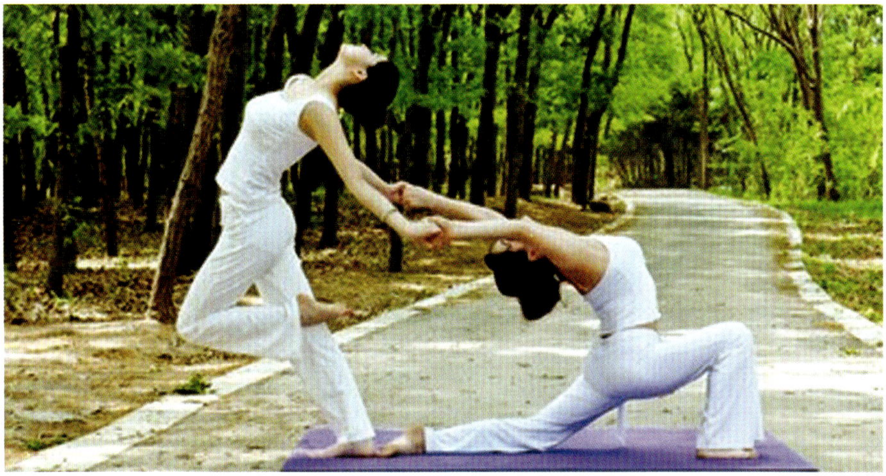

第四章 舒经活络筋骨通

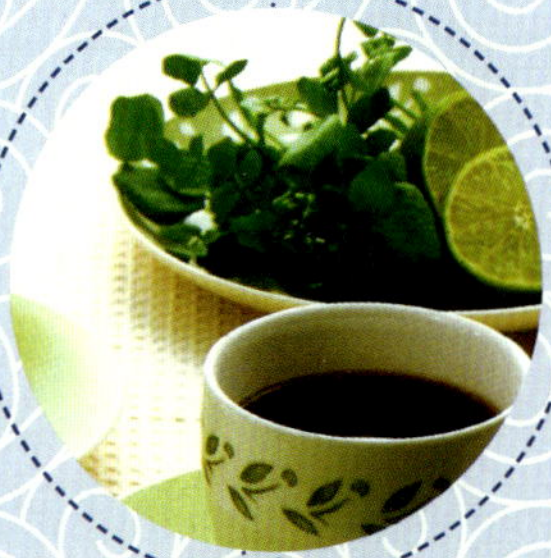

落枕

腰椎间盘突出

肩周炎

颈椎病

肆

类风湿性关节炎

坐骨神经痛

慢性腰肌劳损

足跟痛

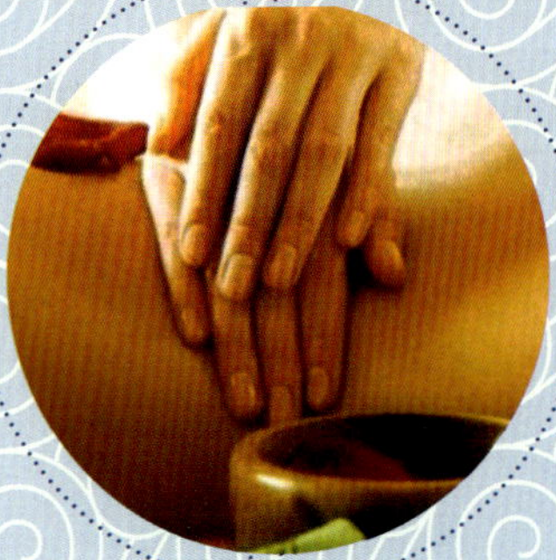

落枕

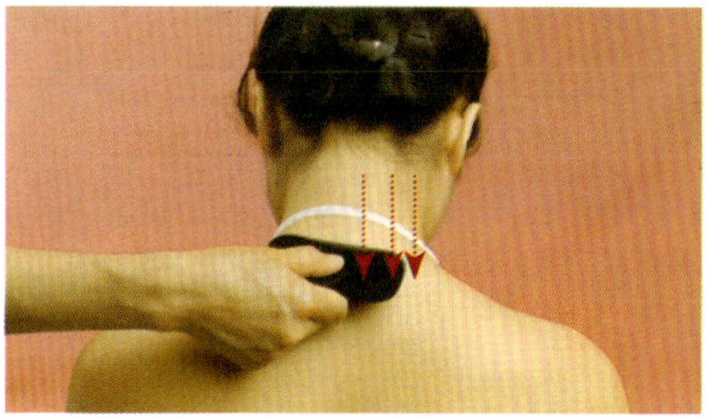

落枕是指急性颈部肌肉痉挛、强直、酸胀、疼痛，头颈转动障碍等，轻者可自行痊愈，重者可迁延数周。可因劳累过度、睡眠时头颈部位置不当、枕头高低软硬不适，使颈部肌肉长时间处于过度伸展或紧张状态，引起颈部肌肉静力性损伤或痉挛；也可因风寒湿邪侵袭，或因外力袭击，或因肩扛重物等导致。中医认为落枕常因颈筋受挫，气滞血瘀，不通则痛，或素体肝肾亏虚，筋骨萎弱，气血运行不畅，加之夜间沉睡，颈肩外露，感受风寒，气血痹阻，经络不通，遂致本病。

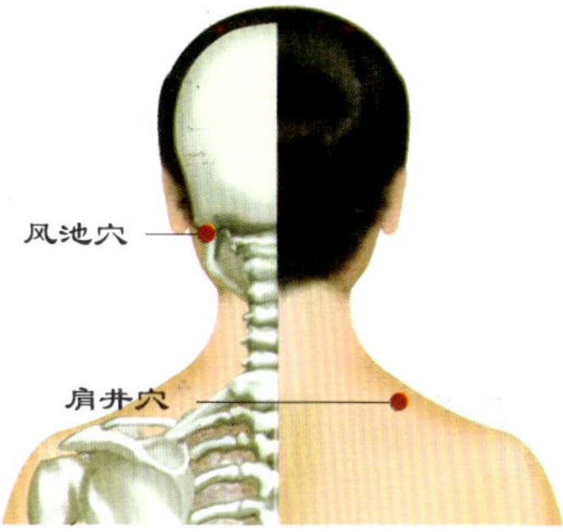

刮痧自疗

1．用单角刮法刮拭风池穴，用面刮法从风池穴刮至肩井穴，重点从内向外刮拭肩井穴。

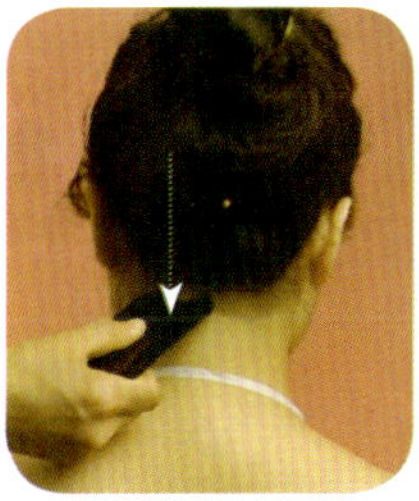

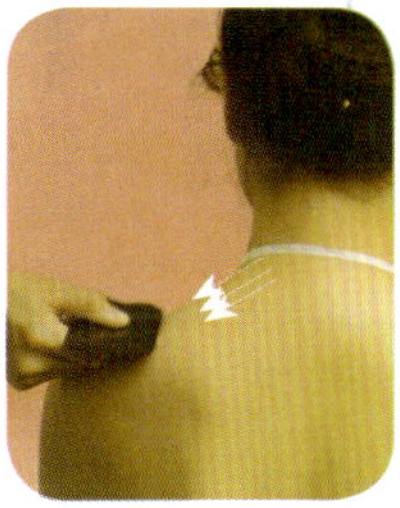

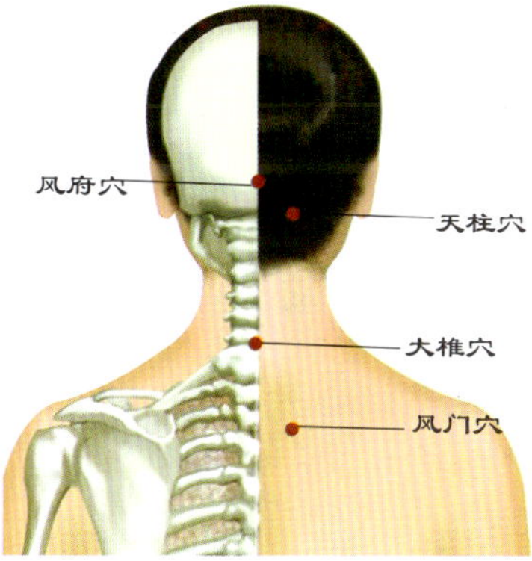

2．用面刮法从上向下分段刮拭风府穴至大椎穴段，以及天柱穴至风门穴段。

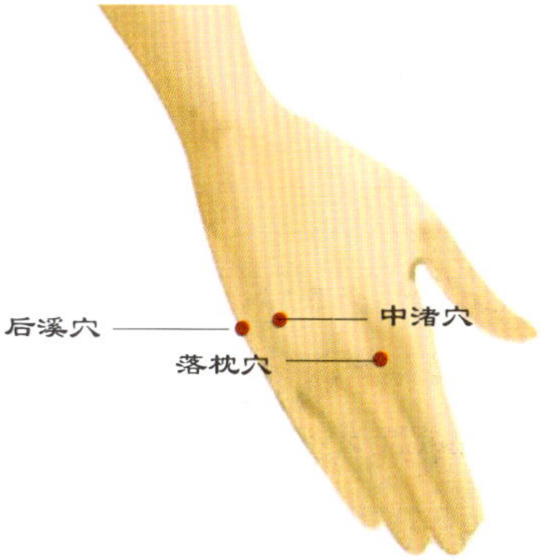

3. 垂直按揉手背上的落枕穴、中渚穴，刮拭后溪穴。

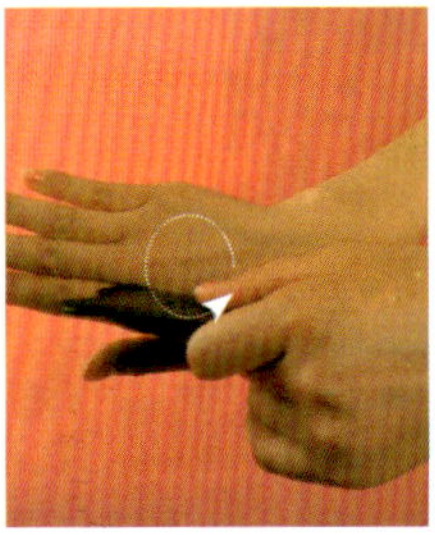

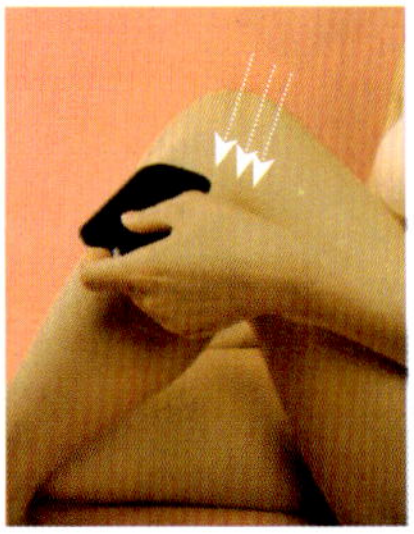

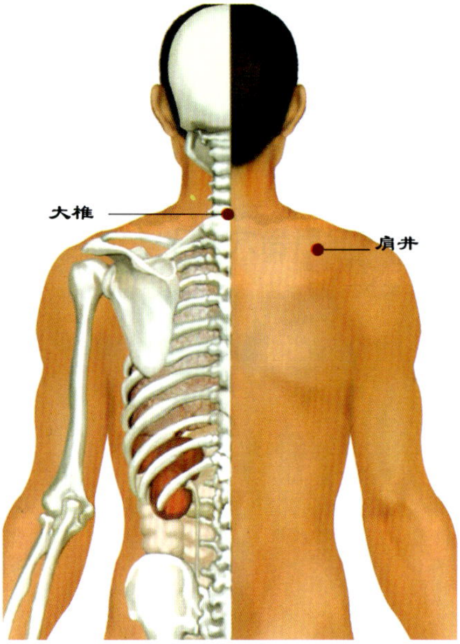

拔罐自疗

将罐吸拔在患者大椎、肩井、悬钟穴及局部压痛点，留罐 10 ~ 15 分钟。注意观察罐内皮肤的变化，当皮肤充血或有瘀血拔出时即可取罐。这样的治疗每日 1 次。

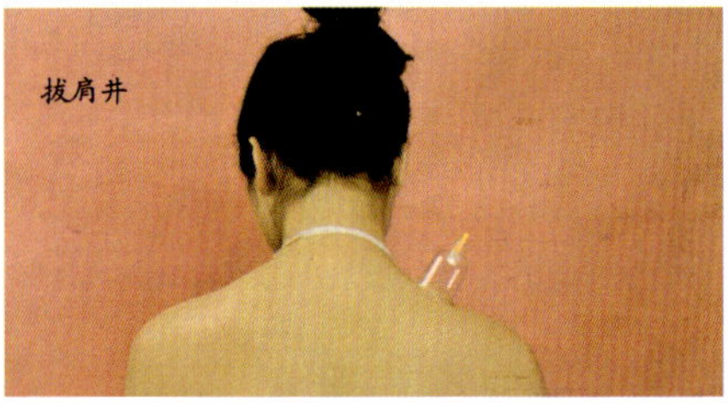

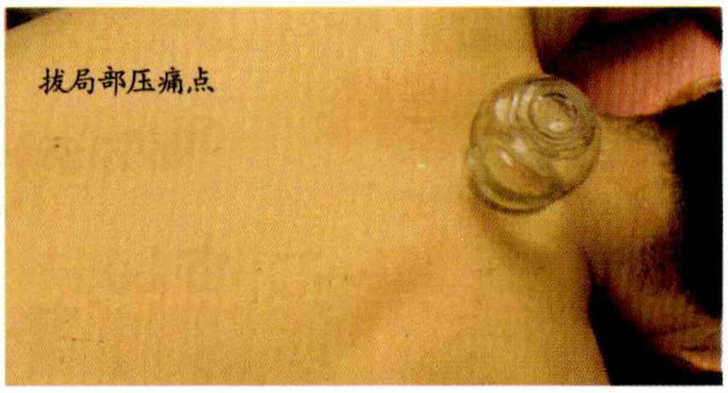

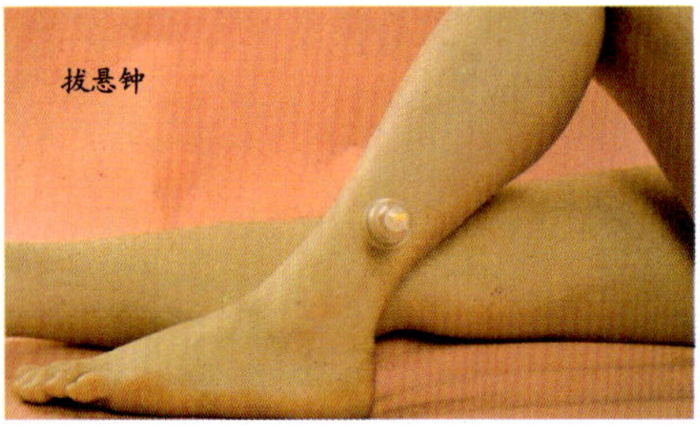

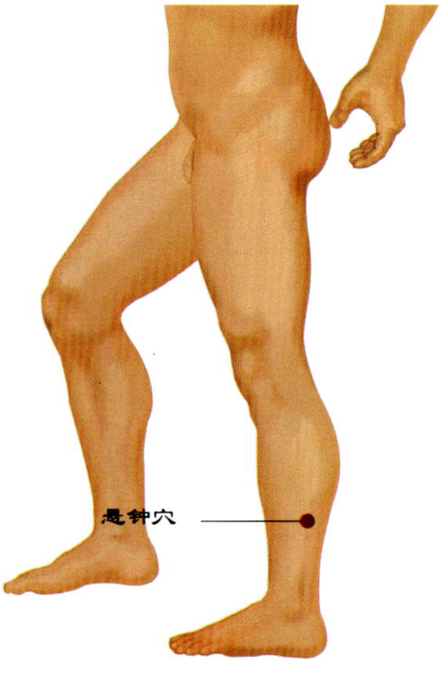

腰椎间盘突出

腰椎间盘突出症是较为常见的疾患之一，主要是因为腰椎间盘各部分（髓核、纤维环及软骨板），尤其是髓核，有不同程度的退行性改变后，在外力因素的作用下，椎间盘的纤维环破裂，髓核组织从破裂之处突出（或脱出）于后方或椎管内，导致相邻脊神经根遭受刺激或压迫，从而产生腰部疼痛，一侧下肢或双下肢麻木、疼痛等一系列临床症状。腰椎间盘突出症以腰4～5、腰5～骶1发病率最高，约占95%。中医认为腰椎间盘突出症是经络不调、气血瘀滞、筋骨失养、血气不通而引起的，多累及督脉和循行于腿部的经脉等。

刮痧自疗

1. 用面刮法从上向下刮拭背部肾俞穴、命门穴、腰俞穴。

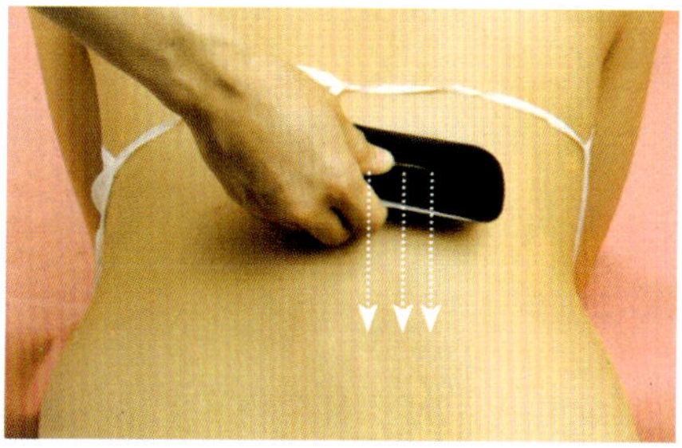

2. 用面刮法从上向下刮拭风市穴、阳陵泉穴、委中穴、承山穴、悬钟穴。

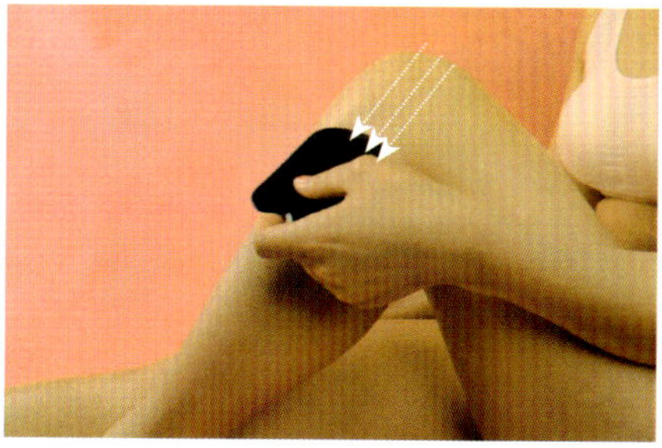

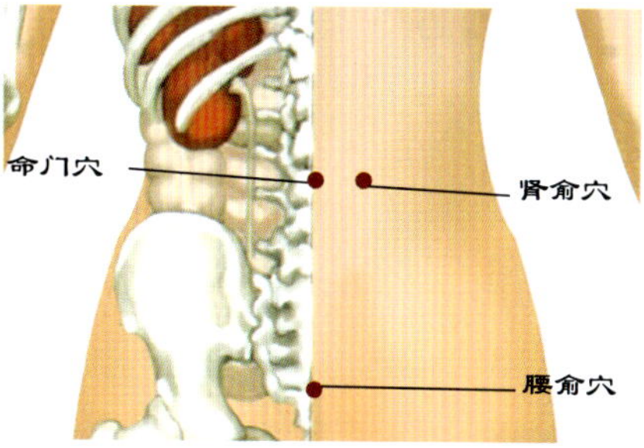

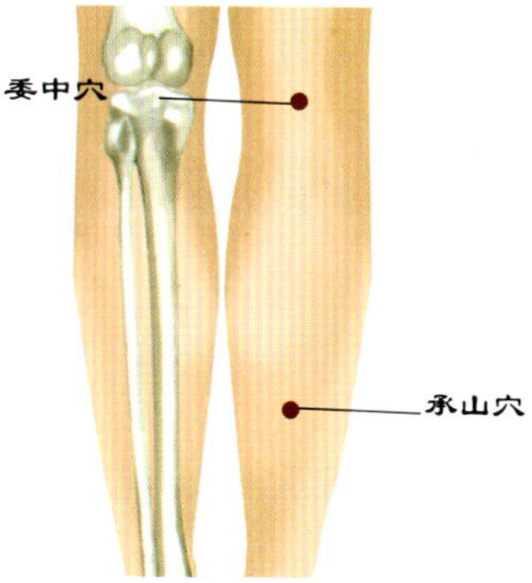

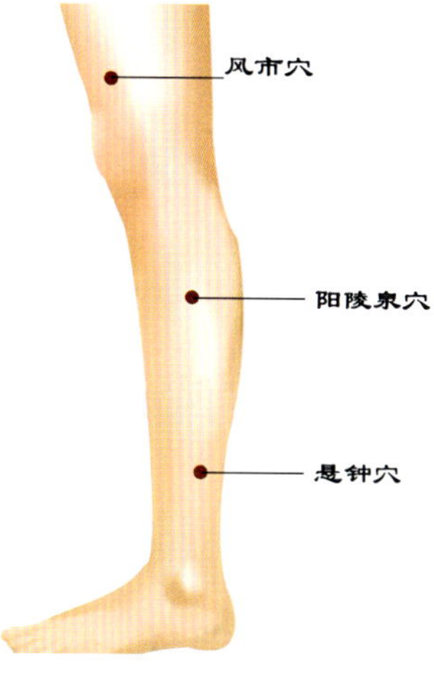

3. 用面刮法从里向外刮拭环跳穴、承扶穴。

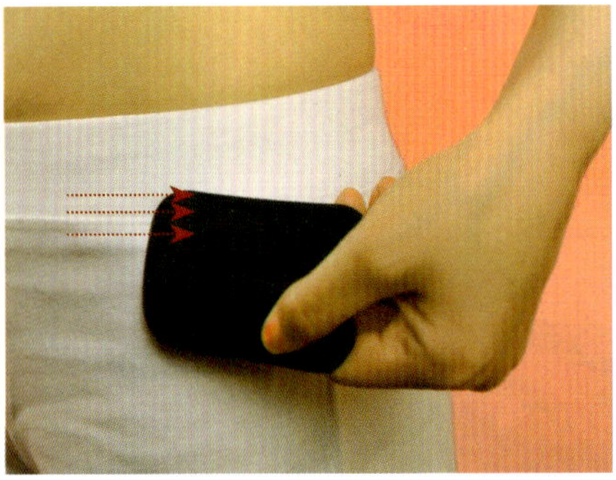

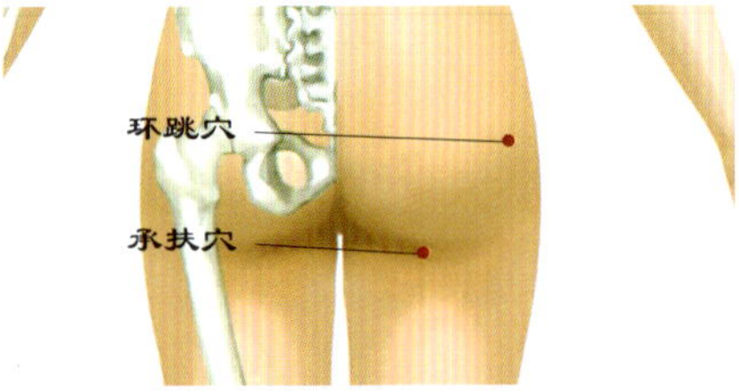

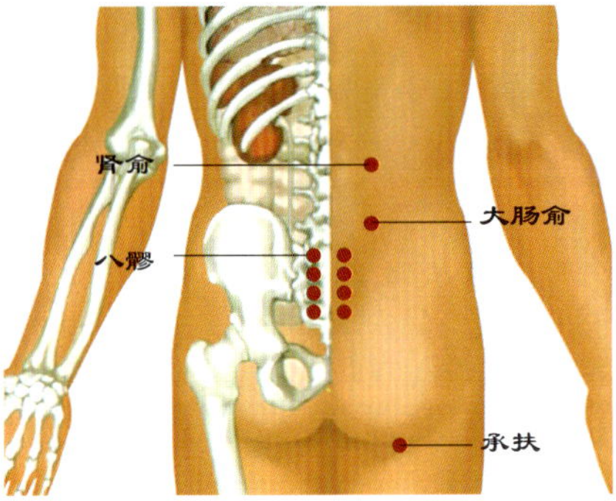

拔罐自疗

选择适合的罐具，把罐吸拔于患者腰部压痛点、肾俞、大肠俞、八髎、环跳、居髎、承扶、委中、承山，留罐 15 ~ 20 分钟，每日治疗 1 次，10 次为 1 个疗程。治疗过程中也可选择部分穴位拔罐，根据自身体质和承受力而定。

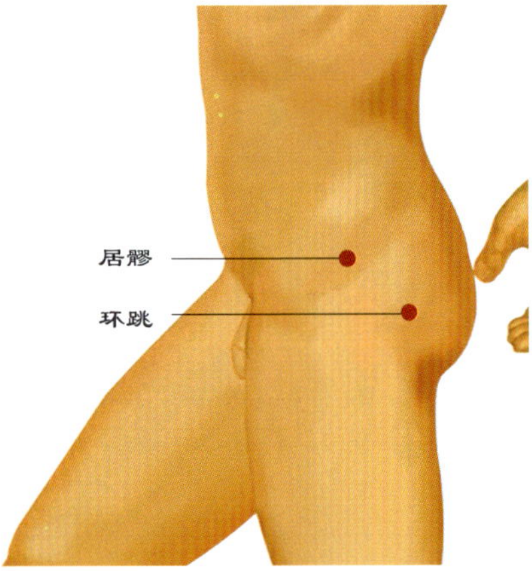

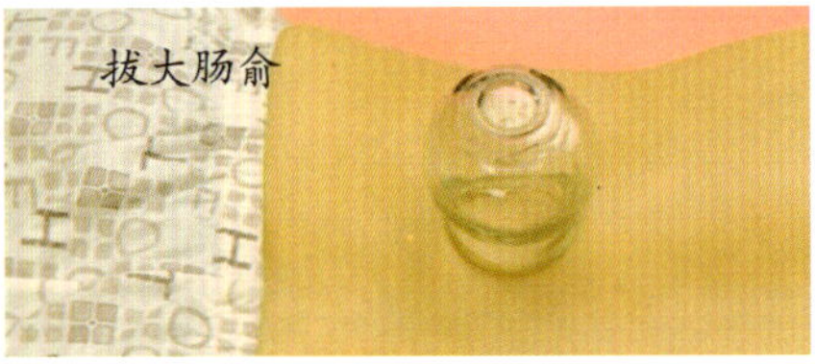

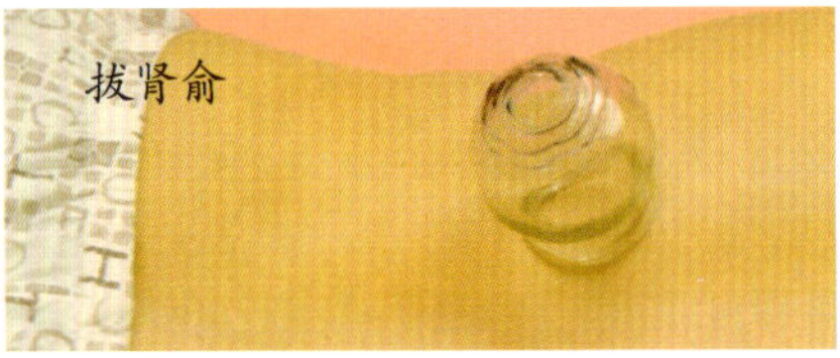

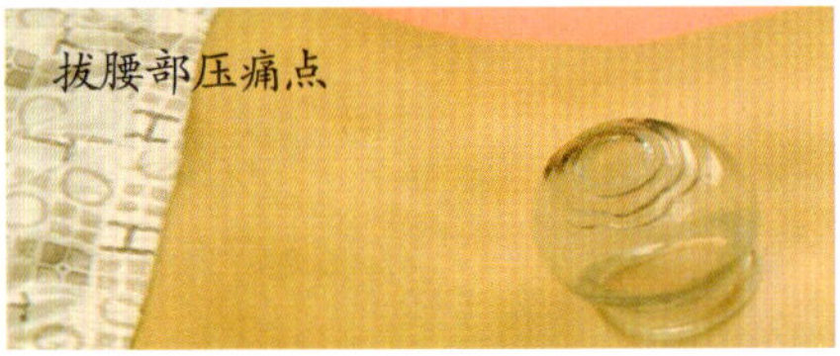

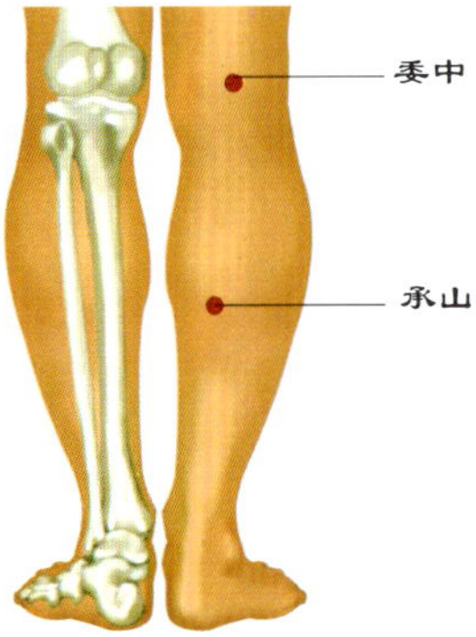

肩周炎

肩周炎又称漏肩风、五十肩、冻结肩，简称肩周炎，是以肩关节疼痛和活动不便为主要症状的常见病症。早期肩关节呈阵发性疼痛，常因天气变化及劳累而诱发，以后逐渐发展为持续性疼痛，并逐渐加重，昼轻夜重，夜不能寐，不能向患侧侧卧，肩关节向各个方向的主动和被动活动均受限。肩部受到牵拉时，可引起剧烈疼痛。肩关节可有广泛压痛,并向颈部及肘部放射，还可出现不同程度的三角肌的萎缩。中医认为肩周炎之发病与气血不足，外感风寒湿及闪挫劳伤有关，伤及肩周筋脉，致使气血不通而痛，遂生骨痹。

按摩自疗

1. 按揉肩井、肩贞、肩髃、肩髎穴，用拇指按顺时针方向按揉约2分钟，然后按逆时针方向按揉约2分钟，以局部出现酸、麻、胀感觉为佳。

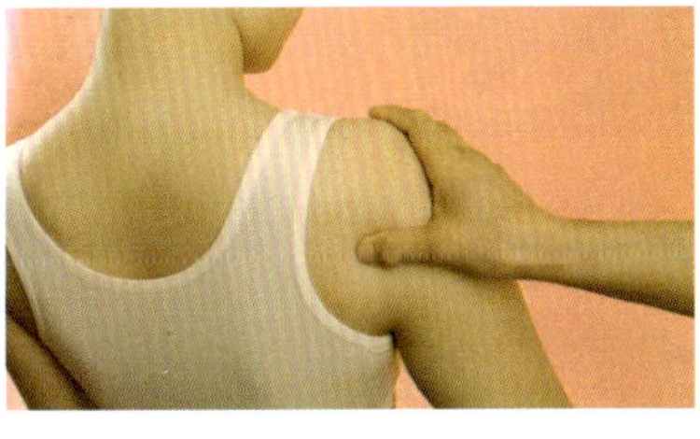

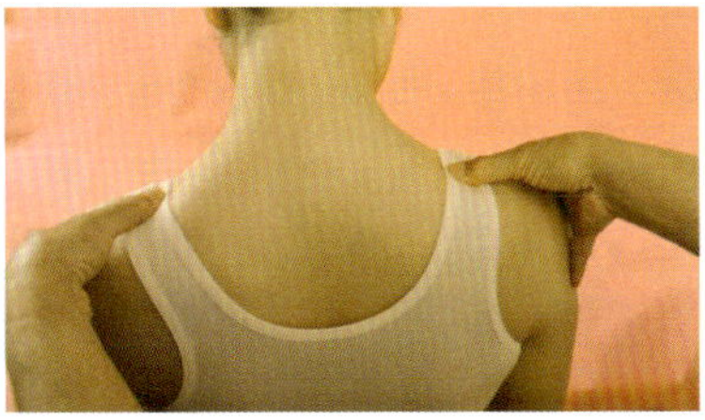

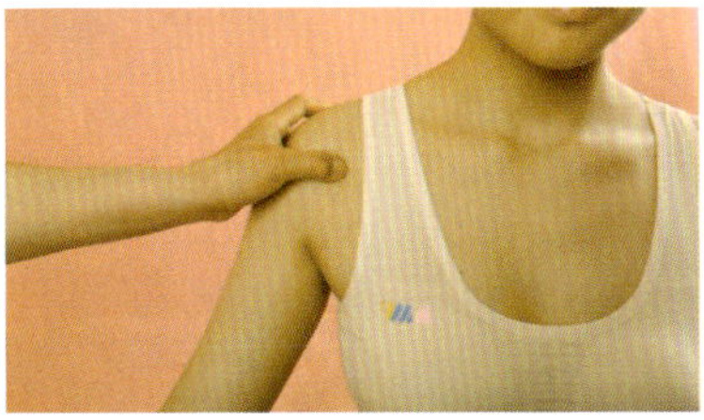

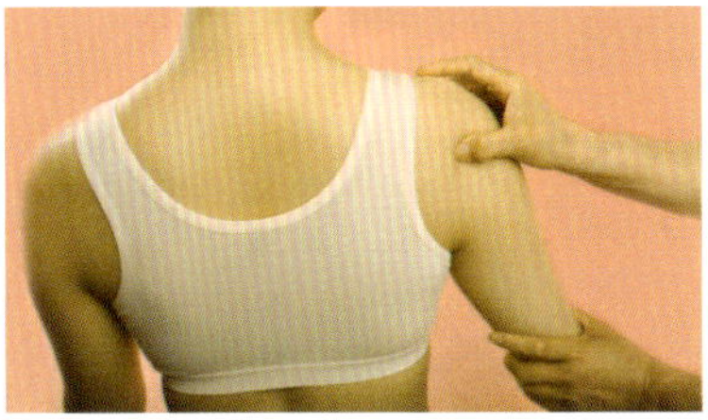

2. 按揉曲池、条口穴，用拇指按顺时针方向按揉约2分钟，然后按逆时针方向按揉约2分钟，以局部出现酸、麻、胀感觉为佳。

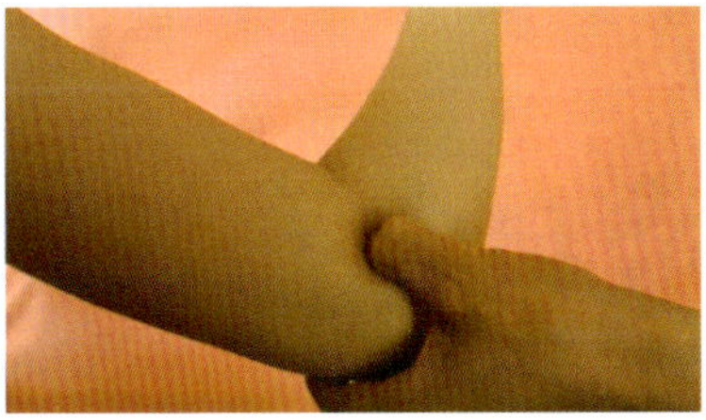

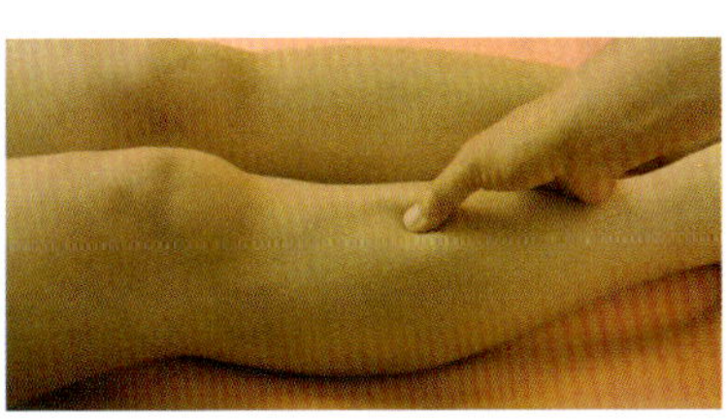

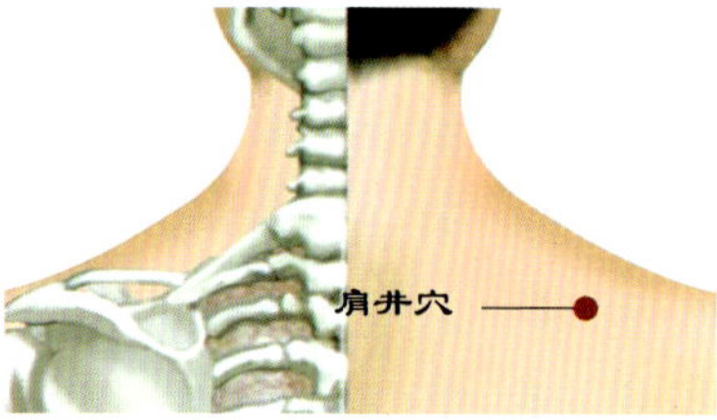

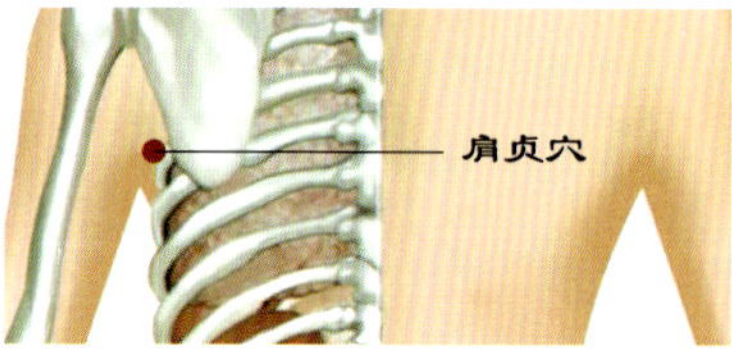

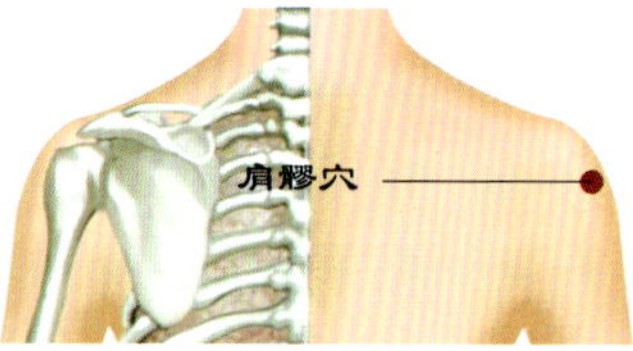

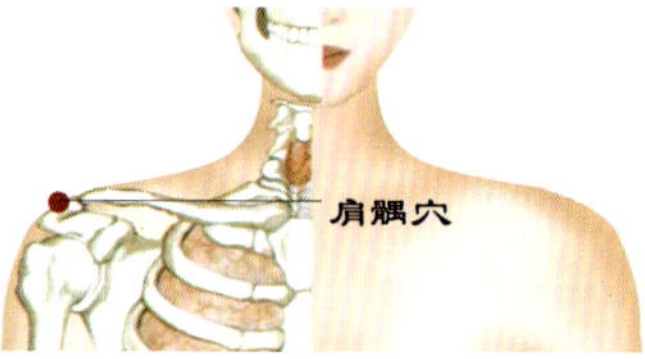

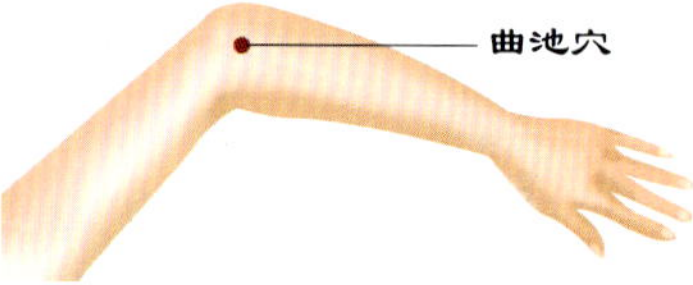

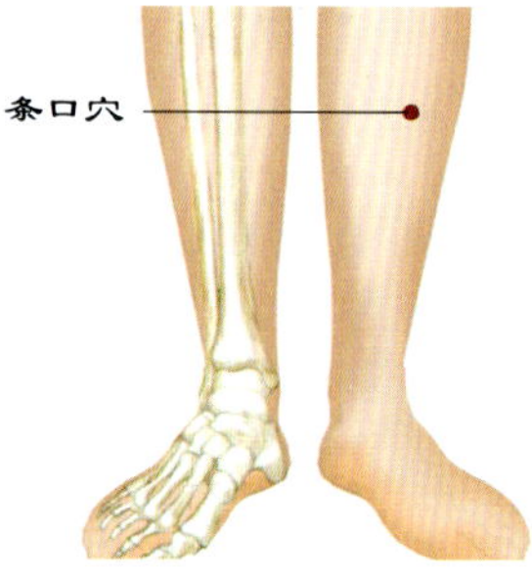

拔罐自疗

1. 选择大小合适的罐具，将罐吸拔在压痛点及肩部周围，留罐10 ~ 15分钟，以拔出瘀血为度，每日1次，10次为1个疗程。

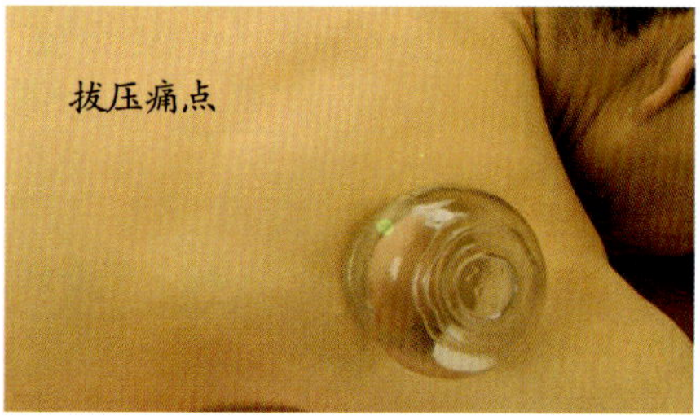

2. 在患者秉风、曲垣、天宗、肩贞穴拔罐，留罐10 ~ 15分钟。每隔1 ~ 2日1次。

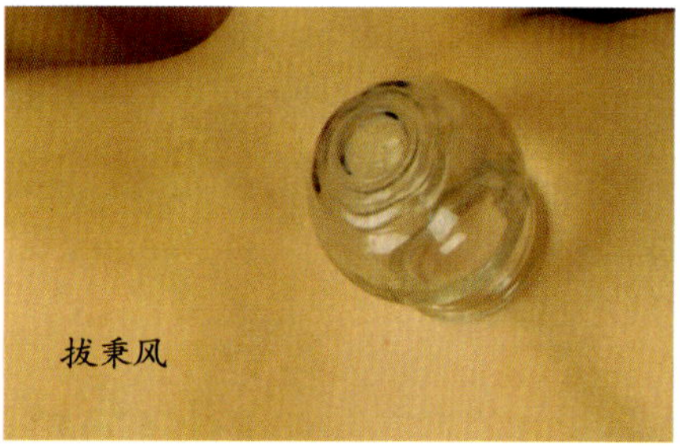

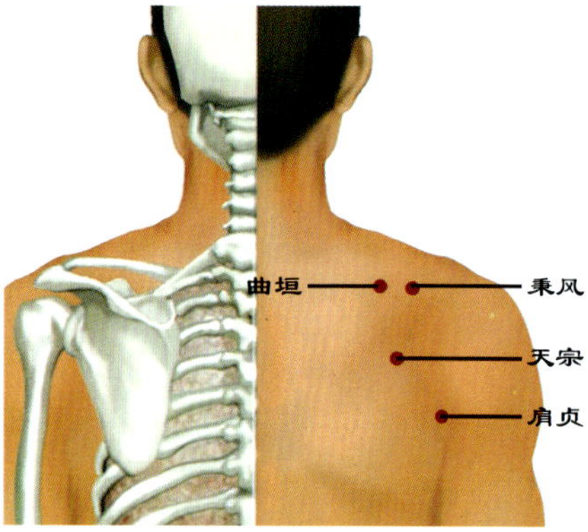

颈椎病

颈椎病又称颈椎综合征，是由于颈部长期劳损，颈椎及其周围软组织发生病理改变或骨质增生等，导致颈神经根、颈部脊髓、椎动脉及交感神经受到压迫或刺激而引起的一组复杂的症候群。多因风寒、外伤、劳损等因素造成，一般出现颈僵，活动受限，一侧或两侧颈、肩、臂出现放射性疼痛，头痛头晕，肩、臂、指麻木，胸闷心悸等症状。

刮痧自疗

1. 用面刮法从上向下分段刮拭颈部风府穴至身柱穴；用刮痧板双角部从上向下分段刮拭颈部两侧的天柱穴至大杼穴。

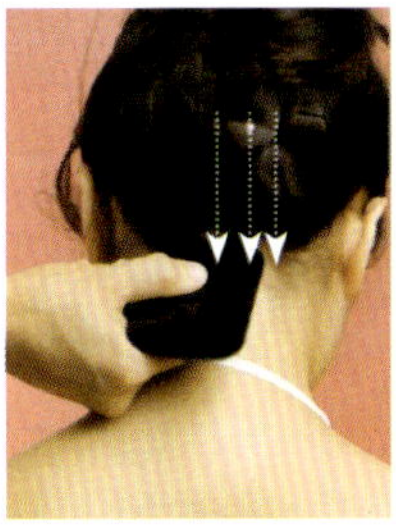

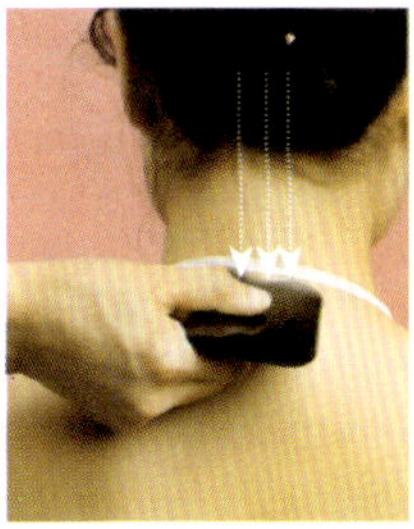

2. 用单角刮法刮拭风池穴，再用面刮法分段刮拭双侧风池穴至肩井穴，重点刮拭肩井穴。刮拭过程中对有疼痛、结节和肌肉紧张僵硬的区域应重点刮拭。

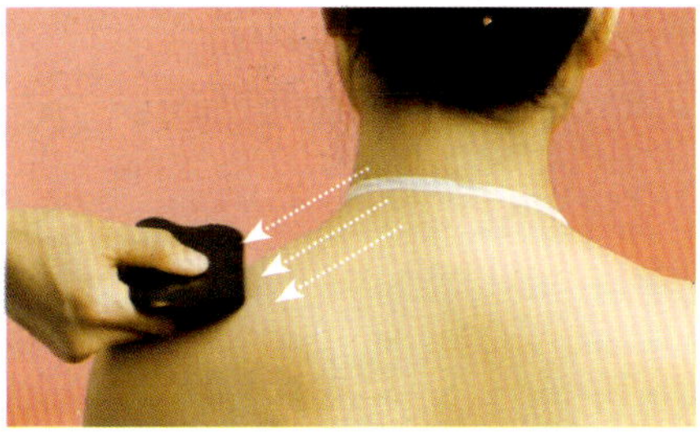

3. 用面刮法从上向下刮拭上肢外关穴，用垂直按揉法按揉手背中渚穴。

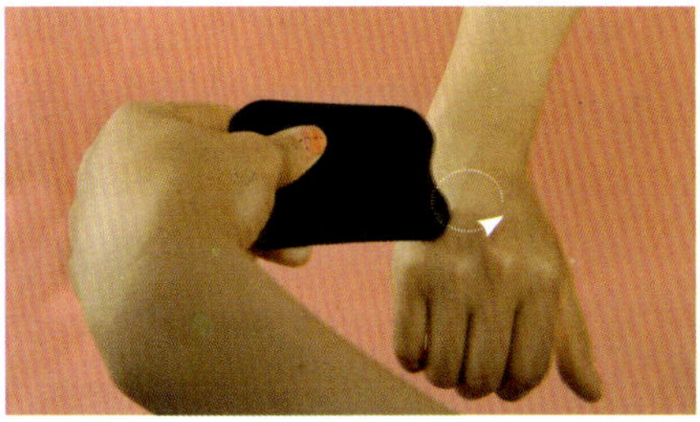

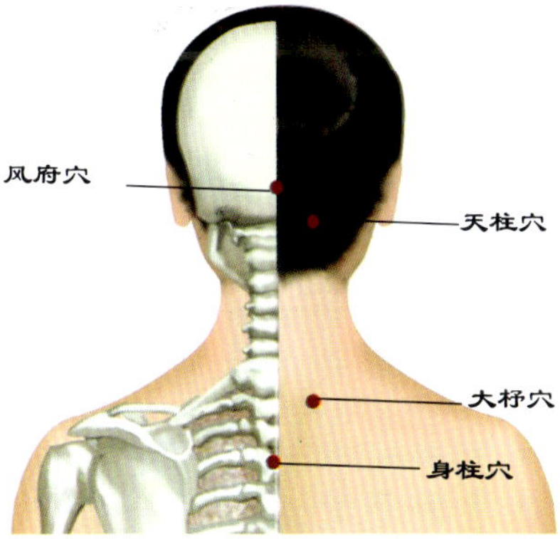

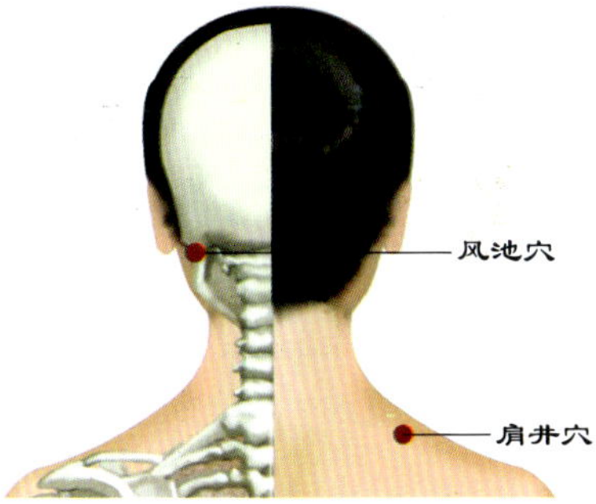

4. 用面刮法从上向下分段刮拭阳陵泉穴至悬钟穴。

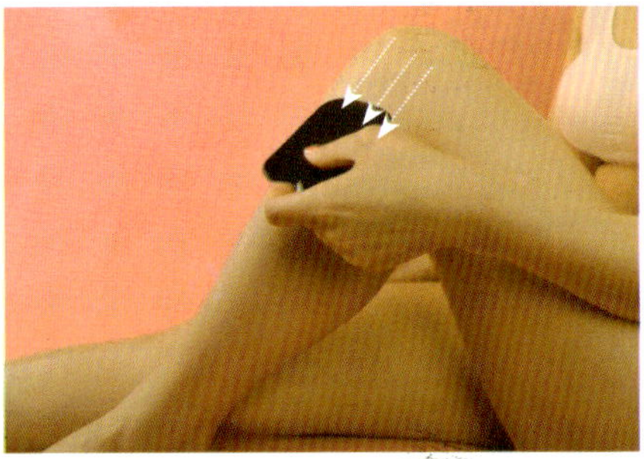

拔罐自疗

1. 对患者大椎、肩中俞、肩外俞区域消毒。

2. 消毒后，用已消毒的梅花针叩刺大椎、肩中俞、肩外俞，至皮肤发红，有少量出血点。

3. 把罐拔在相应穴位上，留罐10 ~ 15分钟。起罐后，对穴位皮肤进行消毒。这样的治疗每日或隔日1次，10次为1个疗程。

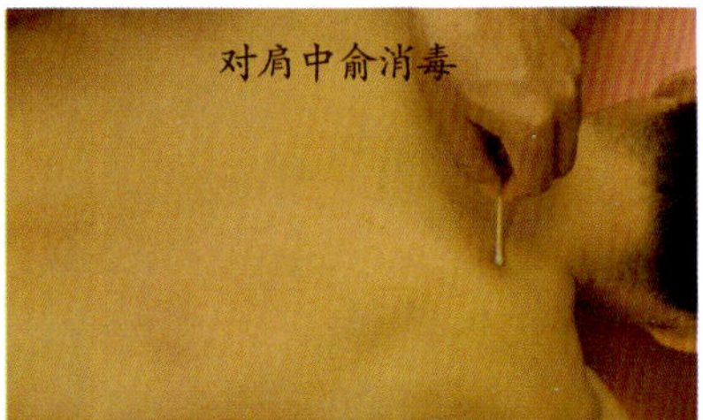

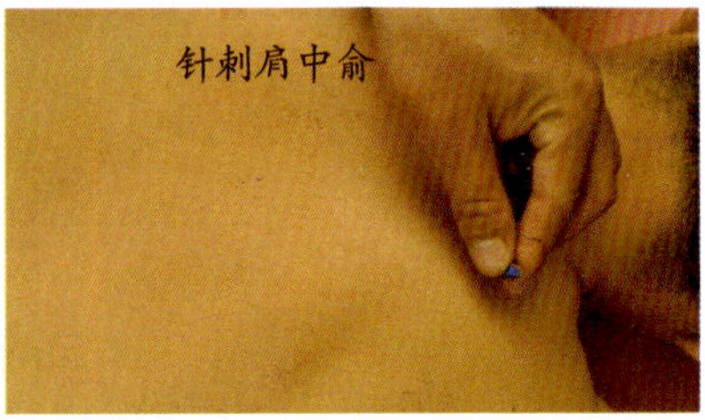

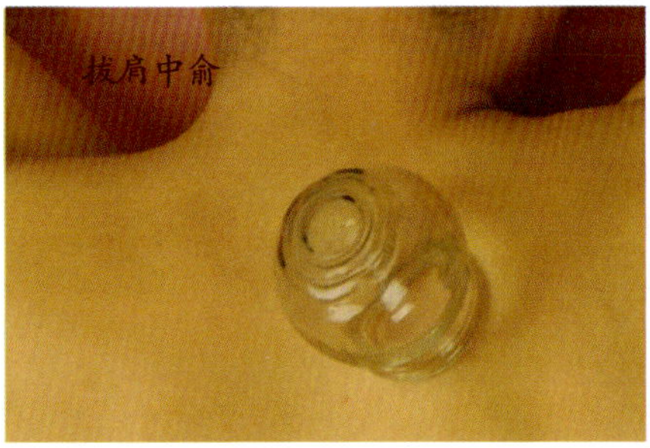

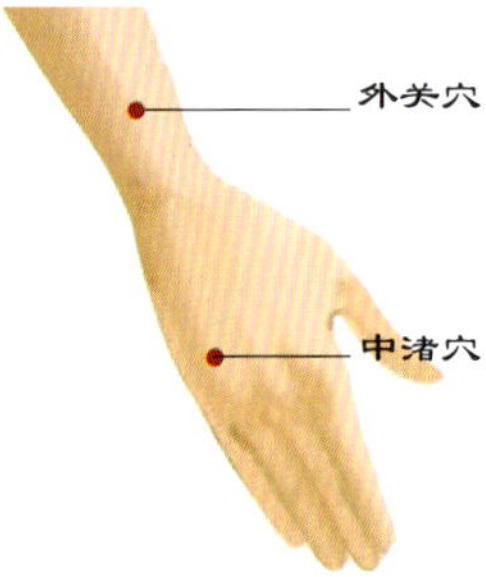

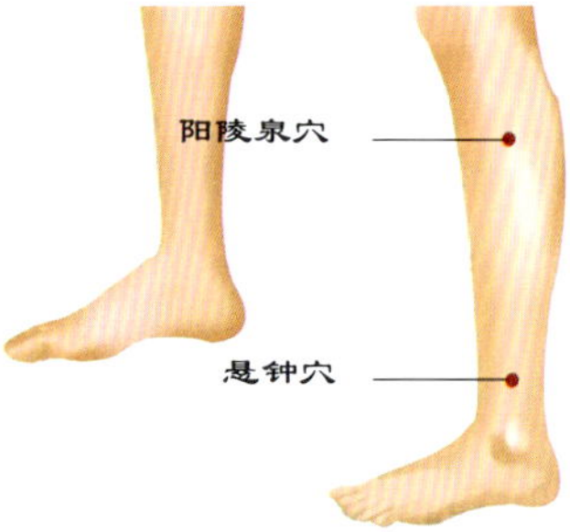

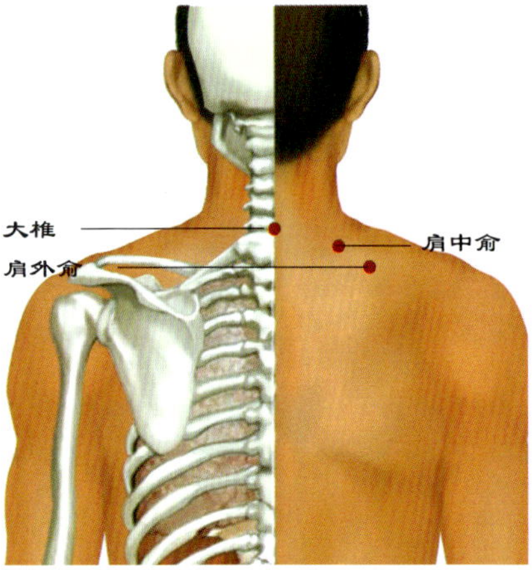

类风湿性关节炎

类风湿性关节炎是一种以关节病变为主要特征的慢性、全身性、免疫系统异常的疾病。早期有游走性的关节疼痛、肿胀和功能障碍，晚期则出现关节僵硬、畸形、肌肉萎缩和功能丧失。本病多发于青壮年人群，女性多于男性，起病缓慢，前期有反复性的上呼吸道感染史，而后先有单个关节疼痛，然后发展成多个关节疼痛；病变常从四肢远端的小关节开始，且左右基本对称；病程大多迁延多年，在进程中有多次缓解和复发交替的特点，有时缓解期可持续很长时间。

拔罐自疗

四组穴位：①大椎、膈俞、脾俞、血海、气海；②外关；③环跳、昆仑；④身柱、腰阳关。如果是上肢有病证，就取①②组穴位；如果是下肢有病证，就取①③组穴位；如果是脊柱有病证就取①④组穴位。根据患者病情选择对应的穴位，然后让患者选择合适的体位，各穴拔罐后留罐10分钟，每日1次，5次为1个疗程。

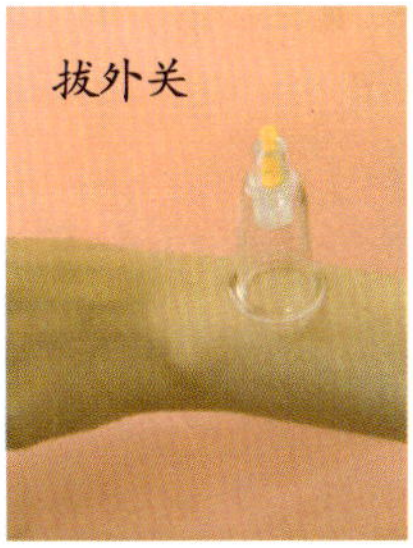

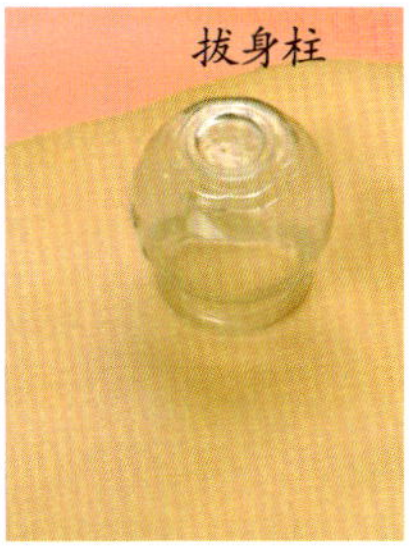

刮痧自疗

1. 用面刮法从上向下刮拭大椎穴至腰俞穴段。

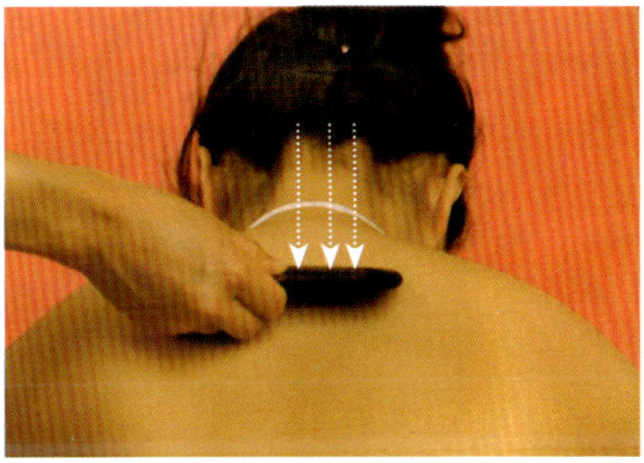

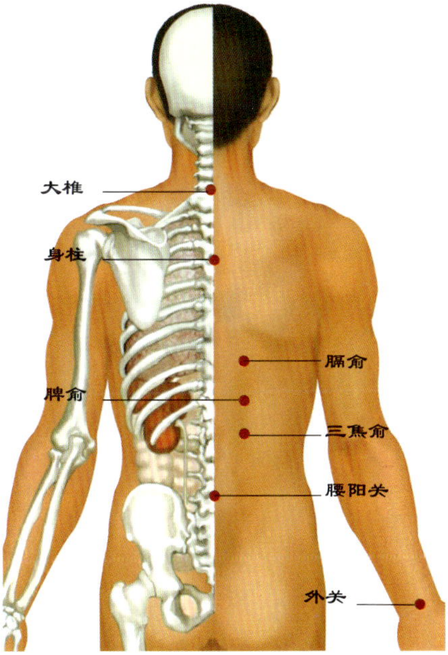

2. 用面刮法从上向下刮拭肾俞穴。

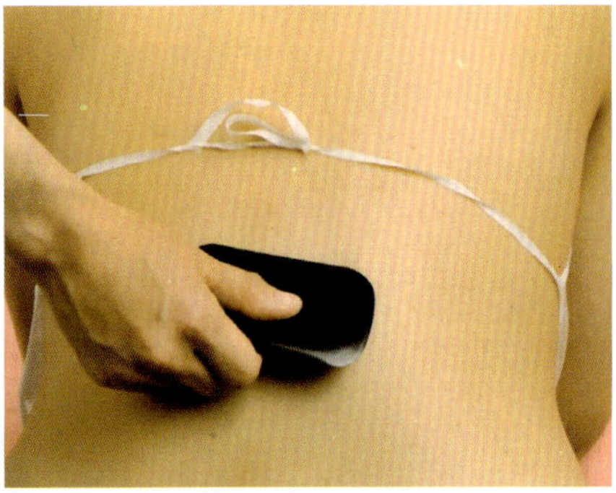

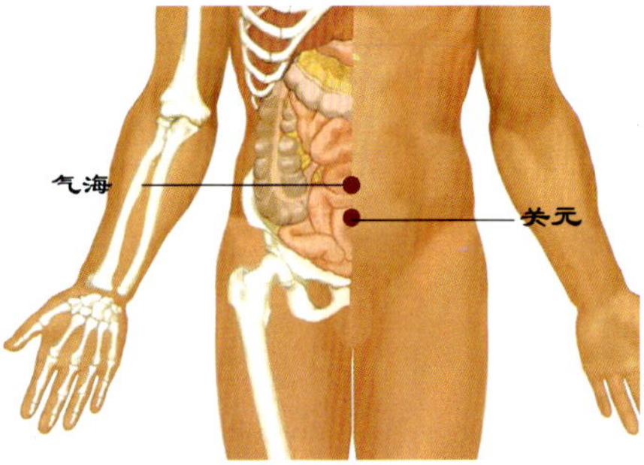

3. 用面刮法从上向下或从里向外做重点刮拭肘关节与膝关节疼痛点。

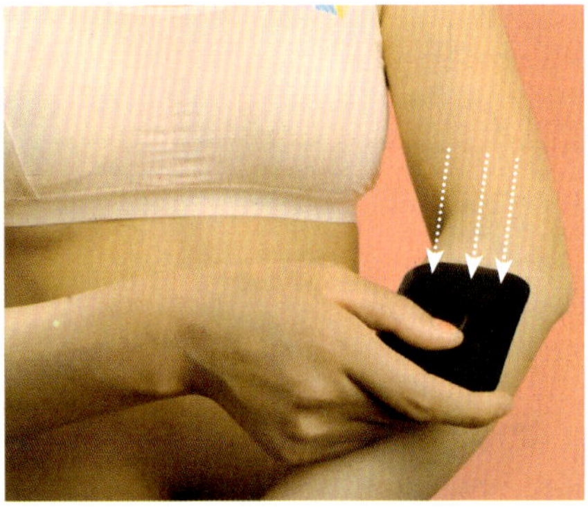

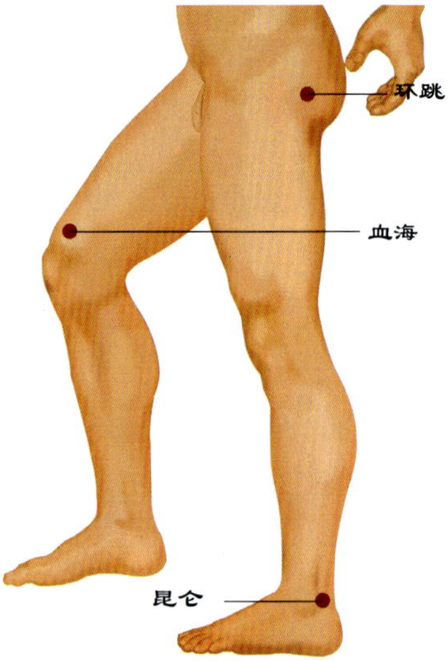

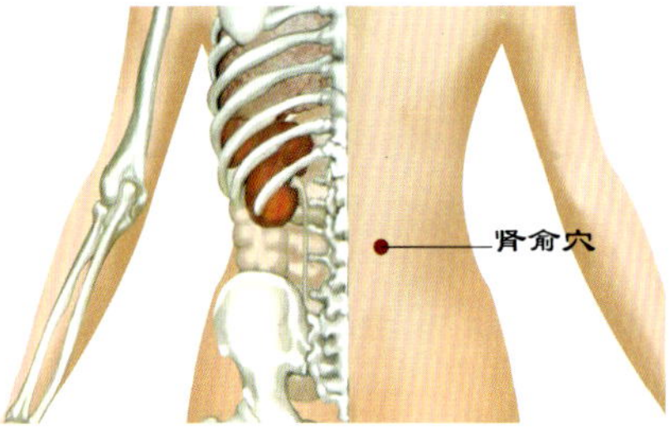

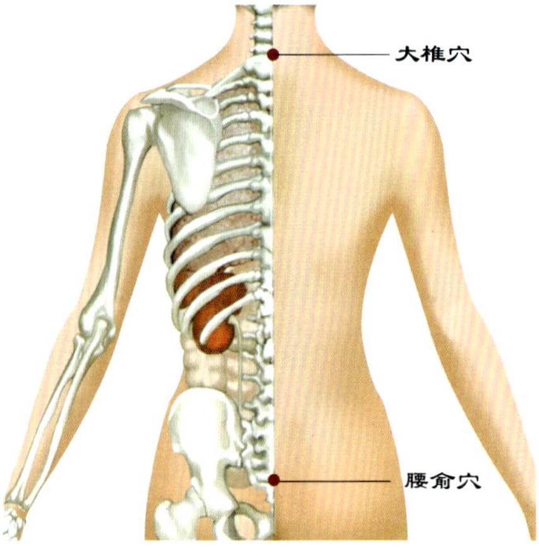

坐骨神经痛

坐骨神经痛以疼痛放射至一侧或双侧臀部、大腿后侧为特征，是由于坐骨神经根受压所致。疼痛可以是锐痛，也可以是钝痛，有刺痛，也有灼痛，可以是间断的，也可以是持续的。通常只发生在身体一侧，可因咳嗽、喷嚏、弯腰、举重物而加重。中医认为坐骨神经痛与肝肾亏虚有关。如果患者血气虚弱，肝肾亏虚，加上劳累过度或有外感寒湿之邪导致寒湿闭阻经脉，血气瘀滞而形成坐骨神经痛。

拔罐自疗

1. 对患者气海俞、环跳、殷门、关元俞、秩边、居髎穴进行消毒。

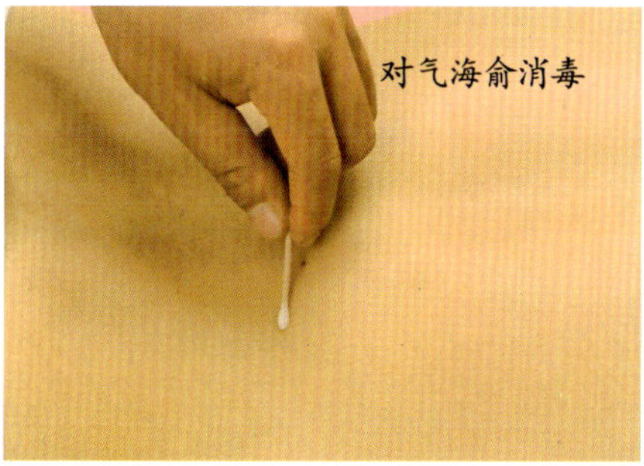

2. 用三棱针在已消毒的穴位上点刺，以皮肤潮红或微微出血为度。注意有出血倾向或体质虚寒的人不宜用刺络拔罐法。

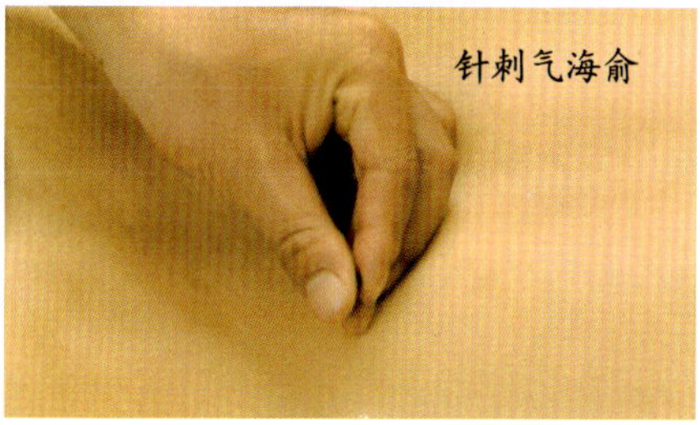

3. 将罐吸拔在点刺过的穴位上，留罐 10 ~ 15 分钟。起罐后，擦去血迹，并对穴位皮肤进行消毒处理。这样的治疗隔日 1 次。

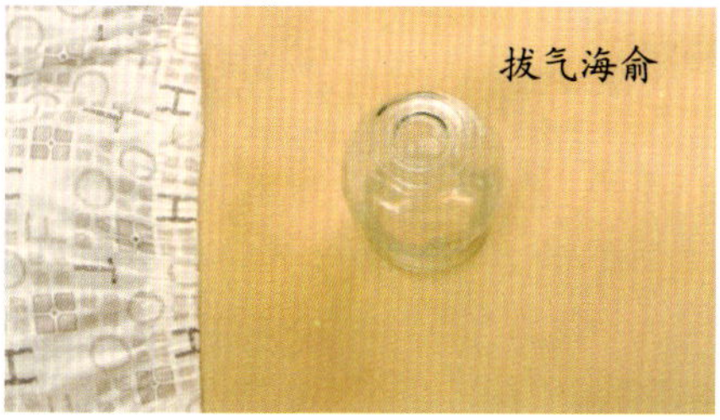

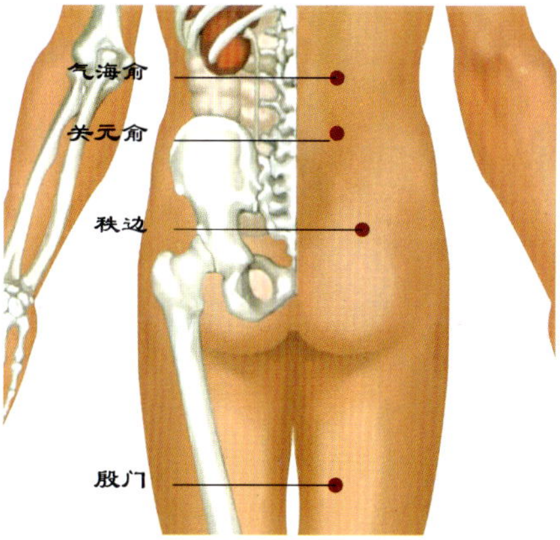

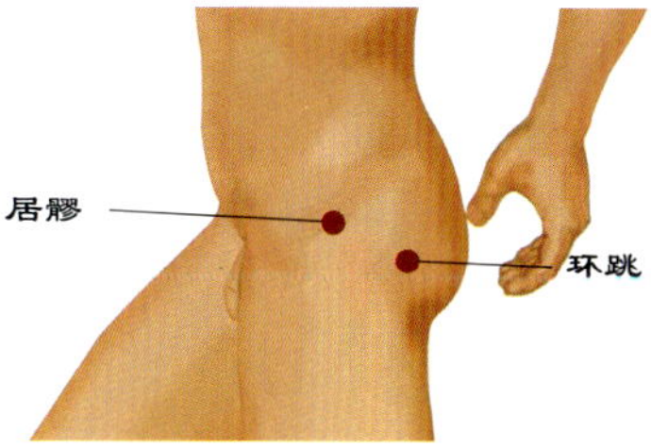

刮痧自疗

1. 用面刮法从上向下刮拭腰背部肝俞穴、肾俞穴、命门穴、关元俞穴、中髎穴、秩边穴。

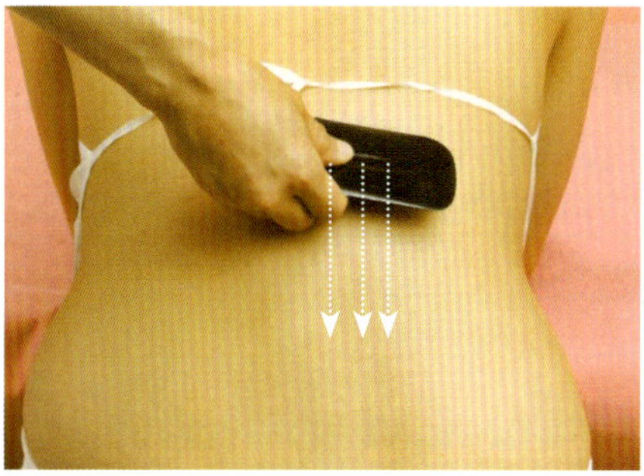

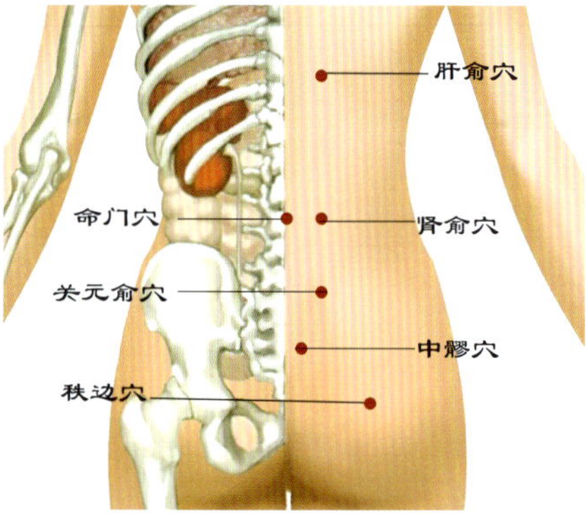

2. 用面刮法从里向外刮拭环跳穴，再用面刮法从上向下刮拭风市穴。

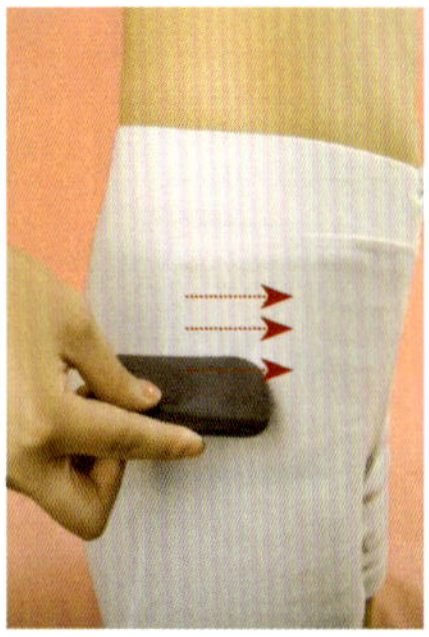

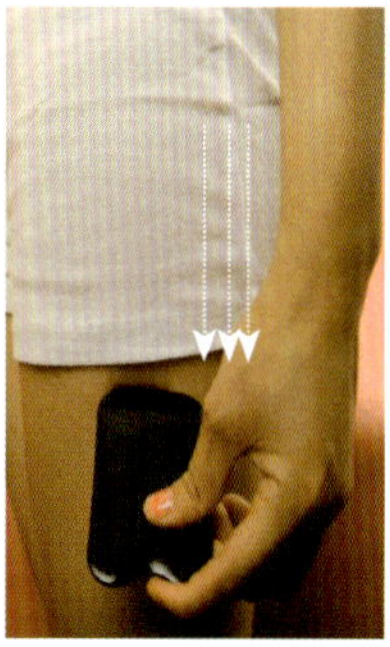

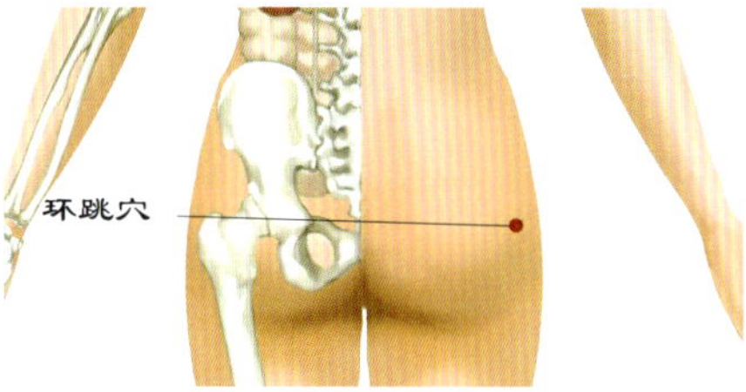

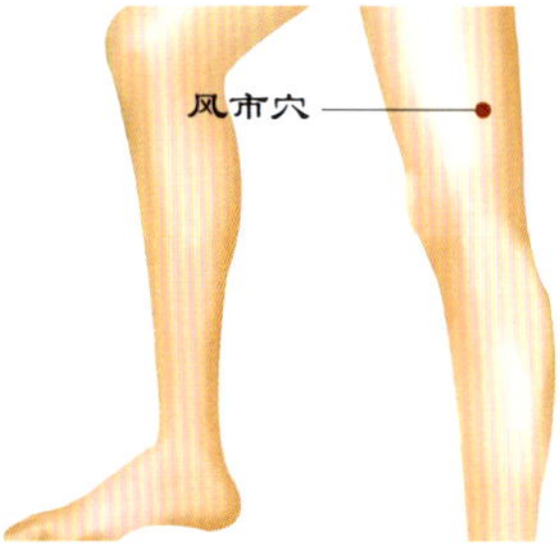

3. 用面刮法从上向下刮拭委中穴、承山穴。

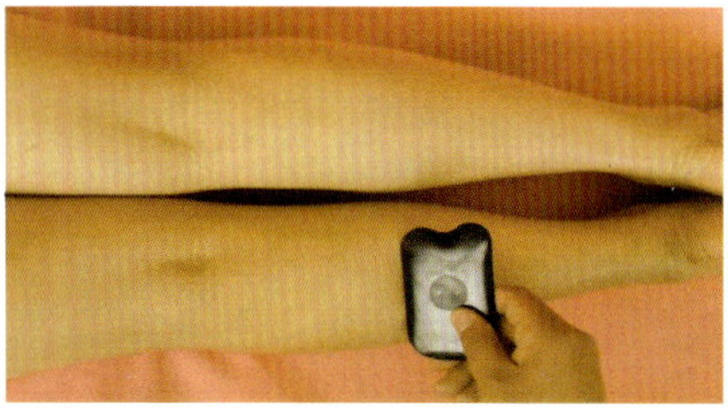

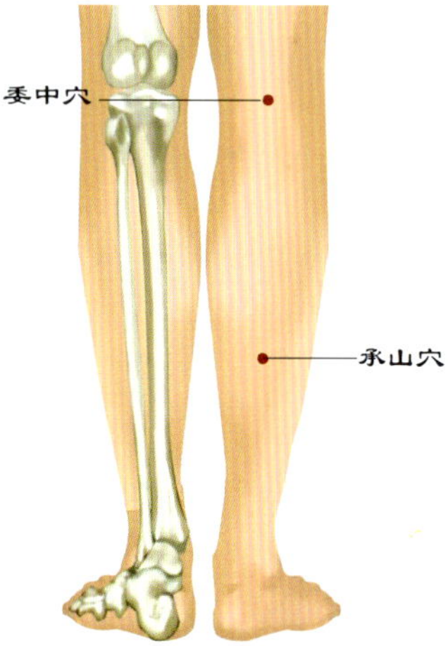

慢性腰肌劳损

慢性腰痛又称腰肌劳损，主要是指腰骶部肌肉、筋膜、韧带等软组织的慢性损伤而引起的慢性疼痛。临床表现为长期、反复发作的腰背疼痛，时轻时重；劳累负重后加剧，卧床休息后减轻；阴雨天加重，晴天减轻；腰腿活动无明显障碍，但部分患者伴有脊柱侧弯、腰肌痉挛、下肢牵涉痛等症状。中医认为腰为肾之府，病位在督脉和足太阳经循行范围。肝肾不足，督脉空虚，经脉失养，风寒湿热邪气内侵，或跌仆损伤是其病因病机所在。

按摩自疗

1. 按揉肾俞、命门、志室、腰眼、夹脊穴，用双手拇指重叠按穴位 1 分钟，再按顺时针方向按揉约 1 分钟，然后按逆时针方向按揉约 1 分钟，以局部出现酸、麻、胀感觉为佳。

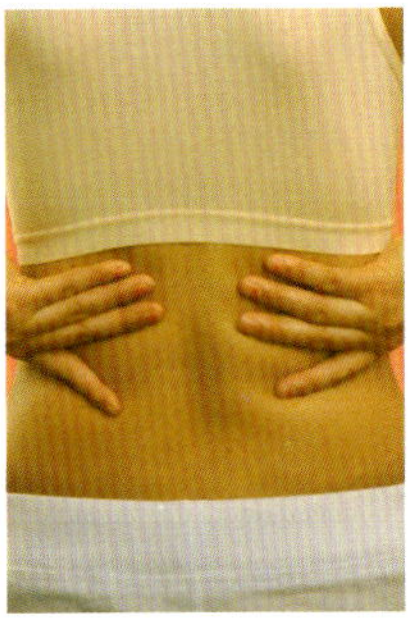

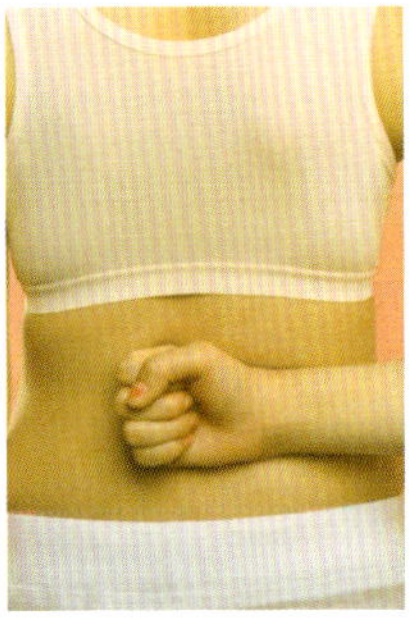

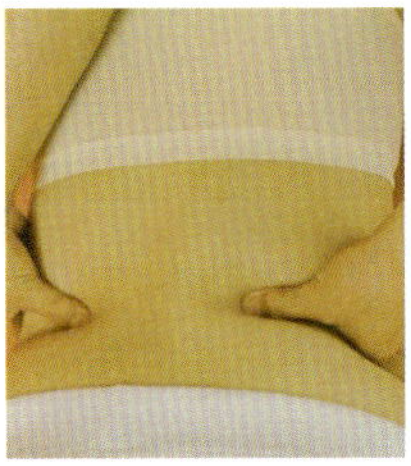

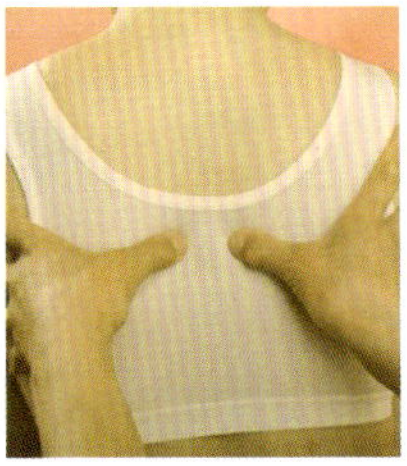

2. 推擦八髎穴，手掌伸直，用掌面着力，紧贴骶部两侧皮肤，自上向下连续不断地直线往返摩擦 5 ~ 10 分钟。

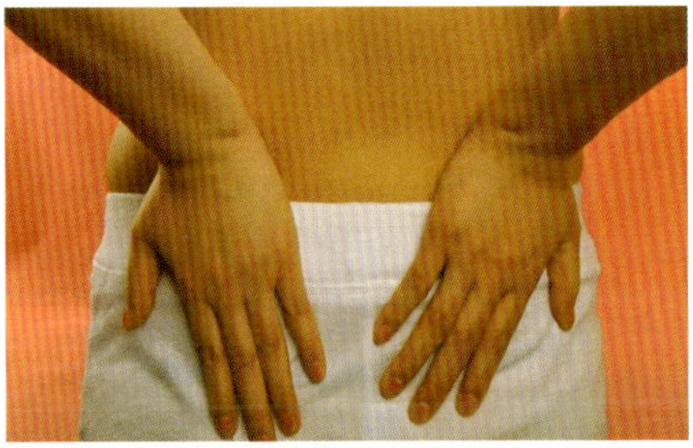

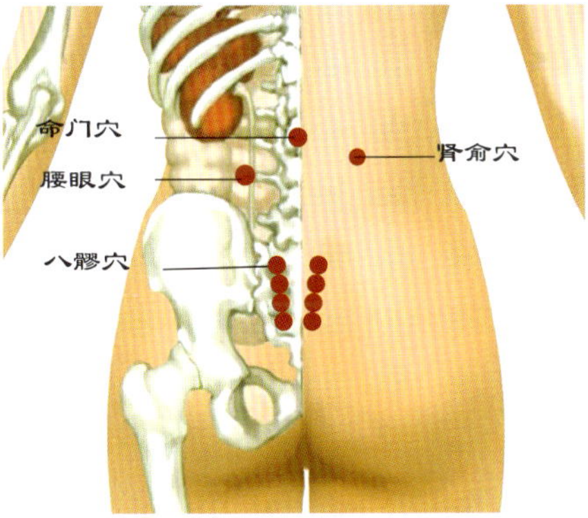

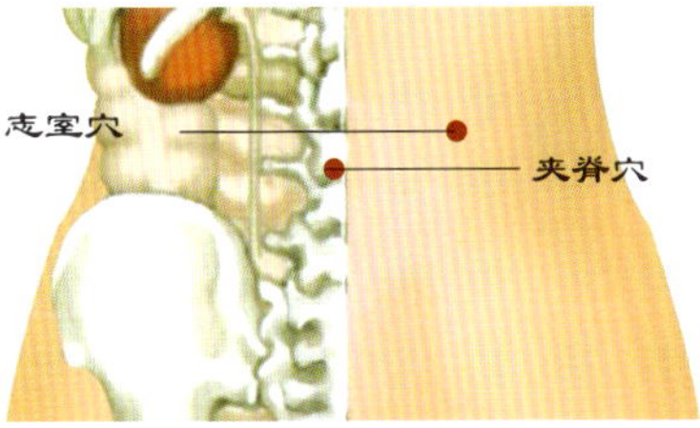

辅助穴位：腰背部关元俞，下肢承山、阳陵泉、昆仑。

拔罐自疗

让患者取合适体位，将罐吸拔在肾俞、关元俞、腰阳关、次髎、委中、承山、腰部压痛点，留罐10 ~ 15分钟，待罐内皮肤充血或者有瘀血拔出时即可起罐。起罐后，对穴位皮肤进行消毒处理。这样的治疗每日1次，每次选择一侧穴位，第二次再拔另一侧穴位，交替进行。

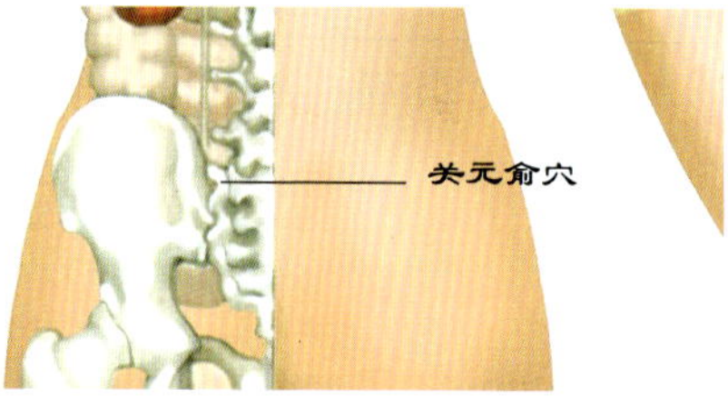

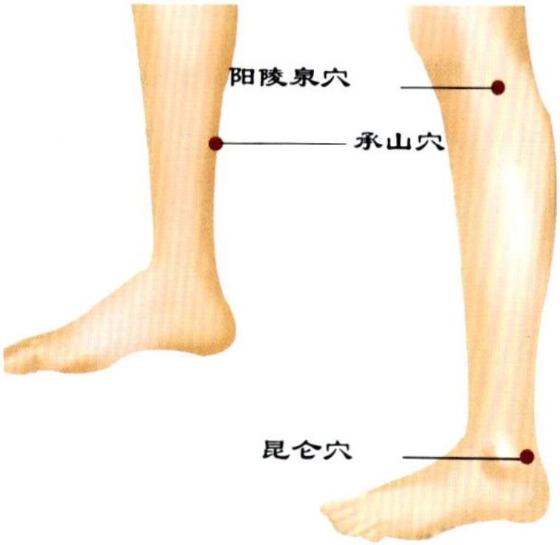

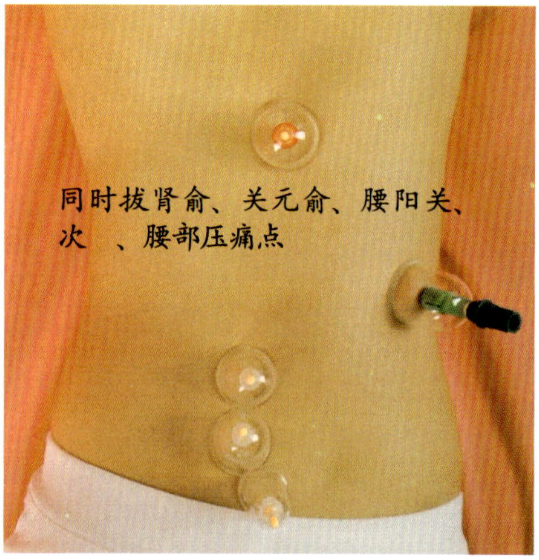
同时拔肾俞、关元俞、腰阳关、次 、腰部压痛点

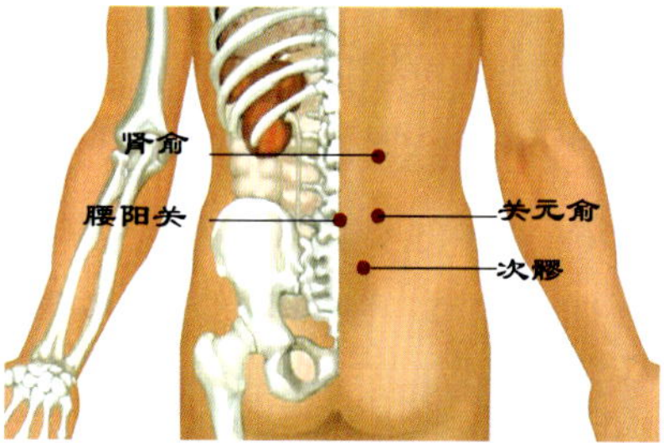

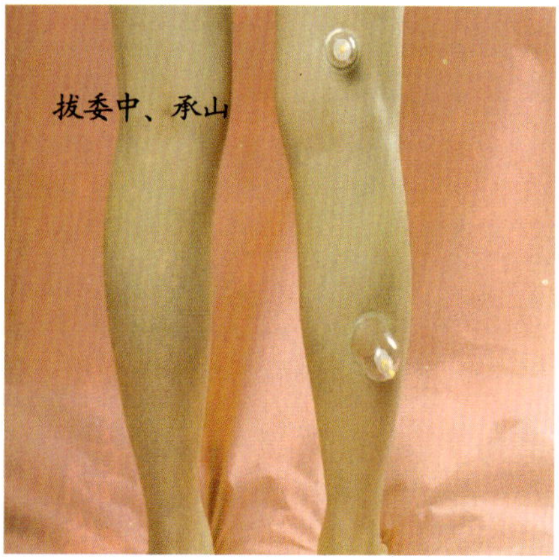
拔委中、承山

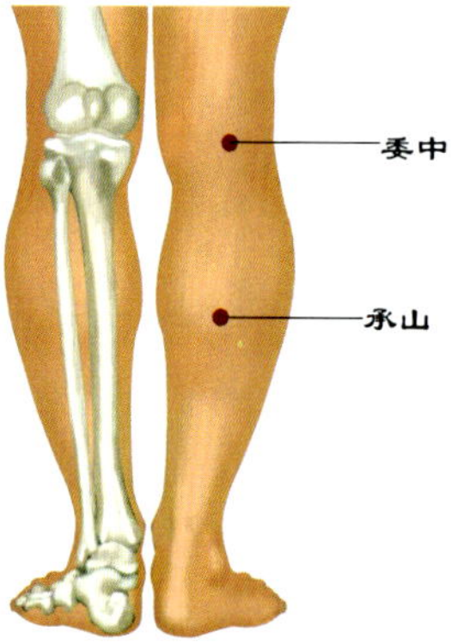

足跟痛

足跟痛又称脚跟痛，足跟一侧或两侧疼痛，不红不肿，行走不便，是由于足跟的骨质、关节、滑囊、筋膜等处病变引起的疾病。足跟痛多见于中、老年人，轻者走路、久站才出现疼痛；重者足跟肿胀，不能站立和行走，平卧时亦有持续酸胀或刺样、灼热样疼痛，疼痛甚至牵及小腿后侧。病因与骨质增生、跗骨窦内软组织劳损、跟骨静脉压增高等因素有关。中医认为，足跟痛多属肝肾阴虚、痰湿、血热等原因所致。肝主筋、肾主骨，肝肾亏虚，筋骨失养，复感风寒湿邪或慢性劳损便导致经络瘀滞，气血运行受阻，使筋骨肌肉失养而发病。

艾灸自疗

1. 用温和灸灸大钟、然谷、仆参穴，距离皮肤 1.5 ~ 3 厘米，以感到施灸处温热、舒适为度。每日灸 1 ~ 2 次，每次灸 3 ~ 5 分钟，灸至皮肤产生红晕为止。

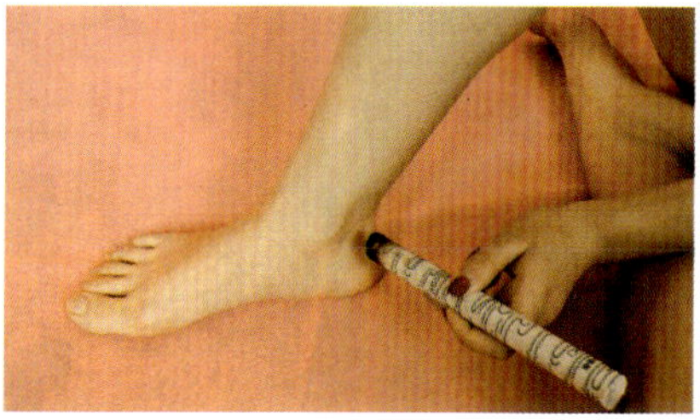

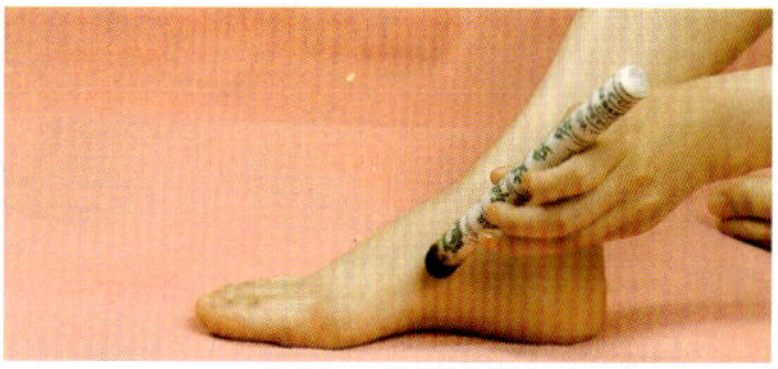

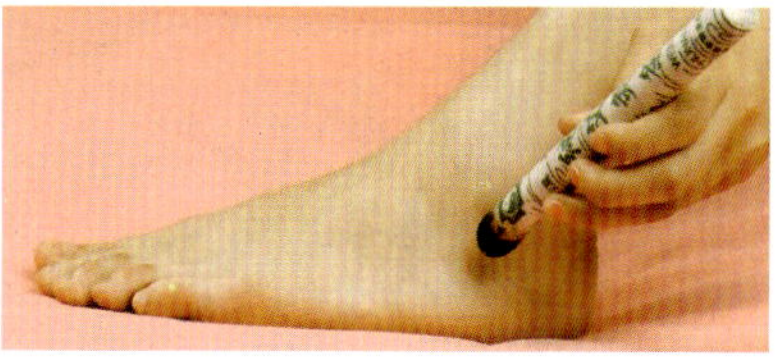

2. 用温和灸灸关元穴，手执艾条以点燃的一端对准施灸部位，距离皮肤 1.5 ~ 3 厘米，左右方向平行往复或反复旋转施灸，以感到施灸处温热、舒适为度。每日灸 1 次，每次灸 5 ~ 15 分钟，灸至皮肤产生红晕为止。

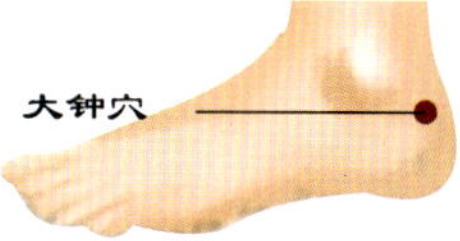

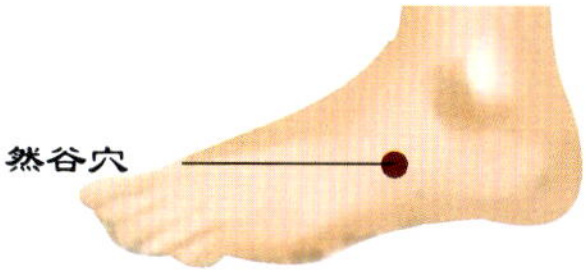

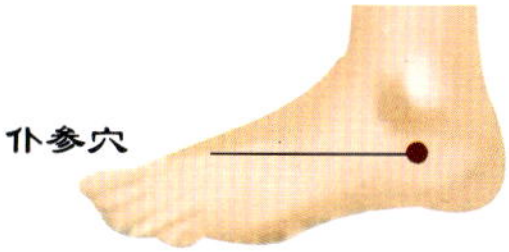

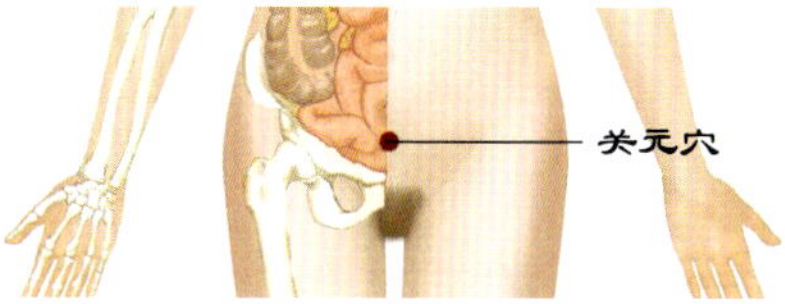

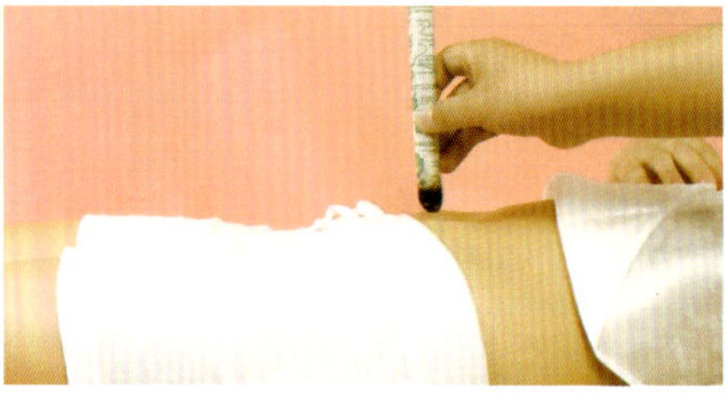

拔罐自疗

1. 对患者的涌泉、昆仑、太溪、照海、承山和小腿下端右侧压痛点进行消毒。

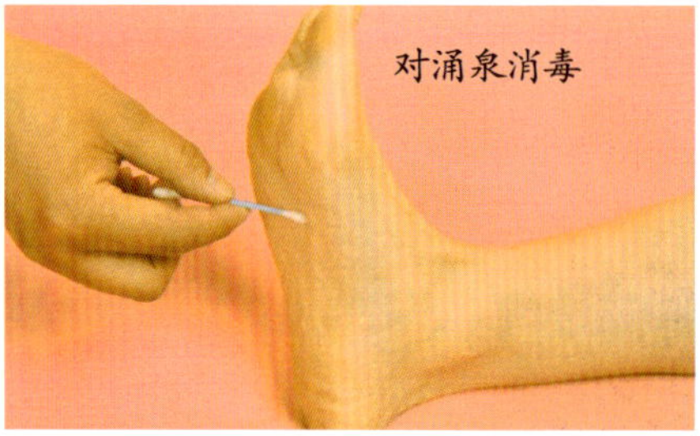

2. 用三棱针轻叩已消毒的穴位皮肤，以微出血为度。

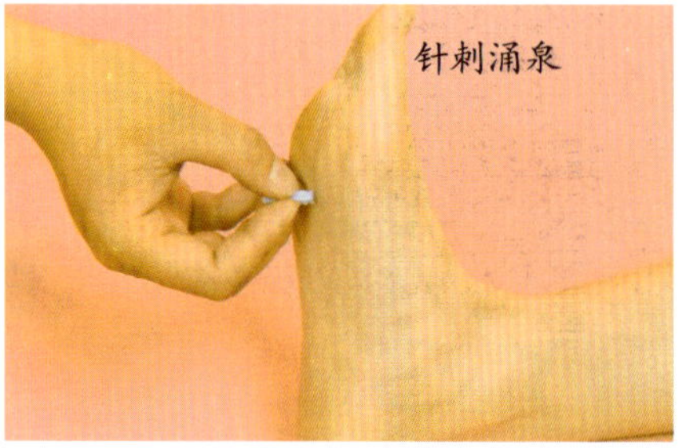

3. 将罐吸拔在点刺过的穴位上，留罐 10 ~ 15 分钟。起罐后，擦干血迹，并用酒精棉球对穴位皮肤进行消毒处理。这样的治疗每日或隔日 1 次。

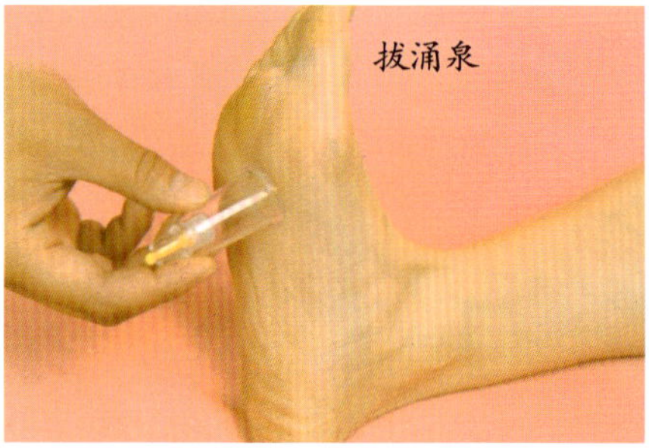

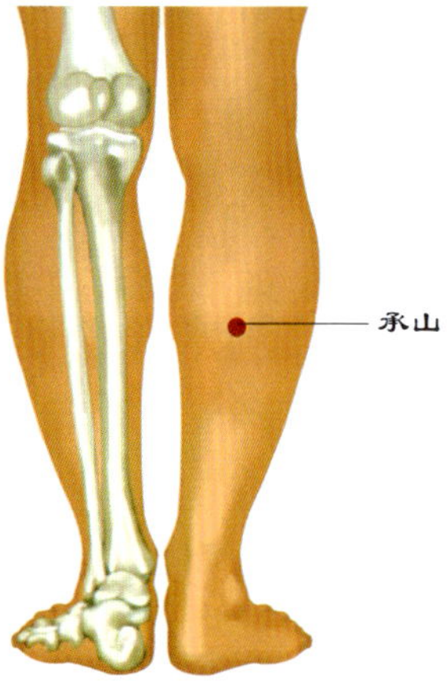

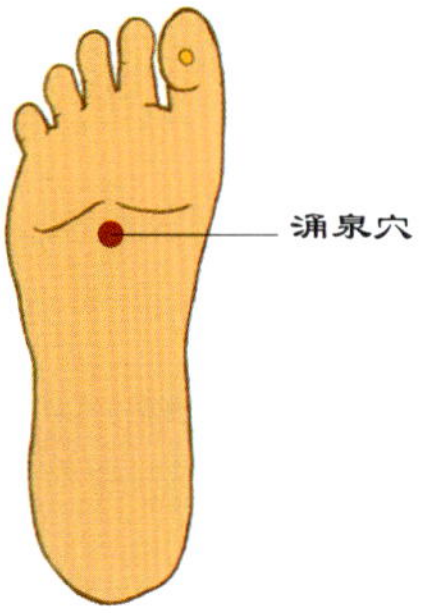

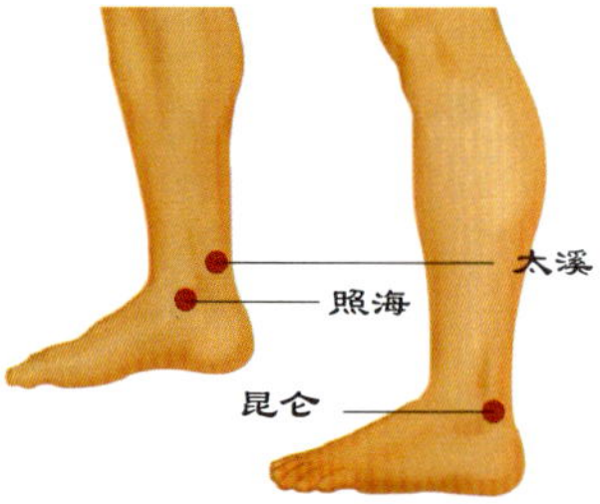